ICU护理查房案例精选　第一辑

主　编　王春英　　蔡　挺
　　　　陈　瑜　　许兆军
　　　　赵国芳　　陈　平

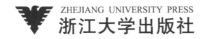
ZHEJIANG UNIVERSITY PRESS
浙江大学出版社

图书在版编目（CIP）数据

ICU护理查房案例精选. 第一辑 / 王春英等主编. —
杭州：浙江大学出版社，2018.5（2018.12重印）
ISBN 978-7-308-18077-1

Ⅰ.①I… Ⅱ.①王… Ⅲ.①险症－护理－案例
Ⅳ.①R459.7

中国版本图书馆CIP数据核字（2018）第054699号

ICU护理查房案例精选　第一辑

王春英　蔡　挺　陈　瑜
许兆军　赵国芳　陈　平　　主编

策划编辑	张　鸽
责任编辑	冯其华
文字编辑	董晓燕
责任校对	季　峥　梁　容
封面设计	黄晓意
出版发行	浙江大学出版社
	（杭州市天目山路148号　邮政编码310007）
	（网址：http://www.zjupress.com）
排　　版	杭州兴邦电子印务有限公司
印　　刷	杭州钱江彩色印务有限公司
开　　本	880mm×1230mm　1/32
印　　张	12.75
字　　数	255千
版 印 次	2018年5月第1版　2018年12月第2次印刷
书　　号	ISBN 978-7-308-18077-1
定　　价	45.00元

浙江大学出版社发行中心电话（0571）88925591；http://zjdxcbs.tmall.com

《ICU护理查房案例精选　第一辑》
编委会

前　言

重症监护病房（Intensive care unit, ICU）是专门收治急危重症患者的临床科室，患者病情复杂多变，监护治疗和抢救仪器多，这对 ICU 护士的专业素养提出了很高的要求。因此，ICU 护士在熟练掌握危重症监护技术的同时，还需不断提高分析和判断患者病情变化的能力。

护理查房是提高护士业务能力的重要活动之一，既有实践指导意义，又有临床教学意义，不仅能够帮助护士解决临床护理工作中的难点、疑点，还能有效提高护士的自我学习能力、逻辑思维能力、表达能力和人际沟通能力。

《ICU 护理查房》出版以来，受到了广大护理人员的欢迎。该书系统阐述了护理查房的理论知识，并选取了 17 个典型病例的查房案例，有很强的临床实用价值，但书中案例有限，因此，本书在《ICU 护理查房》的基础上，又精选了更丰富的护理查房案例，以飨读者。《ICU 护理查房案例精选：第一辑》精选了 ICU 典型护理查房案例，包括重症哮喘、肺栓塞、肺性脑病、心源性休克、主动脉夹层、蛛网膜下腔出血、脑梗死、急性腹膜炎、肠梗阻、热射病等共 18 个经典查房案例，将近年的护理新理念、新进展融入其中。

　　本书内容丰富,资料翔实,清楚易懂,实用性强,既可作为临床护理教学查房的指导用书,也可用作临床一线护士的继续学习用书。本书编写人员有宁波市第二医院的危重症护理骨干和专家,以及内科、外科等各专科的临床医师,他们充分借鉴国内外最新资料,将多年累积的临床经验倾注其中。

　　读者的喜爱、批评和鼓励是本书编者得以成长和发展的重要源泉。在此,我们向过去热情提出意见和建议的读者表示衷心的感谢,并热烈欢迎广大读者一如既往地给予批评和指正,让《ICU护理查房案例精选:第一辑》在我们的共同努力下得到更好的完善和发展。

编者

2017 年 12 月

缩略词表

（按英文缩写字母排序）

英文缩写	英文全称	中文全称
ACEI	Angiotensin-converting enzyme inhibitor	血管紧张素转换酶抑制剂
ACS	Acute coronary syndrome	急性冠状动脉综合征
ACT	Activated clotting time	活化凝血时间
AD	Aortic dissection	主动脉夹层
ADL	Activities of daily living	日常生活活动能力
AECOPD	Acute exacerbation of chronic obstructive pulmonary diseae	慢性阻塞性肺疾病急性加重
AHA	American Heart Association	美国心脏协会
ALF	Acute liver failure	急性肝衰竭
APE	Acute pulmonary embolism	急性肺栓塞
APTT	Activated partial thromboplastin time	活化部分凝血活酶时间
ARDS	Acute respiratory distress syndrome	急性呼吸窘迫综合征
ASA	American Stroke Association	美国卒中协会
ASO	Arteriosclerosis obliterans	下肢动脉硬化闭塞症
AVM	Anteriovenous malformations	动静脉畸形
BHR	Bronchial hyperresponsiveness	气道高反应性

续表

英文缩写	英文全称	中文全称
BiPAP	Bi-level positive airway pressure	双水平气道正压通气
BMI	Body mass index	体质指数
BNP	B-type natriuretic peptide	B型尿钠肽
CI	Cardiac index	心脏排血指数
COPD	Chronic obstructive pulmonary disease	慢性阻塞性肺疾病
CPAP	Continuous positive airway pressure	持续气道正压
CPOT	Critical-care pain observation tool	重症监护疼痛观察量表
CRRT	Continuous renal replacement therapy	连续性肾脏替代治疗
CT	Computerized tomography	计算机体层扫描
CTA	Computerized tomography angiography	CT血管造影
CUS	Compression ultrasound	加压超声
CVP	Central venous pressure	中心静脉压
DEX	Dexmedetomidine	右美托咪定
DH	Dynamic hyperinflation	动态过度充气
DIC	Disseminated intravascular coagulation	弥散性血管内凝血
DSA	Digital subtract angiography	数字减影血管造影
DVT	Deep venous thrombosis	深静脉血栓形成
EBV	Epstein-Barr virus	EB病毒
ECG	Electro-cardiogram	心电图
EN	Enteral nutritional	肠内营养

英文缩写	英文全称	中文全称
ESC	European Society of Cardiology	欧洲心脏病学会
FEV$_1$	Forced expiratory volume in the first second	第1秒最大呼气量
FEV$_1$/FVC	Forced expiratory volume in the first second/forced vital capacity	第1秒最大呼气率
FLACC	Face, legs, activity, cry, consolability behavioral tool	行为评估量表
FPS-R	Face pain scale-revised	面部表情疼痛评估量表
FVC	Forced vital capacity	用力肺活量
GCS	Glasgow coma scale	格拉斯哥昏迷评分
GMG	Generalized myasthenia gravis	全身型重症肌无力
Hb	Heamoglobin	血红蛋白
HBV-DNA	Hepatitis B virus deoxyribonucleic acid	乙肝病毒脱氧核糖核酸
HCT	Hematocrit	血细胞比容
HPV	Hypoxic pulmonary vasoconstriction	低氧性肺血管收缩
IABP	Intra-aortic balloon pump	主动脉内球囊反搏
ICU	Intensive care unit	重症监护病房
INR	International normalized ratio	国际标准化比值
MG	Myasthenia gravis	重症肌无力
MGC	Myasthenia gravis crisis	重症肌无力危象
MMD	Moyamoya disease	Moyamoya病

续表

英文缩写	英文全称	中文全称
MMT	Manual muscle testing	徒手肌力检查
MODS	Multiple organ dysfunction syndrome	多器官功能不全综合征
MRA	Magnetic resonance angiography	磁共振血管造影
MRI	Megnetic resonance imaging	磁共振成像
MRPA	Magnetic resonance pulmonary angiography	磁共振肺动脉造影
NCT	Number connection test	数字连接试验
NIHSS	National Institute of Health stroke scale	美国国立卫生研究院卒中量表
NRS	Numerical rating scale	数字评分量表
NT-proBNP	N-terminal pro-B-type natriuretic peptide	N末端脑钠肽前体
NYHA	New York Heart Association	纽约心脏病学会
OMG	Ocular myasthenia gravis	眼肌型重症肌无力
$PaCO_2$	Arterial partial pressure of carbon dioxide	动脉血二氧化碳分压
PaO_2	Arterial partial pressure of oxygen	动脉血氧分压
PCWP	Pulmonary capillary wedge pressure	肺毛细血管楔压
PE	Pulmonary embolism	肺栓塞
PEEP	Positive end-expiratory pressure	呼气末正压
PEFR	Peak expiratory flow rate	呼气峰流速

续表

英文缩写	英文全称	中文全称
PEP	Pulmonary encephalopathy	肺性脑病
PN	Parenteral nutrition	肠外营养
PROM	Passive range of motion	被动活动度
PT	Prothrombin time	凝血酶原时间
PTE	Pulmonary thromboembolism	肺血栓栓塞症
Qs/Qt	Intrapulmonary shunt fraction	肺内分流率
RASS	Richmond agitation-sedation scale	Richmond躁动-镇静量表
SIRS	Systemic inflammatory response syndrome	全身炎症反应综合征
sPEP	subclinical Pulmonary encephalopathy	亚临床型肺性脑病
SpO$_2$	Pulse oxygen saturation	脉搏氧饱和度
TIA	Transient ischemic attack	短暂性脑缺血发作
TPN	Total parenteral nutrtion	完全肠外营养
TV	Televion	电视
V/Q	Ventilation/perfusion ration	通气/血流比值
VAS	Visual analogue scale	视觉模拟量表
VC	Vital capacity	肺活量
VRS	Verbal rating scale	语言评分量表
VSD	Vacuum sealing drainage	负压封闭引流
WHO	World Health Organization	世界卫生组织

目录

案例一　重症哮喘　/ 001

案例二　支气管扩张　/ 024

案例三　肺栓塞　/ 046

案例四　肺性脑病　/ 075

案例五　心源性休克　/ 097

案例六　主动脉夹层　/ 116

案例七　蛛网膜下腔出血　/ 137

案例八　脑梗死　/ 158

案例九　急性腹膜炎　/ 181

案例十　肠梗阻　/ 201

案例十一　急性肝衰竭　/ 225

案例十二　前列腺增生合并膀胱结石　/ 246

案例十三　骨盆骨折　/ 268

案例十四　颈椎损伤　/ 289

案例十五　下肢动脉硬化闭塞症　/ 308

案例十六　胸腺瘤合并重症肌无力　/ 334

案例十七　烟雾病　/ 354

案例十八　热射病　/ 375

案例一　重症哮喘

【查房内容】重症哮喘患者的病情观察与护理

【查房形式】三级查房

【查房地点】病房、示教室

【参加人员】护士长1人,主管护师4人,护师6人,护士4人,实习护士3人

护士长:

支气管哮喘是一种以肥大细胞、嗜酸性粒细胞和T淋巴细胞等多种炎症细胞参与的气道慢性炎症和气道高反应性(BHR)为特征的疾病。这种炎症使患者易对各种激发因子产生高反应性,并引起气道缩窄,表现为反复发作的喘息、呼吸困难、胸闷或咳嗽等。

重症哮喘是指哮喘患者经吸入糖皮质激素($\leq 1000\mu g/d$)和应用长效β受体激动剂或茶碱类药物治疗后,哮喘症状仍然持续存在或继续恶化;或哮喘呈暴发性发作,发作后患者短时间内进入危重状态,临床上常难以处理,也称难治性急性重症哮喘。探究该部分患者的遗传学、病理生理学和临床

特点,对这类患者的长期治疗和管理有重要的临床实践意义。今天,我们对一位重症哮喘患者进行护理查房,希望通过这次查房使大家都有新的收获。

护士长:

王先生,您好。今天我们就您的病情进行护理查房,目的是让大家学习关于您病情的临床和护理知识,从中您也可以获得有关自己疾病的一些注意事项。现在要打扰您一下,有可能还需要您的配合,您看可以吗?

患者王先生:

好的,需要怎么做,你们说就行。

护士长:

真是太感谢您了。那么,首先请责任护士小丽来汇报一下患者的病史。

责任护士小丽:

1床患者王先生,65岁。因"反复发作胸闷、气喘三十余年,加重一天"至当地医院就诊,测体温36.9℃,心率145次/分,呼吸频率32次/分,血压213/112mmHg(1mmHg=0.133kPa),指测血氧饱和度89%。当地医院建议患者转上级医院进一步诊治,患者遂转至我院。急诊入院,查血常规示:白细胞计数 $19.8×10^9/L$,中性粒细胞分类 0.926。生化检验示:肌酐 153.9μmol/L,尿素氮 19.93mmol/L,葡萄糖 10.19mmol/L,钾 3.97mmol/L,钠 153.6mmol/L,超敏 C 反应蛋白 14.23mg/L。胸部计算机体层扫描(CT)平扫示:两肺慢性支气管炎改变,伴散在慢性炎症灶。急查血气分析示:pH 7.182,动脉血二氧化碳分压($PaCO_2$)79.7mmHg,动脉血氧分压(PaO_2)78.9mmHg。予无创正压通气后,患者症状未缓解,为求进一步治疗,急诊拟"支气管哮喘急性发作,重症哮喘"转入重症监护病房(ICU)。

入科时,患者神志清,脉搏 145 次/分,呼吸频率 35 次/分,血压 199/99mmHg,体温 37.0℃。被迫体位,急性面容,呼吸急促,全身大汗,吸气时锁骨上窝凹陷明显。听诊两肺呼吸音粗,可闻及满布哮鸣音,未闻及干湿性啰音。心律齐,未闻及病理性杂音。入科后,立即予经口气管插管,呼吸机辅助呼吸,并予镇静、镇痛治疗,禁食,留置胃管,胃肠减压,留置导尿管。留取血培养后,予抗感染治疗、特布他林联和异丙托溴铵雾化治疗,辅以护胃、护肝、解痉等对症支持治疗。经过治疗,患者目前神志清,已成功拔除经口气管插管,予鼻导管吸氧。精神较软,两肺呼吸音粗,未闻及干湿性啰音。心律齐,未闻及病理性杂音。生命体征尚平稳,体温 37.2℃。患者现存的主要护理问题有:①焦虑;②活动无耐力;③营养失调:

营养摄入量低于机体需要量；④潜在并发症：有窒息的风险。

患者王先生：

原来我的病情这么复杂啊。

护士长：

是的，不过现在您的病情已经基本稳定了。小丽病史汇报得很详细，刚刚汇报时提到王先生的入院诊断是"支气管哮喘急性发作，重症哮喘"，那么重症哮喘的诊断标准是什么呢？

护师小陶：

支气管哮喘急性发作的患者一旦出现以下表现，即可考虑为重症和危重症患者：①奇脉。②心率＞110次/分。③呼吸频率＞25次/分。③语言断续或不能说话，呼气峰流速（PEFR）或第1秒最大呼气量（FEV_1）＜50％预测值。④血氧饱和度＜92％。⑤辅助呼吸肌运动，出现三凹征，胸腹矛盾运动。⑥哮鸣音响亮、弥漫，或减弱，甚至消失。⑦神志出现改变，如精神错乱、嗜睡或昏迷。

护士长：

说得对，所以根据王先生入院时的情况，医生给他的诊断是"重症哮喘",那么重症哮喘的临床表现有哪些?

护师小明:

哮喘患者的主要症状为呼吸困难。临床上可根据患者呼吸困难的程度来评价病情的严重程度。若患者休息状态下也存在呼吸困难、端坐呼吸或需卧床;说话受限,只能说字,不能成句;有烦躁、焦虑、发绀、大汗淋漓;呼吸急促,提示为重症哮喘。若患者不能讲话,嗜睡或意识模糊,呼吸浅快,则提示为危重症哮喘。临床上一般可用简单的方法进行判断:如果患者能够不费力地以整句方式说话,表明其呼吸困难不严重;如果患者说话中间时常有停顿,为中度呼吸困难;如果只能以单音节形式说话,为重度呼吸困难;如果患者完全不能说话,则为危重状态。

主管护师小军:

哮喘患者的体征包括以下两个方面。

1. 呼吸系统体征

(1) 哮喘音:哮喘急性发作时的典型体征为两肺闻及广泛的哮鸣音,临床上常根据哮鸣音的多少来估计患者病情的轻重或分析患者病情的变化。但是单凭哮鸣音的强弱判断哮喘的严重程度是不可靠的,因为哮鸣音的强度主要取决于呼吸动力、肺泡通气量和气流流速。当气流流速很快时,即使气道阻塞很轻,也可产生较强的哮鸣音。但是,危重症哮喘患者由于其气道平滑肌痉挛,黏膜充血、水肿,黏液堵塞,造成气道明显狭窄,尤其是当呼吸肌疲劳,呼吸动力减弱时,患者的呼吸音和哮鸣音可明显降低甚至消失,即所谓的"静息胸"。医护人员对气促明显的患者往往比较重视,而对于哮鸣音微弱、呼吸缓慢的衰竭患者则可能疏于观察和护理,导致患者失去被抢救的机会。因此,临床上凡遇到哮喘患者呼吸困难进行性加重,但哮鸣音反而减少者,应高度警惕病情恶化的可能。

(2)呼吸次数:重症哮喘时,患者呼吸动力学发生了一系列变化。因呼气流速受限,导致潮气量减少,患者要维持足够的通气,必须通过增加呼吸频率,因而形成浅快的呼吸形式。当呼吸频率>30次/分时,提示病情严重。

(3)辅助呼吸肌的参与:人体在正常情况下,吸气是主动运动,而呼气是被动运动。当哮喘严重发作时,患者呼气流速受限,呼气也转变为主动运动,辅助呼吸肌活动增强,胸锁乳突肌过度收缩。

2. 循环系统体征

(1)心动过速:引起心动过速的因素有机体对缺氧的代偿性反应、外周血管阻力增高、胸腔内压波幅增大、静脉回心血量减少及低氧本身对心肌的损害等。药物如β受体激动剂、茶碱等,也可使心率加快。除发热和药物因素外,心率＞120次/分也是哮喘严重发作的诊断指标之一,一般需24小时治疗,心率可从120次/分下降到105次/分。但是严重的低氧血症可导致心肌严重损害,反而使心率减慢。因此,严重哮喘患者如出现心率缓慢,提示患者预后不良。

（2）血压:哮喘严重发作时,患者血压常升高,这与缺氧和应激状态有关。但当静脉回心血量明显减少、心肌收缩力减低时,血压反而会下降。因此,血压降低是哮喘病情严重的指标之一。

（3）奇脉:是指正常吸气即可引起血压下降超过10mmHg的临床现象。在呼吸周期中,血压收缩压的最大值和最小值之差,正常情况下为4～10mmHg。在气道严重阻塞时,此值可高于15mmHg,它反映了胸膜腔内压的巨大波动。在用力呼气时,胸内巨大的正压减少了回到右心室的血流量。在对抗气道阻塞,用力吸气时,胸内巨大的负压则使进入胸内的血流量增大。在吸气相早期,右心室充盈,使室间隔移向左心室,导致左心室功能障碍和充盈不全。胸内负压增大,也可直接通过增加后负荷影响左心室排空。此外,哮喘发作时患者肺过度充气,肺动脉压升高,引起右心室后负荷增加。这些呼吸的周期性变化,使吸气相心排血量降低的现象被放大,因而,奇脉可作为诊断哮喘严重发作的指标之一。但需注意,哮喘患者衰竭时,不产生显著的胸膜腔内压波动,导致胸膜腔内压压差减小,因而不出现奇脉。因此,没有奇脉,并不总是代表轻症哮喘。检查时,对患者全身一般状态的观察非常重要,不能平卧、出汗、感觉迟钝、不能讲话和辅助呼吸肌的参与,均提示疾病处于严重状态。

护士长:

说得很详细,那么重症哮喘的病因有哪些?

护师小刚:

重症哮喘的病因主要有以下几个方面:①导致哮喘发作的致病原,或其他哮喘发作因素持续存在。②黏痰堵塞气道。③酸中毒。④继发支气管感染。⑤β_2受体激动剂使用不当,或抗感染治疗不充分。⑥激素依赖型患者突然停用激素或减量过快,出现"反跳现象"。

护士长:

说的没错,那么重症哮喘在病理生理学方面又有哪些特点呢?

护师小林:

重症哮喘的病理生理学改变有以下几方面。

(1)气道动力学改变:哮喘急性发作时,由于支气管平滑肌痉挛、支气管管壁炎症细胞浸润和气道黏液分泌显著增多,导致气道阻塞和肺弹性回缩力降低,引起气道狭窄,表现为气道阻力增加,第1秒最大呼气量(FEV_1)、第1秒最大呼气率(FEV_1/FVC)和最大呼气流速均降低。

(2)肺力学特性的改变:哮喘急性发作时,在潮气呼吸范围内,各肺容量(包括肺总量)的绝对值均显著增加。引起肺总量改变的因素包括气道外的气体陷闭、肺弹性以及吸气肌最大压力–容积特性的调整等。

(3)呼吸类型的改变:哮喘急性发作时,呼吸动力学的改变对患者呼吸类型和潮气呼吸时的压力波动产生影响。当哮喘重度发作时,最大呼吸流速,尤其是最大呼气流速明显受限。当残气量增加时,要使潮气呼吸过程处于最适当的呼气流速,其潮气呼吸需处在最大吸气状态。由于肺活量(VC)的降低和呼气流速的受限,潮气量必然减少,患者要维持足够的通气,只能增加呼吸频率,因而形成浅快的呼吸形式。急性重症哮喘患者肺过度充气,吸气肌力量增强,其呼吸困难是吸气性呼吸困难,而非呼气性呼吸困难。

(4)通气/血流失衡和气体交换障碍:当哮喘发作时,气道病理学的改变也引起了肺泡通气/血流比例失调[在某些肺泡区通气/血流(V/Q)比值降低],氧的弥散距离增大,导致低氧血症,通气增加,$PaCO_2$正常或降低。

(5)循环功能障碍:哮喘发作时,由于肺过度充气,呼吸肌做功增加,胸膜腔内压波动幅度增大,因而影响循环系统。

（6）肺水肿：胸内负压增加和左心室功能障碍引起肺水肿，随着肺水肿的出现，气道狭窄和阻力增加更加严重。如此形成恶性循环，使肺水肿逐渐加重。

实习护士小李：

老师，什么叫"肺过度充气"？

护师小明：

肺过度充气是一个重要的生理特征，会产生严重的临床后果。静息状态下的肺过度充气，会增大肺顺应性（减少肺的弹性回缩力）和（或）呼气性气流受限的程度。患者症状突然恶化，或者在进行体力活动时，肺过度充气的水平会急剧升高。关于肺过度充气的研究均提示，其与患者的呼吸或者全因死亡率升高以及疾病的急性发作的频率增加相关。无论是静态还是动态肺过度充气，其与疾病的症状和运动耐量的关系，均较肺功能最大呼气流速的下降更为密切。随着疾病的进展，静态肺过度充气持续增加，导致患者产生明显的呼吸困难症状和运动耐量水平下降。当患者运动时，由于肺过度充气会使其呼吸肌疲劳，增加呼吸功，并影响心、肺功能，这些都会严重损伤患者机体的各项功能。动态过度充气（DH）可影响患者的日常活动，导致其生活质量严重下降。患者在进行一般日常活动，甚至在走路时都会产生动态过度充气。

护士小杨：

老师，什么叫作"通气/血流比值失衡"？

护师小林：

通气/血流比值，是指每分钟肺泡通气量与每分钟肺血流量的比值。正常成人在安静状态下，该比值为0.84。通气/血流比值无论是增大还是减小，都会妨碍有效气体交换，导致缺氧或二氧化碳潴留。缺氧的原因主要为：①动静脉血液之间氧分压差远远大于二氧化碳分压差，所以动静脉短路时，动脉血氧分压下降的程度大于二氧化碳分压升高的程度。②二氧化碳的扩散系数是氧气的20倍，所以二氧化碳扩散比氧气快，不易潴留。③动脉血PaO_2下降、$PaCO_2$升高时，可刺激呼吸，增加肺泡通气量，有助于二氧化碳的排出，却几乎无助于氧气的摄取（这是由氧解离曲线和二氧化碳解离曲线的特点所决定的）。

通气/血流比值异常的类型有以下三种。

（1）通气/血流比值增大：可能是由于肺泡通气量加大，或血流灌注减少导致的。前者形成无效通气，白白损耗呼吸功，毫无增氧之效，因此氧合血红蛋白不能过饱和；后者则见于肺血管性疾病（如肺栓塞）、高度肺气肿时毛细血管被压闭等，此时肺血流量减少，不能携带足够氧，造成低氧血症。

（2）通气/血流比值减小：多由于肺泡通气量减少,常见于慢性阻塞性肺病(尤其是慢性支气管炎和肺气肿)、神经-肌肉性疾病(如多发性脊髓神经根炎)、呼吸中枢抑制(如麻醉药过量、脑疾患)等,此时呈现通气功能障碍,不但造成低氧血症,还会出现二氧化碳潴留,引起高碳酸血症。

（3）通气/血流比值为零：见于肺不张,肺泡通气完全停止,毛细血管血液未能接触氧,仍为静脉性血液,即注入左心房,混进体循环中,实为静脉血掺杂,造成低氧血症。混入动脉系统的静脉性血液占心排血量的百分比,称为肺内分流率（Qs/Qt）。

护士长：

说得对,那么临床中我们是如何治疗重症哮喘的呢?

护师小陆：

危重症哮喘患者一般需转入ICU治疗,处理原则是：①氧疗。吸入氧的浓度一般为30%～35%,必要时可增加至50%,维持脉搏氧饱和度（SpO_2）>90%。②静脉补液。保证患者每天有足够的液体入量和能量摄入,防止痰液过于黏稠,必要时加用气道内湿化治疗。③雾化吸入β_2受体激动剂,可联合应用抗胆碱能药物吸入。特布他林联和异丙托溴铵雾化对重症哮喘患者起效快、疗效好,可缩短激素应用时间、减少激素用量,通过规范的护理和指导,可保证较好的治疗效果。布地奈德与复方异丙托溴铵气雾剂联合雾化吸入治疗急诊重症哮喘患者效果较好,建议临床广泛应用。④静脉应用氨茶碱,负荷量4～6mg/kg,维持量0.6～0.8mg/(kg·h)。监测血药浓度,其安全血药浓度范围为6～15mg/L。⑤静脉应用糖皮质激素,琥珀酸氢考(400～1000mg/d),甲泼尼龙(80～160mg/d)。无激素依赖的患者,应用3～5天病情控制后可停用,并给予续贯口服继而吸入治疗;激素依赖的患者,需延长静脉应用激素时间。对于重症哮喘患者,联合用药治疗是必要的,也是可行的。⑥注意维持水、电解质平衡,避免严重的酸中毒,当pH<7.20时应适量补碱。⑦若经氧疗和全身应用激素、雾化吸入β_2受体激动剂等药物治疗后,患者病情仍持续恶化,出现神志改变、呼吸肌疲劳、血气分析$PaCO_2$由低于正常转为正常或大于45mmHg者,需考虑机械辅助通气,可先应用无创呼吸机辅助通气;若无效,则给予气管插管、机械辅助通气。⑧应密切观察机械通气可能引起的并发症,如低血压、气压伤等。在患者哮喘症状缓解后,应及时撤机。注意预防呼吸道感染。⑨祛除痰液。

当然了,准确评估患者病情、合理用药和机械通气是治疗重症哮喘患者的关键,综合治疗可明显提高重症哮喘患者的治疗成功率,并缩短治疗时间。

实习护士小晓：

老师，前面提到"危重症哮喘患者需要氧疗"，请问什么是"氧疗"？

主管护师小陈：

氧疗，就是指氧气治疗。氧疗的目的在于提高患者动脉血氧分压、血氧饱和度和氧含量，以纠正低氧血症，确保组织的氧供，最终缓解组织缺氧。氧气如同药物一样，应正确使用。氧疗有明确的指征，也有流量的要求，可通过临床观察和实验室检查来帮助评估适当的流量。

实习护士小晓：

老师，能不能给我们介绍一下氧疗的相关知识？

主管护师小陈：

好的，下面我就从氧疗的指征、目的、方法、效果的监测以及氧疗的副作用和氧中毒的处理这几个方面来介绍一下。

1. 氧疗的指征

（1）心搏、呼吸骤停：任何原因引起的心搏骤停或呼吸骤停者，在进行复苏时应立即给予氧疗。但应注意，如患者无呼吸，可用简易呼吸器或气管插管，也可用呼吸器或麻醉机加压给氧。

（2）低氧血症：无论患者的基础疾病是什么，只要有低氧血症，均为氧疗的指征。从氧解离曲线来看，PaO_2低于8.0kPa（60mmHg），提示机体已处于失代偿的边缘，PaO_2再稍下降，就会引起血氧饱和度的明显下降。根据血气分析，低氧血症可以分为两种：①低氧血症伴高碳酸血症。指通气不足所致的缺氧，伴有二氧化碳潴留，氧疗可纠正低氧血症，但无助于二氧化碳的排出。如氧疗应用不当，反而会加重二氧化碳潴留。②单纯低氧血症。一般为弥散功能障碍和通气/血流比例失调所致。弥散功能障碍，通过提高氧浓度，可较满意地纠正低氧血症。但因通气/血流比例失调而产生的肺内分流，氧疗效果并不理想，因为氧疗对无通气的肺泡所产生的动静脉分流无帮助。

（3）组织缺氧：心排血量下降、急性心肌梗死、贫血时，患者可能并无明显的低氧血症，但组织可有缺氧，这时测定混合静脉血的PaO_2，可作为组织氧合指标。当氧疗有效时，组织缺氧改善，混合静脉血的PaO_2可达4.67kPa（35mmHg）以上。

2. 氧疗的目的

（1）纠正低氧血症：氧疗可提高肺泡内氧分压，增加氧的弥散量，使肺毛细血管的氧分压上升，纠正因通气/血流比例失调和弥散功能障碍引起的低氧血症，使PaO_2上升。

（2）减少呼吸功：机体对低氧血症的反应，通常是增加呼吸功。氧疗能使肺内气体交换恢复到较正常的水平,以维持适当的肺泡氧分压,使总通气量下降,减少呼吸功,降低氧耗量。

(3)减轻心脏负荷:心血管系统对缺氧和低氧血症的反应为心率增快、心脏做功增加。氧疗能有效降低心脏做功,减轻心脏负荷。

3. 氧疗的方法

目前,按氧流量的大小,氧疗的方法可分为低流量系统和高流量系统两大类。低流量系统所供给的气流,不能完全满足患者吸入气量的需要,因而必须提供室内空气以补充部分吸入气体;高流量系统则能完全满足患者所有吸入气量的需要。过去,常把鼻导管提供的低流量给氧作为低浓度供氧技术,这一所谓"持续低流量"给氧曾风行一时,许多人认为"低流量给氧"即为"低浓度给氧",但实际上这种理解是不正确的。因为氧流量只关系到吸入氧的流量,与吸入氧的浓度无关,而吸入氧的浓度则是另一个不同的概念。吸入氧的浓度是由不同的吸氧设备和患者自身因素所决定的。低流量系统供氧时,既可提供低浓度的氧,也可提供高浓度的氧;而高流量系统供氧,也能提供从低浓度至高浓度的氧。

4. 氧疗效果的监测

氧疗的效果,临床上可从以下三个方面来判断。①心血管系统反应:氧疗后应观察患者的神志、血压、心率、心律、周围组织灌注情况(皮肤色泽等)和尿量。若上述指标有明显改善,即为氧疗效果理想。②呼吸系统的反应:氧疗后,若患者呼吸困难、气促等状况改善,呼吸运动平稳,呼吸频率变慢,呼吸功减少,即为氧疗有效。③血气分析结果:若血气分析结果显示 PaO_2 上升,即为氧疗有效。

5. 氧疗的副作用和氧中毒

氧疗若使用不当,可产生二氧化碳潴留、吸收性肺不张等副作用,严重时还可出现氧中毒。

(1) 二氧化碳潴留:当患者发生低氧血症时,PaO_2 降低刺激颈动脉窦化学感受器,反射性兴奋呼吸中枢,使肺通气增加。如果患者的呼吸是靠这一反射兴奋维持的(如肺源性心脏病患者),在吸入高浓度的氧后,PaO_2 升高会使这一反射降低,可抑制患者的自主呼吸,使肺泡通气量下降,引起 $PaCO_2$ 上升,严重者甚至可出现肺性脑病。故对这类患者,应给予低浓度的氧,氧疗时还需监测患者 $PaCO_2$ 的变化。

(2) 吸收性肺不张:患者吸入高浓度氧后,肺泡内氮气被大量冲洗出去,肺泡氧分压逐渐升高。当有支气管阻塞时,肺泡内氧即可被肺循环的血流迅速吸收,导致肺不张。

(3) 氧中毒:患者长期吸入高浓度的氧可发生氧中毒。高浓度的氧会使肺泡表面活性物质减少,支气管黏膜纤毛活动被抑制,肺毛细血管充血,通透性增加,引起肺泡内渗液,出现肺水肿。长期氧中毒可出现肺间质纤维化。氧中毒的危险性由吸入氧的浓度和吸氧时间这两个因素决定。

氧中毒的早期表现为气管刺激症状,如难以控制的干咳、呼吸急促、胸骨后锐痛等。通常在吸入100%的氧后约6小时发生。氧中毒早期,患者肺功能可无异常;18小时后出现肺活量降低,继而肺顺应性下降;24～48小时内可伴发急性呼吸窘迫综合征(ARDS),发生肺间质和肺泡内液体渗出。由于肺部毛细血管上皮受损,可有咯血的临床表现。3天后,肺泡细胞也受到影响,肺泡表面活性物质减少,胸部X线片可见双侧肺弥散性浸润灶,可有肺不张。氧中毒晚期表现为肺间质纤维化和多脏器功能受损,甚至死亡。

关于氧中毒的预防,目前认为,在101.325kPa下,吸入60%～70%的氧,可安全使用24小时;吸入40%～50%的氧,则能再继续使用24小时;如吸入氧的浓度＞40%,则2～3天后患者氧中毒的可能性大为增加。所以,对需要氧疗的患者应有的放矢,不能因患者有低氧血症而盲目提高吸入氧的浓度(如患者存在肺内右向左分流,则提高吸入氧的浓度也无效。)

护士长:

很好,对氧疗的相关知识掌握得很全面,介绍得也很详细。

实习护士小高:

老师,什么是高流量和低流量系统供氧?

主管护师小陈：

高流量系统供氧,指该系统提供全部的吸入气量,换言之,患者只呼吸来自该系统的气体。高流量系统供氧的特点为能够提供稳定的吸入氧的浓度,包括低浓度和高浓度的氧,吸入氧浓度为24%～70%,所以高流量供氧并非是吸入高浓度的氧。最常用的高流量供氧系统为文丘里(Venturi)面罩,其原理为在一限定的管道内喷射高速氧气,管道周围会产生负压,即气体流动的柏努利(Bernoulli)原理,负压将周围空气从侧孔吸入,使空气进入吸入气流。通过改变氧气流速和流出口径,调节管道壁上侧孔的大小,就可以控制吸入气量,从而调节吸入氧的浓度,使之达到预定水平。

高流量系统有以下优点:①只要调节适当,该系统可持久供给准确的吸入氧的浓度,并且不受患者通气量的影响。②能控制吸入气体的温度和湿度。③可监测吸入氧的浓度。但需注意,高流量供氧系统必须满足患者吸气高峰流速,氧流量一般至少应为每分通气量的4倍,才能保证患者吸入氧的浓度恒定。

低流量系统供氧,由于此系统所释出的气流速度较低,所以不能提供患者全部吸入气量,故部分潮气量将由室内空气供给。这种方法可提供的氧浓度为21%～80%。

低流量系统供氧方法如下:①鼻导管法:将橡皮导管经

患者一侧鼻孔置于患者鼻咽部即可,本法使用简便,为常用的给氧法。缺点为易被患者鼻咽部分泌物所阻塞。吸入氧的浓度可用此公式计算:吸入氧的浓度(%)＝21＋4×氧流量(L/min)。②面罩法:吸入氧浓度可达50%～60%,但面罩密闭,患者会感到不舒服。③贮氧气囊面罩法:可提供高浓度氧,吸入氧浓度可达70%。④T管法。面罩法、贮氧气囊面罩法和T管法这些为传统的供氧方式,较为方便,但缺点是吸入氧的浓度不稳定,且不能精细调节。这三种供氧法吸入氧的浓度受下列因素影响:①患者的通气类型,包括潮气量和呼吸频率。②氧流量(L/min)。③贮氧气囊的大小。一般说来,相同的氧流量下,若通气量越大,则患者吸入氧的浓度就越低;反之,若通气量越小,则患者吸入氧的浓度就越高。此外,面罩给氧时吸入氧的浓度较鼻导管法要高,如再加用贮氧气囊,则吸入氧的浓度可达70%。

护士长:

说得很详细。针对重症哮喘患者,我们有哪些护理措施?

责任护士小丽:

对重症哮喘的护理措施主要有以下几方面。

(1)病情观察:是护理最为基础,也是最为重要的部分,全面、细致并具有预见性的观察,能够为患者提供宝贵的救治时间。病情观察主要包括以下内容：①密切观察患者生命体征、神志和尿量等的变化情况，以掌握疾病进展情况。②观察药物的疗效和副作用。③了解患者哮喘复发的病因和过敏源，避免诱发因素。④密切观察患者有无自发性气胸、脱水、酸中毒、电解质紊乱、肺不张等并发症或伴发症。

（2）对症护理：①帮助患者采取舒适的体位，如坐位，以缓解患者呼吸困难的症状。②根据血气分析结果，给予鼻导管或面罩吸氧，氧流量为 1～3L/min，为避免气道干燥，吸入的氧气应尽量温暖、湿润。③促进排痰。痰液黏稠必然影响通气，因此咳嗽、咳痰的护理很重要。要保证患者的液体入量，根据患者心功能和脱水情况，给予适当补液。给患者拍背，促进排痰。

（3）一般护理：①病室应保持空气清新、流通，尽量避免室内存在有可能诱发哮喘发作的物质。②保持室内温暖，防止患者因对冷空气过敏而导致哮喘发作或加重。③室内应备齐必需的药物和抢救设备。④有条件的话，尽量将患者安排在重症监护室。

重症哮喘患者的护理重点在于严密观察病情变化，合理使用氧疗、药物、呼吸机等治疗措施。

护士长：

说得对，对重症哮喘急性发作期的患者，实施优质护理程序,可以显著提高护理质量和患者的生存率。在药物治疗重度支气管哮喘的同时,要及时给予氧疗。有效氧疗的前提是保持呼吸道通畅。在必要的情况下,可建立人工气道,进行机械通气,同时消除或尽可能避免接触诱发哮喘的因素,不仅可缓解患者的病情,还可提高患者的生活质量。所以,我们监护的目的就是希望及时发现一些突发的病情改变,并及时处理,使患者得以救治。

护士长:

下面我来总结一下今天的查房。这次查房,我们主要学习了重症哮喘的相关内容,对重要观察指标,如肺过度充气、通气/血流比和氧疗进行了重点学习。希望通过今天的查房,大家能巩固重症哮喘相关知识。

责任护士小丽:

王老伯,今天打扰您这么久,非常感谢您的配合,希望我们这次查房对您也有所帮助。那您好好休息,我等会儿再来看您。

(叶科军　赵伟和　蒋　晔　叶振悦)

参考文献

[1]朱晓燕.应用临床路径对骨折病人进行健康教育[J].护理学杂志,2004,19(22):66-67.

[2]张梅红.支气管哮喘急性发作期的呼吸指导与护理[J].中国实用医药,2011,13(9):187-188.

[3]Mishra A,Yao X,Levine S J. From bedside to bench to clinic trials:identifying new treatments for severe asthma[J]. Dis Models Mech,2013,6(4):877.

[4]吴昌归.危重哮喘的救治:第四届中国中西医结合变态反应学术会议论文集[C].北京:中国中西医结合变态反应学会,2009.

[5]戴芹,韩萍,晏莉,等.氧驱博利康尼联合爱全乐雾化治疗重症哮喘的疗效观察及护理[J].护士进修杂志,2011,26(6):537-539.

[6]李莹,刘军,王冰,等.布地奈德与复方异丙托溴铵气雾剂联合雾化吸入对急诊重症哮喘患者120例的临床疗效[J].医学综述,2012,18(24):4285-4286.

[7]刘金琐.重症哮喘68例治疗体会[J].广东药学院学报,2004,20(1):96.

[8]呼定平.机械通气治疗重症哮喘126例临床疗效观察[J].基层医学论坛,2012,16(17):2190-2191.

[9]严宝剑.急性重症哮喘50例临床分析[J].中国现代药物应用,2012,6(7):42-43.

[10]和宝珍.重症哮喘50例的护理[J].慢性病学杂志,2010,12(9):1138.

[11]张昌美.护理程序对重症哮喘急性发作期护理质量及生存效率的影响[J].实用临床医药杂志,2015,19(18):22-25.

[12]杨亚静.重度支气管哮喘的临床护理体会[J].中国实用医药,2011,6(14):184.

案例二 支气管扩张

【查房内容】支气管扩张患者的治疗与护理

【查房形式】三级查房

【查房地点】病房、示教室

【参加人员】护士长、责任护士各1人,主管护师2人,护师2人,护士16人,实习护士5人

护士长:

呼吸系统疾病是危害人们健康的常见疾病。近年来,由

于空气污染、吸烟和人口老龄化等因素的影响,呼吸系统疾病的发病率逐年增加。呼吸系统疾病的常见主诉,除了呼吸困难、咳嗽、咳痰外,还有一个常见临床症状就是咯血。今天,我们就讨论这段时间收治的一位以"咯血"为主诉的患者——曹婆婆,现在请责任护士小陈来介绍一下患者的病情。

责任护士小陈:

7床患者曹婆婆,84岁。因"反复咯血30余年,再发5天"于2017年4月8日急诊收住入院。30年前,患者过度用力后出现咯血,血液呈鲜红色,量不详,伴咳嗽、咳痰、气急,无胸闷、胸痛,无乏力、盗汗,无畏寒、发热,无腹痛、腹泻、腹胀,无尿频、尿急、尿痛等,当时未做详细检查,服用止血药后好转。近30年来,患者上述症状反复发作,每隔数年咯血一次,到当地医院就诊,予止血、抗感染治疗后好转(具体不详),自述最近一次咯血为三四年前。

2017年4月5日,患者在家无明显诱因下再次出现咯血,色鲜红,咯鲜血十多口,伴咳嗽、气急,无寒战。急诊查血常规示:白细胞计数 $11.1×10^9$/L,中性粒细胞分类0.803,红细胞计数 $4.19×10^{12}$/L,血红蛋白127g/L,血小板计数 $222×10^9$/L。急诊生化全套:白蛋白47.1g/L,钾4.17mmol/L,超敏C反应蛋白2.84mg/L。急诊肌钙蛋白I 0.02ng/mL。凝血功能:凝血酶原时间11.4s,活化部分凝血活酶时间39.8s,国际标准化比值

1.03,D-二聚体70.0ng/mL。胸部CT:两侧支气管肺炎,伴局部不均肺气肿;左肺下叶不张,伴毁损。急诊予蛇毒血凝酶、氨甲环酸止血,异帕米星0.4g静滴抗感染治疗(4月5日—4月7日),同时给予解痉、化痰、护胃等对症支持治疗。2017年4月5日晚,患者曾出现窒息,伴意识不清,予紧急吸痰、清理呼吸道、给氧处理后缓解,并给予垂体后叶素止血,甲强龙40mg静推,特布他林、布地奈德解痉、平喘,氨溴索减轻气道水肿,硝酸甘油降血压(4月5日—4月7日)等对症处理,患者症状逐渐好转后收入呼吸科。

入住呼吸科后,患者仍有反复咯血,4月16日以后开始加重,4月21日从患者口腔及鼻腔内不断吸出新鲜血液,患者血氧饱和度下降,予紧急气管插管后转入ICU。

入ICU时,患者神志清楚,精神紧张,经口气管插管。测耳温36.4℃,心率83次/分,血压126/82mmHg,体质指数(BMI)17.58,呼吸机模式为Bipap assist,f 16次/分,Pi 30cmH$_2$O(1cmH$_2$O=0.098kPa),FiO$_2$ 80%,呼气末正压(PEEP)8cmH$_2$O。听诊肺部呼吸音粗,无明显哮鸣音和干湿性啰音。

患者有高血压病史40年余,服用厄贝沙坦150mg,每早一次,硝苯地平控释片30mg,每日两次,血压控制欠佳。有脑梗死病史4年,服瑞舒伐他汀10mg,每晚一次;丁苯酚0.1g,每日三次;氯吡格雷75mg,每晚一次。肢体活动可。2012年6月13日,患者因直肠癌在我院接受"直肠癌根治术+末端回肠预防性造口术"。

入科后,查血气分析示:pH 7.30,$PaCO_2$ 89mmHg,PaO_2 89mmHg,Na^+ 142mmol/L,K^+ 3.8mmol/L,血糖12.3mmol/L。初步诊断为:①咯血待查:支气管扩张?②呼吸衰竭。③高血压病。④脑梗死。给予去甲肾上腺素气道内滴注止血,垂体后叶素、蛇毒血凝酶止血,哌拉西林-他唑巴坦抗感染,及扩张气管、营养支持治疗等。现患者气道内出血情况得到控制,经口气管插管仍在位,但已进入撤机拔管阶段,争取近两天拔管。插管期间,患者体温正常,出入量平衡,情绪稳定。目前主要的护理问题是:①清理呼吸道无效。②患者生活自理能力下降。③有感染的风险:有气管插管、深静脉置管和留置导尿管。

护士长:

从责任护士小陈的病史汇报可知,患者女性,基础有心血管、呼吸、神经系统疾病,因咯血不止,影响氧合,而收住ICU。目前经过我科机械通气、抗感染、止血等治疗后,病情相对稳定,处于撤机拔管阶段。首先我问一下护士小叶,如何区分咯血与呕血?

护士小叶:

引起咯血的病因一般是呼吸系统疾病(如肺结核、支气管扩张、肺癌等)和心脏病,患者咯血前的症状是喉部痒感、胸闷、咳嗽,出血方式为咳出,血液呈鲜红色,血中含痰液和泡沫,血液呈碱性。大便隐血试验一般呈阴性,除非患者吞下了部分血液,否则一般粪便颜色正常。

呕血患者多有胃、十二指肠溃疡、肿瘤或肝硬化等病史,呕出的血液颜色呈紫红或咖啡色,无泡沫,含有食物残渣和胃液,血液呈酸性。呕血前患者常先有上腹疼痛,饱胀不适。呕血患者常解柏油样便,大便隐血试验阳性。

护士长:

小叶基础知识掌握得不错,回答得很好。请问各位实习同学,你们认为哪些疾病会导致患者咯血?

实习护士小周:

引起咯血的疾病,并非只局限于呼吸系统,但以呼吸系统疾病为多见。呼吸系统疾病常见的有肺结核、支气管扩张、支气管炎、肺脓肿、肺癌、肺炎、肺梗死、肺吸虫病、肺阿米巴病、肺包虫病、肺真菌病、支气管结石、肺部转移性肿瘤、肺腺瘤、硅沉着病等。常因炎症导致病灶或支气管黏膜毛细血管渗透性增高,或黏膜下血管壁溃破,从而引起出血。

循环系统疾病中常见的有风湿性心脏病(二尖瓣狭窄)、高血压性心脏病、肺动脉高压、主动脉瘤及肺动静脉瘘等。

实习护士小吴：

外伤性损伤，如胸部外伤、挫伤、肋骨骨折、枪弹伤、爆炸伤和医疗操作（如胸腔或肺穿刺、活检、支气管镜检查等）也偶可引起咯血。还有就是出血性疾病，常见的如白血病、血友病、再生障碍性贫血、肺出血型钩端螺旋体病、流行性出血热、肺型鼠疫、血小板减少性紫癜、弥散性血管内凝血、慢性肾功能衰竭、尿毒症等。

实习护士小张：

其他较少见的疾病或异常情况也会引起咯血，如替代性月经（不从阴道出血）、氧中毒、肺出血肾炎综合征、鼻窦炎、内脏易位综合征等。

护士长：

咯血的原因很多，那曹婆婆咯血的原因是什么？

实习护士小杨：

我觉得至少实习护士小吴和小张刚说的那些引起咯血的原因都不是曹婆婆的病因。首先，曹婆婆没有外伤史，也没有出血倾向，皮肤没有出血点或瘀斑，凝血功能也无明显异常。最后，患者也没有患较少见的疾病，已绝经，也没有鼻窦炎的症状。

护士小高：

对曹婆婆来说，咯血更有可能是由支气管炎和支气管扩张引起的。支气管扩张是由于急、慢性呼吸道感染和支气管阻塞后反复发生支气管炎症，致使支气管壁结构被破坏，引起的支气管异常和持久性扩张。支气管扩张临床特点为慢性咳嗽、咳大量脓痰和（或）反复咯血。近年来，由于急慢性呼吸道感染得到有效治疗，支气管扩张的患病率有所下降。曹婆婆出现反复咯血，虽没有大量脓痰，但我认为还是支气管扩张引起的。

护士长：

麻烦责任护士小陈告诉我们一下患者的其他检查结果，如心脏彩超、胸部或主动脉CT等。

责任护士小陈：

4月11日，患者查胸主动脉CT示：①胸主动脉及其分支呈动脉粥样硬化性改变，未见明确夹层动脉瘤征象。②附见：两侧肺内多发斑片状影，两侧胸腔积液，两下肺膨胀不全；胆囊增大，肝内多发结节状强化灶，必要时行增强磁共振成像（MRI）检查；多发脊椎楔形变，部分椎体内致密影，考虑术后改变,请结合病史。4月21日,床旁心脏彩超示:主动脉瓣轻中度反流,三尖瓣轻度反流。肺动脉高压(估测肺动脉压为48mmHg)。左室舒张功能减低。床旁胸片示:①两肺多发斑片影,考虑感染性病变。②两侧胸腔少量积液。

主管护师小杨:

我认为患者存在的肺动脉高压和高血压病也是患者出现咯血的原因之一。患者有高血压病40余年,血压控制一般,可能已经有轻微的高血压性心脏病。右心导管术是能够准确测定肺血管血流动力学的唯一方法,患者虽没有风湿性心脏病,也没有行右心导管术,但心脏彩超已提示患者有肺动脉高压。

2008年,世界肺动脉高压会议确立了新的标准,平均肺动脉压,小于21mmHg为正常,21～25mmHg为临界范围,大于25mmHg为肺动脉高压。相应的,超声心动图收缩期三尖瓣反流速度,小于2.5m/s为正常,2.5～2.8m/s为临界范围,大于2.8m/s为肺动脉高压,并且去除了运动状态下的肺动脉高压的界定。

虽然本例患者临床症状不是很明显,体力活动也未明显受限,但心脏彩超估测肺动脉压力达48mmHg,明确为肺动脉高压。患者咯血可能也与其肺动脉高压及高血压病有关。如果肺动脉本身没有异常,但肺静脉有异常或因肺部疾病导致肺小动脉压力升高,由于肺动脉血管壁薄,随着压力升高,血管壁就会破裂出血,血液进入肺泡引起反射性咳嗽,因而出现咯血。如果是支气管扩张引起的咯血,胸部X线片或CT片上会有异常表现,如"双轨征"、"环形阴影"等,但患者各影像检查中均未显示这些征象,所以本例患者咯血是否因支气管扩张引起,还有待明确。

护士长:

大家讨论得很深入,关于咯血的病因,我们今天的讨论就到此,医生会作出最后的诊断。但是医生诊断明确后,针对不同的病因引起的咯血,我们观察的重点也是不一样的。如果咯血是因为出血性疾病引起的,病情观察要观察哪些方面的内容?

实习护士小朱:

需要监测血常规、凝血功能,观察是否存在血小板过低、凝血功能异常,并观察这些指标在治疗以后有无改善。

护士小林:

对于有出血倾向的患者,我们还需观察患者的意识、瞳孔有无变化;有无黑便、血尿;静脉穿刺处止血时间有无延长等。

护师小韩：

这类患者通常都需要输注血液制品和补充凝血因子,在补充凝血因子过程中,应注意给患者补充钙、维生素 K 等。

护师小赵：

对于所有咯血患者,都需要积极治疗原发病,防止并发症的发生。发生了咯血以后,保持患者呼吸道通畅是首要的。如果患者咯血量大,还会引起心率、血压的变化,因此应注意观察心率、血压这些生命体征。

护士长：

如果是肺动脉高压或高血压性心脏病引起的咯血,观察的重点又有哪些?

护士小沈：

如果是这些因素引起的,首先要控制血压,曹婆婆住院期间曾出现血压上升,使用了硝酸甘油控制血压。

护士小钱：

还要跟进减轻心脏负荷的措施,比如,输液时速度不可过快,使用微量泵和输液泵控制输液速度;液体均匀分配;鼻饲时使用鼻饲泵;适当利尿,减轻后负荷。使用利尿剂时,应注意观察血压、尿量的变化、有无电解质紊乱等,并注意维持内环境的稳定。

护师小祁:

现在超声检查在ICU中的作用越来越重要,对于心功能不好的患者,我们科的医师会使用超声机每天评估患者的心功能,通过监测N-末端脑钠肽前体来评估患者是否存在心力衰竭的高危因素。在临床中我们应注意观察患者有无心力衰竭的症状,如呼吸困难、咳粉红色泡沫痰等。

护士长:

如果患者的咯血是因为支气管扩张或支气管炎引起的,你们又要重点观察哪些?

实习护士小张:

观察患者咳嗽、咳痰情况,痰液的量、颜色变化等。

护士小封:

小张的说法比较笼统,确切地说,支气管扩张患者咳嗽多发生在早晨和晚上。支气管扩张病情的严重程度可用患者每日的痰量来估计:每日痰量少于10mL为轻度,10～150mL

为中度,多于150mL为重度。在急性感染时,收集于玻璃瓶中的黄绿色脓痰静置后可出现分层,上层为泡沫;中层为浑浊黏液,下悬脓性成分;下层为坏死组织沉淀物。因此,对于支气管扩张患者,我们要评估患者咳嗽的时间,观察患者的痰液是否含有其他成分,痰液量在哪些时间段特别多,在使用抗生素后,痰液的量和色是否有改变等。50%~70%的支气管扩张患者有不同程度的咯血,咯血量有时与病情的严重程度和病变范围不一致。有些支气管扩张患者以反复咯血为唯一症状,针对这些患者,我们要观察患者咯血的量有无增加,咯出的血液色泽是否新鲜等,注意保持患者呼吸道通畅。必要时给予气道内少量去甲肾上腺素针止血,同时观察血氧饱和度变化。

护师小徐:

曹婆婆这样的出血情况跟我们平常收住的患者不同,曹婆婆出血量较大,而且全是新鲜血液。而我们平常收住的患者,一般气道内出血量较小,通过加强气道湿化、吸痰动作轻柔等操作后,情况都会较快好转,严重时才使用去甲肾上腺素气道内滴注止血。而对于曹婆婆,我们还要关注血红蛋白浓度的变化,并按医嘱准确使用抗生素,评估疗效。

护士长：

大家讨论得很热烈,通过上述讨论,我们可以了解,同一临床症状,病因不同,我们所要观察的重点也会有所不同,这就要求我们护理人员不能仅通过症状去观察和护理患者,还要结合病因去观察和护理患者。正如医生查房时经常讨论的问题:患者体液为什么不足? 是丢失过多,还是本身血容量就不足? 如果丢失过多了,这些丢失的液体去了哪里? 腹腔,胸腔? 只有我们了解了症状与病因之间的关系,才能把我们的护理观察焦点集中到正确的地方,抓住事物的重点、中心,才能事半功倍。所以作为一名合格的护士,不能仅做医嘱的执行者,更要做患者健康的守护者、观察者。言归正传,下面我们来说说咯血患者出血量的评估,关于患者咯血的量,我们究竟应该怎样来判断?

护士小邵：

小量咯血是指每日咯血量在100mL以内,中等量咯血是指每日咯血量在100～500mL,大量咯血指每天咯血量500mL以上或一次咯血300～500mL。要注意的是,我们不能单以咯血量的多少,来判断患者病情的严重程度,而应当结合患者的一般情况,包括营养状况、面色、脉搏、呼吸、血压以及是否有发绀等,进行综合判断。有些患者即使少量咯血也可造成窒息死亡。

护士长：

小邵的基础知识掌握得很扎实，大家应该多向她学习。小邵讲到咯血可造成患者窒息死亡，那么对于咯血的患者，我们需要采取哪些护理措施？

护士小周：

小量咯血患者可适当休息，不必处理。大量咯血患者应绝对卧床休息，不宜搬动，以免因活动增加肺活动度，而加重咯血。对于已知病变部位的患者，可取患侧卧位。患侧卧位除了能减少肺的活动度，利于止血外，还能避免血液流向或阻塞健侧支气管，预防窒息、吸入性肺炎或肺不张等。

护士小苏：

首先我们要加强巡视。一般患者窒息发生在大咯血之后的5～60分钟，所以当患者发生了大量咯血后，要加强巡视，特别是加强凌晨的巡视。有文献报道，支气管扩张患者在凌晨发生咯血的概率更高。巡视时，要尽早发现窒息的先兆。当出现下述情况之一时，应怀疑患者有窒息的可能：①咯血患者突然出现胸闷、精神高度紧张、不安，急欲坐起咳嗽，但咯血不畅。②患者呼吸困难，端坐呼吸，三凹征明显，肺部听诊有大量痰鸣音和湿性啰音，咯血量不大，但患者反应迟钝,出现缺氧。若患者烦躁不安、大汗淋漓、颜面青紫,进而表情呆滞、面色灰白,则窒息已发生,患者随即可出现血压下降、心搏骤停。

护士小颜:

在有可能发生窒息的患者的床旁备好抢救用品,如负压吸引器、吸痰管、呼吸球囊、吸氧装置等。一旦发现患者窒息,需立即进行抢救。保持患者呼吸道通畅是首要的。对症状轻的患者,立即使患者取头低脚高位,头侧向一边。医护人员一边安慰患者,一边轻拍患者的背部,鼓励患者咳嗽,或直接刺激患者咽喉部以促使其咳出血块。如患者咳出不畅,或未能将血块咳出,应立即给予机械吸引或纤维支气管镜吸引,并给予高浓度吸氧。对于有高度紧张、牙关紧闭、意识障碍、呼吸极度困难等情况的患者,在进行体位引流的同时,紧急使用开口器,清除其口咽部血块,并配合医生紧急行气管插管。

护师小徐:

我们ICU每张病床边都有心电监护仪等监护仪器,患者一般也都有深静脉置管,但普通病房的患者就不一定有,所以在抢救的时候,要给患者进行心电监护,监测其血压、脉搏、呼吸频率和指氧饱和度等指标,并建立静脉通道,按医嘱使用止血药物(如垂体后叶素、纤维蛋白原等)。

主管护师小邢：

我们曾收治过大咯血的患者,大咯血患者抢救的关键是保持患者肺部的正常通气。过去常用的单腔气管插管不能在保证肺部有效通气的同时保护健侧肺。而双腔支气管导管插管可在支气管镜下吸净健侧肺积血基础上,很好地隔离病变肺与健侧肺,使患者能保持良好的氧合,杜绝窒息的可能,从而为患者接下来的止血治疗争取到更多时间。我们也曾经使用纤维支气管镜,镜下夹取血块,并在可见的出血部位用去甲肾上腺素加入4℃生理盐水局部滴入。如果内镜下止血无效,可采取外科手术治疗。

护士长：

大家针对咯血的护理措施讨论地非常深入,但是不是还少了一项比较重要的护理措施,有谁能再补充一下吗?

主管护师小陈：

缺少了心理护理。现在心理因素对疾病的发生、发展、转归的影响越来越被医学界所重视。患者心理因素对疾病的影响有时比生理因素更重要。曹婆婆是清醒患者,本来因咯血不止已经出现紧张情绪了。入科后,她到了一个陌生的环境,见到了这么多仪器,心理上就更加紧张了,所以,我们先要让患者镇静下来,向患者做自我介绍和环境介绍,并尽量避免和减少造成患者紧张的因素。做好基础护理,及时清理患者口腔分泌物,及时更换有血渍的衣物和被褥,避免对患者的不良刺激。做每项护理、治疗操作前,向患者做好解释工作,消除其紧张情绪。与家属联动,安慰患者,使其能够积极配合医护人员,争取早日康复。

护士长:

补充得很好,综合大家的回答,针对咯血的护理措施就非常完整了。做任何一项操作前,我们都是要做好解释工作的,其实这样做就是在间接的给予患者心理护理,缓解患者的紧张情绪。

实习护士小朱:

老师,前面提到的双腔气管导管和纤维支气管镜,尤其是双腔气管导管,我在实习过程中没碰到过,不是很了解,能否请老师给我们讲解一下?

护士小黄:

双腔气管导管的结构分为主管和侧管,主管开口位于气管隆嵴上方,侧管在隆嵴水平向左(左侧管)或往右(右侧管)

弯曲进入一侧支气管。所以双腔气管导管有两种类型,即左侧管的双腔气管插管和右侧管的双腔气管插管。侧管需要气管镜协助调整至合适位置,以使其气囊置于主支气管开口下方,完全封闭单侧支气管。双腔导管有两个气囊,位于主管开口上方和侧管开口上方,分别用于隔离气管与口咽部、气管与单侧支气管。双腔气管导管主要用于分侧肺通气。

护士小王:

　　相对于单腔气管插管,双腔支气管插管优势明显:①完全分隔两肺,迅速吸除患侧肺流出的血液,畅通患者的呼吸道,及时恢复机体正常氧供。②极大地降低了患侧肺血液对健侧肺的影响。如果需要,双腔支气管插管还可以用来对健侧肺进行冲洗治疗,进一步提高通气和氧合。③患者出血严重且难以止血时,可以通过双腔支气管插管及时夹闭患侧导管,使血液充满患侧气道,通过气道内的压力和凝结的血块帮助止血。④当出血部位不明确时,插管后可以通过吸痰管分别吸引,或者利用纤维支气管镜检查,帮助明确出血部位,为后续的支气管动脉栓塞定位和外科术式选择提供依据。⑤可对两侧肺使用差别化的通气方式,进一步纠正呼吸衰竭,为接下来的抢救争取足够的时间并提供保障。另外,双腔气管插管结构特殊,与单腔气管插管相比较,其管径外径大、长度长,对会厌、声门和气道的刺激性相对也增加,所以插管时,需给患者适当镇静;而其管径内径相对较小,所以保持患者呼吸道通畅很重要。

护士小郑:

我们在接诊插双腔气管插管的患者时,要从麻醉师那里了解患者侧管开口在哪侧肺里,吸痰时要注意辨别应该在哪侧肺吸痰,给哪侧肺通气,千万不能阻断患者健侧肺的通气,并做好交接班。双腔气管插管患者其他的护理与单腔气管导管患者相同,要固定好导管,防止导管移位,预防呼吸机相关性肺炎的发生等。另外,单肺通气期间较容易出现低氧血症,最主要的原因是受体位、全身麻醉、低氧性肺血管收缩(HPV)等因素的影响,出现了双肺通气血流比例失衡,因此要注意观察呼吸机参数和血气分析变化等情况。

护师小高:

纤维支气管镜适用于肺叶、肺段和亚段支气管病变的观察,活检采样,细菌学、细胞学检查,配合电视(TV)系统进行摄影、示教和动态记录。该支气管镜附有活检取样机,能帮助发现早期病变、开展息肉摘除等体内外科手术,对于支气管、肺疾病的研究、术后检查等是一种良好的仪器。纤维支气管镜除在呼吸系统疾病诊断方面取得很大进展之外,在呼吸系统疾病的治疗方面也得到了广泛应用。现在也有很多文献认为,在纤维支气管镜下对咯血患者进行局部止血是有效的;再有,可用高频电刀通过纤支镜止血,或用导管气囊止血;也可用气管插管插入气管,打胀气囊,以起到止血作用。

护士长:

今天的护理查房我们讨论得很热烈,通过曹婆婆的病例,我们重新回顾了一下咯血与呕血的区别,又讨论到当我们遇到咯血患者时,要根据病因分析护理要点,要学会透过现象看本质,因为患者的疾病本质才是我们观察的重点。之后我们又讨论了咯血患者需要哪些护理措施。对于咯血患者的护理措施有很多,但首要的是保持患者呼吸道通畅,维持氧合。此外,在护理中我们还要体现人文关怀。最后,我们一起回顾了双腔气管插管的基本知识和护理要点,了解了纤维支气管镜不仅是检查和诊断的手段,也是一项治疗手段。希望通过本次护理查房的讨论和学习,我们以后能更加细致入微地照顾患者,护理工作中处处体现生物-心理-社会医学模式,为患者提供个性化的护理服务。今天的查房到此结束,谢谢!

（陈海燕　吕卫星　黄建达　任皎皎）

参考文献

[1]尤黎明,吴瑛.内科护理学[M].5版.北京:人民卫生出版社,2012.

[2]吴积新.超声心动图对肺动脉高压的诊断价值[J].临床超声医学杂志,2014,16(4):274-276.

[3]关伟杰,袁婧婧,高永华,等.支气管扩张症患者咯血与疾病严重程度和急性加重的关系[J].中华结核和呼吸杂志,2017,40(1):16-23.

[4] Earwood J S, Thompson T D. Hemoptysis: evaluation and management[J]. Am Fam Physician,2015,91(4):243-249.

[5]时春华.咯血患者的护理[J].中外健康文摘,2012,09(17):392-393.

[6]崔振华,黄少梅,汪荣姬,等.13例大咯血窒息患者的救治护理体会[J].现代医院,2011,11(4):91-92.

[7]陈天苗.心理护理在支气管扩张咯血患者中的应用体会[J].当代护士(专科版),2012,(5):129-130.

[8]宋丽霞,易云兰,王晓燕,等.经纤维支气管镜局部治疗支气管扩张咯血的护理体会[J].中国医药科学,2017,7(4):139-141.

[9]李金英.呼吸科大咯血窒息的抢救及护理措施[J].中国医药指南,2014,(18):310-311.

［10］王辰.呼吸治疗教程［M］.北京:人民卫生出版社,2010.

［11］李生浩,徐肇元,周宇航,等.肺源性心脏病患者血清sST2,NT-proBNP,超声心动图参数的变化特征及相互关系［J］.临床肺科杂志,2017,22(1):77-81.

［12］罗建锋,朱蔼欣.双腔支气管导管在肺结核大咯血抢救中的应用研究［J］.吉林医学,2017,38(3):460-462.

［13］王振宇,彭红军.双腔支气管插管抢救严重大咯血二例［J］.中华全科医师杂志,2002,1(2):21.

［14］侯熔,雷成明.双腔支气管导管用于严重大咯血诊断二例［J］.临床麻醉学杂志,2001,17(10):561.

［15］李天森,潘绍慧.双腔支气管导管在抢救大咯血窒息中的应用(附5例报道)［J］.中国医药指南,2012,10(11):320.

［16］鲁小民,陈杏媛,尹洪峰,等.双腔支气管插管用于大咯血窒息患者的救治体会(附2例报道)［J］.江西医药,2011,46(2):144.

［17］幸秀华.纤维支气管镜检查的护理体会［J］.当代护士(中旬刊),2017,(2):131-132.

［18］袁月华.ICU纤维支气管镜的应用及护理体会［J］.当代临床医刊,2017,30(1):2853,2873.

［19］黄小群,陈丽花,苏翠英,等.1例双肺移植术后分侧

肺通气患者的护理[J].护理学杂志,2014,29(24):26-28.

[20]贾娜,陈然.一例支气管结石患者介入治疗术中出血后的术后护理[J].中国卫生产业,2014,(21):189-191.

[21]陶军,杨天德.胸腔镜手术麻醉的有关进展[J].重庆医学,2006,35(8):686-688.

[22]张盛斌,黄斌,张淇钏,等.床旁纤维支气管镜结合支气管动脉造影栓塞术在大咯血并急性呼吸衰竭抢救中的应用[J].广东医学,2017,38(6):922-924.

[23]赵敏,张连云,张丽.经纤维支气管镜局部治疗支气管扩张咯血的护理干预效果[J].实用临床护理学电子杂志,2017,2(17):51,54.

案例三 肺栓塞

【查房内容】肺栓塞患者的病情观察和护理

【查房形式】三级查房

【查房地点】病房

【参加人员】护士长、责任护士各1人,主管护师5人,护师8人,护士9人,实习护士3人

护士长：

下肢深静脉血栓形成（DVT）是一种常见的周围血管疾病。下肢 DVT 导致的静脉瓣膜功能不全和并发的肺栓塞（PE）严重威胁着患者的生命安全，因此在临床上下肢 DVT 一直备受重视。

所谓下肢 DVT，是指由于各种原因在静脉管腔内形成血凝块。下肢 DVT 的典型临床表现是单侧下肢（以左下肢多见）出现肿胀、疼痛，但是血栓形成早期可能没有明显症状，这是静脉血栓形成易被忽略的原因之一。在临床上，只有 $10\%\sim17\%$ 的 DVT 患者有明显的症状，如下肢肿胀、局部深处触痛和足背屈性疼痛。DVT 最严重的并发症是 PE，绝大多数 PE 死亡病例是在几分钟到几小时内死亡的。因此，一旦发生 PE，必须施予紧急抢救。下肢骨折患者是 DVT 的高危人群之一。

PE 是由于内源性或外源性的栓子堵塞肺动脉主干或分支，引起以肺循环障碍为基础的一系列临床和病理生理综合征。PE 包括肺血栓栓塞、脂肪栓塞、羊水栓塞、空气栓塞、肿瘤栓塞等。PE 的血栓主要来源于心脏血栓、深静脉血栓和肿瘤的瘤栓等，是严重威胁患者生命的心肺血管性疾病，其后果十分严重，不仅增加了患者的负担，严重的急性发病还会导致患者死亡，病死率高达 30%。今天，我科正好收治了一位下肢骨折后下肢DVT患者,其深静脉血栓脱落后导致PE,经过积极治疗,患者目前病情稳定。现在请大家一起去患者床边查房。

责任护士小乐:

阿姨,您今天感觉怎么样?

患者胡阿姨:

还可以。

责任护士小乐:

今天护士长带我们一起来看您,就您的病情进行护理查房,目的是为了让大家学习关于您病情的相关知识,从中您也可以了解有关自己疾病的一些注意事项。现在要打扰您一下,有可能还需要您的配合,您看可以吗?

患者胡阿姨:

可以。

责任护士小乐:

太感谢您了。

护士长：

下面请责任护士小乐汇报患者的病史。

责任护士小乐：

6床患者胡阿姨,52岁,因"滑倒致左小腿、踝部肿痛伴活动受限8小时"于2017年5月4日入住我院骨科。入院查X线片示:左胫骨下段骨折。2017年5月15日15:00,患者体温38.3℃,无畏寒、寒战,予左氧氟沙星抗感染治疗。当日18:45,患者诉气急,偶有咳痰,予雾化吸入,嘱其多饮水,指导其有效咳嗽。经处理后患者气急好转,但咳痰仍存在。5月16日08:00,患者诉胸闷、气促,四肢发冷,体温37.9℃。心电监护示:心率100次/分,呼吸频率24次/分,血压130/84mmHg,血氧饱和度72%。查体:双肺湿性啰音,左侧小腿下段、踝关节肿胀明显,有压痛,可触及骨擦感,畸形,有反常活动,关节活动受限,足背动脉搏动良好,足趾末梢血运良好,左下肢触、痛觉无明显异常。经多科会诊,予下述处理:面罩吸氧,甲泼尼龙针静脉注射,急行凝血功能、血气分析、肺动脉CT血管造影(CTA)、下肢静脉超声等检查。肺动脉CTA示:①两侧肺动脉栓塞。②两肺多发渗出性病变,请结合临床。③两侧胸腔积液致两下肺膨胀不全,心包积液。超声示:右侧股总静脉血栓形成,左小腿深静脉血栓形成可能。血气分析示:

$PaCO_2$ 28.8mmHg，PaO_2 46mmHg。当日 11：22，急诊行"下腔静脉滤器置入术"，术后转入ICU继续治疗。

入科查体：患者神志清，精神可，体温37.1℃，呼吸频率32次/分，心率104次/分，心律齐，血压151/95mmHg，血氧饱和度92%，面罩吸氧（15L/min）中，双侧胸腔呼吸运动对称，叩诊清音，呼吸音正常，未闻及干湿性啰音。左侧小腿下段、踝关节轻度肿胀，压痛，外固定中。右足背动脉搏动良好，左足背动脉搏动弱，左下肢触、痛觉无明显异常。目前诊断：①PE。②I型呼吸衰竭。③急性双下肢深静脉血栓形成。④左胫骨下段骨折，左外踝骨折。⑤双侧胸腔积液。转科目的：患者PE，术中、术后血氧饱和度水平均低，病情较重，故手术后转术后监护室，进一步监护治疗。

转入后予特级护理、重症监护、心电监护。向患者家属告知病危，予患者面罩吸氧，并予护胃、平喘、活血、低分子量肝素钙针抗凝、头孢曲松钠针抗感染治疗。密切监测患者病情变化，并监测其国际标准化比值（INR）水平。目前患者情绪平稳，有疼痛，数字评分量表（NRS）疼痛评分为3分，右下肢持续性胀痛，左下肢制动中。已告知患者疼痛相关的注意事项。目前患者疼痛程度不重，暂不予镇痛药或其他镇痛措施，疼痛程度如有变化，及时调整疼痛管理方案。患者日常生活活动能力（ADL）评分为重度依赖，目前患者处于术后急性期，暂不予康复治疗，待病情稳定后尽早开始功能锻炼。

　　患者诊断为PE、"下腔静脉滤器置入术"后。目前存在的主要护理问题有：①疼痛。②气体交换受阻。③焦虑。针对患者目前存在的主要护理问题，我们采取了以下护理措施：①密切观察患者的临床症状和生命体征变化，必要时给予镇痛药物。②嘱患者多饮水，指导其有效咳嗽。③护理人员应态度亲切、和蔼，向患者介绍ICU环境、探视制度；操作前后主动与患者沟通，说明操作的目的，讲解疾病相关知识及各导管留置的作用和注意事项等。

护士长：

　　责任护士小乐对近几日患者的病情汇报得很详细。从患者的病情发展来看，在进入ICU之前患者有气急，偶有咳痰，诉胸闷、气促，四肢发冷，体温37.9℃。心电监护示：心率100次/分，呼吸频率24次/分，血压130/84mmHg，血氧饱和度72%。查体：双肺湿性啰音，左侧小腿下段、踝关节肿胀明显，有压痛，可触及骨擦感，畸形，有反常活动，关节活动受限，足背动脉搏动良好，足趾末梢血运良好。左下肢触、痛觉无明显异常。患者下肢DVT，并出现PE。谁来讲一下，骨折后下肢DVT导致PE的患者会有哪些临床表现？

护师小林：

　　急性肺栓塞（APE）的临床分型为：①猝死型。②急性肺源性心脏病。③肺梗死。④不能解释的呼吸困难,此型较为常见。⑤慢性反复性肺血栓栓塞。

APE的常见症状包括:①呼吸困难和气促,是最常见的症状,尤以活动后明显。②胸痛。③晕厥,可为肺血栓栓塞症(PTE)的唯一或首发症状。④烦躁不安,惊恐,甚至有濒死感。⑤咯血,常为小量咯血,大咯血少见。⑥咳嗽。⑦心悸。需注意,临床上出现所谓"肺梗死三联征"(呼吸困难、胸痛和咯血)者不足30%。

APE的常见体征有:①呼吸急促。呼吸频率>20次/分,是最常见的体征。②心动过速。③血压变化,严重时可出现血压下降,甚至休克。④发绀。⑤发热。⑥颈静脉充盈或搏动。⑦肺部可闻及哮鸣音和(或)细湿性啰音,偶可闻及血管杂音。⑧胸腔积液的相应体征。⑨肺动脉瓣区第二心音亢进或分裂,$P_2 > A_2$。右房室瓣区收缩期杂音。最有意义的体征是反映右心负荷增加的颈静脉充盈、搏动,及DVT所致的下肢肿胀、压痛、僵硬、色素沉着和浅静脉曲张等。

护士长:

PE的高危因素有哪些?

护师小乐:

PE的高危因素包括以下几个方面。

1. 年龄与性别

尸检资料表明，PE患者的年龄多在50～65岁，儿童患病率约为3%，而60岁以上者患病率达20%。90%的致死性PE发生50岁以上人群。20～39岁的女性DVT的发生率较同年龄段男性高10倍。

2. 活动量减少

下肢骨折、瘫痪、重症心肺疾病、手术等原因造成长期不适当卧床的患者，或肢体活动较少的健康人，其静脉血流的驱动力降低，血流淤滞，导致DVT。

3. 静脉曲张和血栓性静脉炎

肺动脉造影和肺灌注扫描显示，51%～71%的下肢DVT患者可能合并PE。静脉曲张和深静脉血栓性静脉炎患者一旦静脉内压力急剧升高，或静脉血流突然增多，栓子就可能脱落而发生PE。

4. 心肺疾病

25%～50%的PE患者有心肺疾病，特别是心房颤动并伴有心力衰竭的患者，最易发生PE。

5. 创 伤

15%的创伤患者并发PE，其中胫骨、骨盆、脊柱骨折易发生PE。此外，软组织损伤和大面积烧伤患者也可并发PE。这可能是受伤组织释放某些物质，损伤肺血管的内皮细胞，造成高凝状态所致。

6. 肿　瘤

胰腺癌、肺癌、结肠癌、胃癌、骨肉瘤等均可合并PE。

7. 避孕药

服用避孕药的女性静脉血栓形成的发生率比不服药者高4～7倍。有报道称,静脉输注雌激素亦可诱发PE。

8. 其他原因

肥胖、某些血液病、糖尿病、肺包虫病等。

护士长:

哪些检查可以帮助我们确诊PE?

主管护师小虞:

PE相关的检查有以下几种。

1. 动脉血气分析

动脉血气分析指标无特异性,可表现为低氧血症、低碳酸血症、肺泡-动脉血氧梯度增大和呼吸性碱中毒,但多达40%的患者动脉血氧饱和度正常。检测时,应以患者就诊时卧位、未吸氧、首次动脉血气分析的测量值为准。

2. 血浆D-二聚体

急性血栓形成时,凝血和纤溶系统同时激活,可引起血浆D-二聚体水平升高。D-二聚体阴性的预测价值很高,若D-二聚体水平正常,则多可排除APE和DVT。但是,其他情况也会使 D-二聚体水平升高,如肿瘤、炎症、出血、创伤、手术等,故 D-二聚体阳性的预测价值很低。测定血浆 D-二聚体浓度的主要价值在于排除 APE,尤其是对于低度可疑患者,但对确诊无益。

3. 心电图

PE 患者心电图表现无特异性。可表现为胸前导联 V_1～V_4 和肢体导联 Ⅱ、Ⅲ、aVF 的 ST 段压低、T 波倒置、不完全性或完全性右束支传导阻滞。上述改变为急性肺动脉阻塞、肺动脉高压、右心负荷增加、右心扩张共同作用的结果,多见于严重 APE。轻症 PE 可仅表现为窦性心动过速,约见于 40% 的患者。此外,也可表现为房性心律失常,以心房颤动为多见。

4. 超声心动图

超声心动图在 PE 的诊断、预后评估和排除其他心血管疾病方面具有重要价值,是基层医疗机构诊断 APE 的一种常用方法,而且便于急诊使用。超声心动图可发现 APE 的直接和间接征象。直接征象为发现肺动脉近端或右心腔血栓,如同时患者临床表现疑似 APE,即可明确诊断,但直接征象阳性率低。间接征象多是右心负荷过重的表现,如右心室壁局部运动幅度下降,右心室和(或)右心房扩大,三尖瓣反流速度增快以及室间隔左移、肺动脉干增宽等。既往无肺血管疾病的患者发生 APE,右心室壁一般无增厚,肺动脉收缩压很少超过 35mmHg。因此,在临床表现基础上结合超声心动图特点,有助于鉴别急、慢性肺栓塞。

5. 胸部X线平片

APE如引起肺动脉高压或肺梗死,X线平片可出现肺缺血征象,如肺纹理稀疏、纤细,肺动脉段突出或瘤样扩张,右下肺动脉干增宽或伴截断征,右心室扩大征。此外,也可出现肺野局部浸润阴影、尖端指向肺门的楔形阴影、盘状肺不张、患侧膈肌抬高、少量胸腔积液、胸膜增厚粘连等。APE患者胸片表现虽缺乏特异性,但有助于排除其他因素导致的呼吸困难和胸痛。

6. CT肺动脉造影

CT肺动脉造影具有无创、扫描速度快、图像清晰、较经济的特点,可直观判断肺动脉栓塞的程度和形态,以及累及的部位和范围。APE的直接征象为肺动脉内低密度充盈缺损,部分或完全包围在不透光的血流之内的"轨道征",或者呈完全充盈缺损,远端血管不显影;间接征象包括肺野楔形条带状的高密度区或盘状肺不张,中心肺动脉扩张和远端血管分布减少或消失等。同时,CT肺动脉造影还可对右心室形态、室壁厚度进行分析。CT肺动脉造影是一种诊断APE的重要的无创检查方法,诊断敏感度为83%,特异度为78%～100%,其主要局限是对亚段和亚段以下肺动脉内血栓的诊断敏感度较差。此外,CT肺动脉造影在基层医疗机构尚无法普及。

7. 放射性核素肺通气灌注扫描

放射性核素肺通气灌注扫描诊断 APE 的典型征象是与通气显像不匹配的肺段分布灌注缺损,其诊断 APE 的敏感度为92%,特异度为87%,且不受肺动脉直径的影响,尤其在诊断亚段以下 APE 时具有特殊意义。但是,任何引起肺血流或通气受损的因素,如肺部炎症、肺部肿瘤、慢性阻塞性肺疾病等均可造成肺局部通气血流失调。因此,单凭此项检查可能造成误诊。此外,由于部分有基础心肺疾病的患者和老年患者不能耐受该检查等,因此也限制了其临床应用。

8. 磁共振肺动脉造影

在患者单次屏气20秒内完成磁共振肺动脉造影(MRPA)扫描,可确保肺动脉内较高信号强度,直接显示肺动脉内栓子和 APE 所致的低灌注区。相对于 CT 肺动脉造影,MRPA 的一个重要优势在于可同时评价患者的右心功能。

9. 肺动脉造影

肺动脉造影是诊断 APE 的"金标准",直接征象有肺动脉内造影剂充盈缺损,伴或不伴"轨道征"的血流阻断;间接征象有肺动脉造影剂流动缓慢,局部低灌注,静脉回流延迟。在其他检查难以确诊时,如无禁忌证,可行肺动脉造影检查。对于疑诊急性冠状动脉综合征(ACS)而被直接送往导管室的血流动力学不稳定的患者,在排除 ACS 后,可考虑行肺动脉造影,必要时可同时行经皮导管介入治疗。

10. 下肢深静脉超声

由于APE和DVT的关系十分密切,而下肢静脉超声检查简便易行,且其在APE诊断中具有一定价值,因此对疑诊APE的患者,应常规检查其有无下肢DVT。此外,还可行加压超声(CUS)检查,即通过探头压迫患者静脉,若静脉不能被压陷或静脉腔内无血流信号,则为DVT的特定征象。CUS诊断近端血栓的敏感性为90%,特异性为95%。

护士长:

PE最常见的原因是血栓。70%～95%PE患者是由于深静脉血栓脱落后随血液循环进入肺动脉及其分支而引发的。血栓的原发部位以下肢深静脉为主。其他引起PE的栓子有脂肪栓、空气栓等;此外,羊水、骨髓、寄生虫、胎盘滋养层、转移性癌、细菌栓、心脏赘生物等也可引起栓塞。静脉血栓形成的条件是血流淤滞、静脉血管壁损伤或高凝状态。下面谁来讲一下,骨折后下肢DVT的患者会有哪些临床表现?

护师小林:

下肢DVT患者的临床表现包括以下几个方面。

1. 患肢肿胀

患肢肿胀是下肢DVT患者最常见的症状,患肢组织张力高,呈非凹陷性水肿。皮色泛红,皮温较健侧高。肿胀严重时,皮肤可出现水疱。依血栓部位的不同,肿胀部位也有所差异。髂-股静脉血栓形成的患者其整个患侧肢体肿胀明显;而小腿静脉丛血栓形成的患者,肿胀仅局限在小腿;下腔静脉血栓形成的患者双下肢均出现肿胀。血栓如起始于髂-股静脉,则早期即出现大腿肿胀。血栓如起始于小腿静脉丛,后逐渐延伸至髂-股静脉,则患者先出现小腿肿,再累及大腿。肿胀大多在起病后第2、3天最重,之后逐渐消退。消退时先表现为组织张力减弱,再表现为患肢周径逐步缩小,但很难转为正常,除非血栓早期被完全清除。在血栓形成后期,虽然部分静脉已再通,但由于静脉瓣膜功能已被破坏,患肢静脉压仍较高,因此临床表现类似于原发性下肢瓣膜功能不全。

2. 疼痛和压痛

疼痛的原因主要有以下两个方面:①血栓在静脉内引起炎症反应,使患肢局部产生持续性疼痛。②血栓堵塞静脉,使下肢静脉回流受阻,患侧肢体胀痛,直立时疼痛加重。压痛主要局限在静脉血栓产生炎症反应的部位,如股静脉行径或小腿处。例如,挤压小腿腓肠肌时出现深部疼痛,提示小腿静脉血栓形成。这是因为静脉血栓形成引起周围组织无菌性炎症,同理,大腿根部压痛往往提示股静脉血栓形成。由于挤压小腿有使血栓脱落的风险,因此检查时用力不宜过大。

3. 浅静脉曲张

浅静脉曲张属于代偿性反应,当主干静脉被堵塞后,下肢静脉血液通过浅静脉回流,浅静脉会代偿性扩张。因此,浅静脉曲张在急性期一般不明显,常是下肢静脉血栓形成后遗症的表现。

4. 股青肿

当下肢DVT广泛累及肌肉内静脉丛时,由于髂-股静脉及其侧支全部被血栓阻塞,组织张力极度增高,致使下肢动脉痉挛,肢体缺血,甚至坏死。临床上表现为患者疼痛剧烈,患肢皮肤发亮,伴有水疱或血疱,皮色呈青紫色,称为疼痛性股青肿(Phlegmasia cerulea dolens)。股青肿患者常伴有动脉痉挛,下肢动脉搏动减弱或消失,皮温降低,进而发生高度循环障碍,患者全身反应强烈,伴有高热、精神萎靡,易出现休克和下肢湿性坏疽。

5. 股白肿

当发生下肢深静脉急性栓塞时,下肢水肿在数小时内达到最高程度,肿胀呈可凹陷性,组织呈高张力,阻塞主要发生在股静脉系统内。当合并感染时,炎症刺激动脉,导致动脉持续痉挛,可见全肢体的肿胀、皮肤苍白和皮下网状的小静脉扩张,称为疼痛性股白肿(Phlegmasia alba dolens)。

护士长：

好的,回答得很详细,那么下肢DVT的病因有哪些?

护师小林：

19世纪,德国病理学家魏尔啸(Rudolf Virchow)提出,静脉血栓形成的三大因素是血流滞缓、静脉壁损伤和血液呈高凝状态。左下肢血栓形成的发生率远远高于右下肢,特别是原发性髂-股静脉血栓形成。此外,有时下肢静脉血栓还可以向心性延伸至下腔静脉,甚至堵塞肾静脉,引起肾功能衰竭,从而威胁患者生命。

1. 静脉血流滞缓

在手术时,脊髓麻醉或全身麻醉导致周围静脉扩张,静脉血流速度减慢。同时,麻醉使患者下肢肌肉完全麻痹,失去收缩功能。术后,又因切口疼痛和其他原因,患者需卧床休息,患者下肢肌肉长时间处于松弛状态,致使下肢血流滞缓,从而诱发下肢DVT。据文献报道,手术持续时间与患者DVT的发生有关。手术持续时间为1~2小时者,DVT的发生率为20%;手术持续时间为2~3小时者,DVT的发生率为46.7%;手术持续时间为3小时以上者,DVT的发生率高达62.5%。此外,还有50%的DVT在术后第1天发生,30%在术后第2天发生。有专家经临床观察证实,血栓常起自静脉瓣膜袋、静脉连续处和比目鱼肌等处的静脉窦,比目鱼肌静脉窦内的血流是依靠肌肉收缩作用向心回流的,因此这里是血栓形成的易发部位。此外,血栓也可发生于无瓣膜的静脉,其原因可能是被前方的右髂总动脉压迫所致。约24%的髂外静脉是有瓣膜的,在瓣膜的近端,也有相当高的血栓发生率。

2. 静脉壁损伤

(1)化学性损伤:静脉注射各种刺激性溶液和高渗溶液,如各种抗生素、有机碘溶液、高渗葡萄糖溶液等,这些溶液均会不同程度刺激静脉内膜,导致静脉炎,进而引发DVT。

(2)机械性损伤:静脉局部挫伤、撕裂伤或被骨折碎片损伤均会引起静脉血栓形成。股骨颈骨折会损伤股总静脉,骨盆骨折会损伤髂总静脉或其分支。

(3)感染性损伤:化脓性血栓性静脉炎由静脉周围感染灶引起,临床较为少见。例如,感染性子宫内膜炎可引起子宫静脉的脓毒性血栓性静脉炎。

3. 血液高凝状态

血液高凝状态是引起DVT的基本因素之一。各种大型手术均可引起血液高凝状态和血小板黏聚能力增强。术后,患者血清前纤维蛋白溶酶活化剂和纤维蛋白溶酶两者的抑制剂水平均会升高,从而使纤维蛋白溶解减少。脾切除术后,患者血小板数量骤然增加,可导致血液处于高凝状态。

此外,烧伤或严重脱水也可使血液浓缩而增加血液凝固性。晚期癌肿,如肺癌、胰腺癌、卵巢癌、前列腺癌、胃癌或结肠癌等,癌细胞在破坏组织的同时,还会释放许多凝血物质,如黏蛋白凝血活素等。此外,体内某些酶的活性增高,也可使血液凝固性升高;避孕药可降低抗凝血酶Ⅲ水平,从而增加血液的凝固性;大剂量应用止血药物,也可使血液呈高凝状态。

静脉血栓可分为以下三种类型:①红血栓或凝固血栓:组成比较均匀,血小板和白细胞散在分布于红细胞和纤维素的胶状块内。②白血栓:包括纤维素、成层的血小板和白细胞,只有极少的红细胞。③混合血栓:最常见,由白血栓组成头部,板层状的红血栓和白血栓构成体部,红血栓或板层状的血栓构成尾部。

护士长:

不错,回答得很详细。那么,下肢DVT有哪些并发症?

护师小林:

下肢DVT的并发症主要有以下几种。

1. PE

PE的诊断率低,而误诊率和病死率高。据文献报道,美国每年有65万人发生PE,死于PE者达24万人;英国每年有4万人发生非致命性PE,因PE死亡的住院患者约有2万人。

有学者认为,80%～90%的PE栓子来源于下肢静脉血栓,尤其是在溶栓治疗过程中,栓子脱落的概率更高,大的栓子可导致患者在几分钟内死亡。有报道称,髂-股静脉血栓脱落引起PE的死亡率高达20%～30%。

2. 出　血

溶栓治疗最主要的并发症是出血,应特别警惕胃肠道和颅内出血。因此,在溶栓治疗前应检查患者的血型、血红蛋白浓度、血小板计数和凝血功能。抗凝药剂量的调整通常以凝血酶原时间(PT)和活化部分凝血活酶时间(APTT)作为参考,将这两个指标维持在正常值的2～2.5倍为宜。在溶栓过程中和溶栓后,应密切观察患者有无出血倾向,如血管穿刺点、皮肤、牙龈等部位有无持续出血;有无肉眼血尿和镜下血尿;有无腹痛、黑便等情况。如有穿刺部位出血,可压迫止血。对于严重的大出血,应终止溶栓,并予以输血或血浆对症治疗。对于出血性并发症的预防,应指导患者如何进行自我观察和预防,如观察牙龈出血、鼻腔出血、皮肤和黏膜出血、黑便等,嘱患者不要用硬尖物剔牙、挖鼻、清洁耳道等;勿用力咳嗽,以免引起咯血;选用软毛牙刷刷牙,动作要轻柔,以免引起不必要的创伤;饮食宜清淡、易消化,以免损伤消化道,且多进食富含纤维素的食物,保持大便通畅。

3. 血栓形成后综合征

血栓形成后综合征是下肢DVT的最常见、最重要的并发症。在血栓机化过程中,静脉瓣膜会遭受破坏,使瓣膜黏附于管壁,甚至消失,从而导致继发性深静脉瓣膜功能不全,即静脉血栓形成后综合征。血栓形成后综合征一般发生在下肢静脉血栓形成后数月至数年,主要表现为下肢慢性水肿、疼痛、肌肉疲劳(静脉性跛行),下肢静脉曲张、色素沉着,皮下组织纤维化,重者形成局部溃疡,会影响患者生活质量。有报道称,下肢静脉血栓形成患者出院后穿弹力袜,口服抗凝药物(如阿司匹林100mg/d)3个月至半年,避免久站、久坐,休息时抬高患肢,一般可以避免发生血栓形成后综合征。对于已发生血栓形成后综合征的患者,若有瓣膜关闭不全,则可采用瓣膜修补术治疗。手术时操作应轻巧,避免损伤静脉。术中用脉冲电极刺激小腿肌肉,以增加肌肉收缩,促进静脉血液回流。术后,鼓励患者经常主动活动足和趾。

护士长:

一旦发生PE,护理人员应该如何配合医生进行抢救?

护师小徐:

下肢DVT最严重的并发症为PE,一旦发生PE,死亡率可达30%。因此,对下肢DVT患者,应密切观察其有无胸闷、胸痛、呼吸困难、窒息感、咳嗽、咯血等,一旦出现这些症状,应立即通知医生进行抢救。

PE患者的抢救措施包括以下两个方面。

1. 一般治疗

为防止栓子脱落,患者应绝对卧床休息2周。如已确认PE的位置,则应嘱患者取健侧卧位,避免突然改变体位。禁止搬动患者。抬高患肢,使其高于肺20～30cm,密切观察患肢有无青紫、肿胀、发冷、麻木等。一旦发现上述症状,应及时通知医生处理,严禁挤压、热敷、针刺、按摩患肢,以防止血栓脱落,造成再次发生PE。指导患者进食高蛋白、高维生素、粗纤维、易消化食物,多饮水,保持大便通畅,避免便秘、咳嗽等,以免增加腹腔压力,影响下肢静脉血液回流。PE患者发病后的1～3天内病情最危险,应将患者收入监护病房,连续监测其血压、心率、呼吸、心电图和动脉血气分析等。

2. 对症治疗

（1）镇静、镇痛:使患者保持安静,予保暖、吸氧。必要时予吗啡、哌替啶、可待因等镇痛。

（2）治疗急性右心功能不全:洋地黄疗效较差,且易中毒,必要时可慎用快速洋地黄制剂(如毛花苷C)。现多用多巴酚丁胺或多巴胺20～40mg,溶于5%葡萄糖250mL中缓慢静脉滴注,以增加患者心排血量。

（3）抗休克治疗:首先要给患者补液,但需注意避免发生肺水肿。如补液无效,可静脉滴注多巴胺、间羟胺等。维持体循环收缩压在90mmHg以上。

（4）改善呼吸：如患者合并支气管痉挛，可使用氨茶碱、二羟丙茶碱等支气管扩张剂和黏液溶解剂。

护士长：

PE患者应该如何护理？

护士小潘：

PE患者的护理包括以下几个方面。

（1）密切观察患者病情：①严密观察患者心率、心律、呼吸、血压、血氧饱和度的变化，同时观察患者有无出现呼吸困难、胸痛、胸闷、憋气、发绀，如果患者出现这些症状，应立即报告医生，并做好抢救准备，同时做好记录。②及时、准确记录患者24小时液体出入量，为医生提供患者病情动态信息。③密切观察各种药物的效果和副作用，如溶栓药是否引起出血、血管扩张药是否引起体位性低血压等。

（2）卧床休息：患者应绝对卧床休息，家属和护理人员减少对患者不必要的搬动和翻身。密切观察患肢的皮肤颜色、温度、水肿程度，严禁挤压、按摩下肢，防止栓子脱落造成新的PE而危及生命。鼓励患者在床上多做下肢主动或被动活动。注意保持患肢的功能。抬高患肢，以利患肢静脉血液回流，减轻患肢肿胀。待患肢水肿和压痛缓解后，患者可逐渐下床活动。

（3）保持呼吸道通畅：及时给患者吸痰，吸痰时负压不宜过大，动作要轻柔，要注意观察患者呼吸、心率、血压、血氧饱和度的变化，适当提高给氧浓度。保持病室安静、清洁、舒适和适宜的温湿度，同时做好患者的气道湿化，雾化吸入每天3次，防止痰痂形成阻塞气道。患者呼吸平稳后，指导其进行深呼吸运动，以使肺早日膨胀。

（4）饮食和心理护理：给予患者低盐、低钠、清淡、易消化的食物，少量多餐。少食速溶、易引发胀气的食物，以免引起患者腹胀。鼓励患者多饮水，每天饮水1500～2000mL，多饮水可降低患者血液黏稠度，加快血液流速。本病发病急，持续胸闷、胸痛、低氧血症会给患者带来濒死感，使患者产生恐惧、焦虑情绪，并担忧预后。针对患者这一心理特点，护理人员要运用语言技巧进行疏导、安慰、解释和鼓励，并以从容、镇定的工作态度，熟练的护理技术，忙而不乱的工作作风，取得患者的信任。同时，加强对患者的宣教工作，提高患者对疾病的认识，使其树立战胜疾病的信心，以最佳的心理状态配合治疗。

（5）对症治疗：①对于胸痛较轻，能够耐受者，可不予处置；对于胸痛较重，影响呼吸的患者，应给予止痛处理，以免剧烈胸痛影响患者的呼吸。②对于呼吸困难的患者，给予吸氧。③嘱患者保持大便通畅，避免大便干燥、便秘等。对便秘患者，及时给予缓泻剂，以免患者用力排便时增加腹腔压力,影响下肢静脉血液回流。

(6)溶栓治疗护理:溶栓治疗期间,患者应绝对卧床休息,避免下肢做用力的动作。家属或护理人员避免搬动患者,不可给患者做下肢按摩。注意观察患者皮肤黏膜、齿龈、胃肠道有无出血,注射部位有无血肿。避免给患者进行不必要的肌肉注射,静脉穿刺时尽量做到"一针见血",拔针后按压时间要适当延长。要定时测出、凝血时间和凝血酶原时间,并做大便隐血试验。做好抗凝期间的患者自我护理指导,嘱患者若发现出血倾向,要及时报告医生,以便让医生及时处理。

护士长:

我们说到了溶栓治疗护理,那么目前口服的溶栓药物有哪些?

主管护师小虞:

抗凝治疗在APE治疗中具有重要的地位。PE初始抗凝治疗的目的是减少患者死亡和栓塞事件再发。近年来的一些大规模临床试验为新型口服抗凝药物在PE治疗中的应用提供了循证医学证据。新型口服抗凝药不仅在有效性方面不劣于华法林,而且在大出血等安全性终点事件方面似乎还优于华法林。2014版欧洲心脏病学会(ESC)《急性肺血栓栓塞症诊断治疗指南》首次就新型口服抗凝药物在APE治疗中的应用作了全面推荐。4种新型口服抗凝药(达比加群、利伐沙班、阿哌沙班、依度沙班)均可替代华法林用于初始抗凝治疗(证据级别：ⅠB)。其中,利伐沙班和阿哌沙班均可以作为单药治疗(利伐沙班15mg,每日两次;3周后改为20mg,每日一次。阿哌沙班10mg,每日两次;1周后改为5mg,每日两次);达比加群和依度沙班必须在急性期胃肠外抗凝后才能予以应用(达比加群150mg,每日两次;80岁以上的患者110mg,每日两次)。指南同时强调,这4种新型口服抗凝药物均不能用于严重肾功能损害的患者(证据级别：ⅢA)。此外,对于急性期胃肠外抗凝药物,2008年ESC指南只推荐依诺肝素、亭扎肝素和磺达肝癸钠;2014年新版指南又增加了2种低分子量肝素:达肝素和那屈肝素。

护士长：

如果患者早期发生了下肢静脉血栓形成,我们如何护理?

护士小潘：

下肢静脉血栓形成患者的护理如下。

(1) 急性期,嘱患者卧床休息,抬高患肢15°～30°,以利于下肢静脉回流,减轻下肢水肿。

(2) 尽可能经患肢远端浅静脉给药,使药物直接达到血栓部位,增加血栓局部的药物浓度(一般仅将溶栓药物经患肢给药,其他药物不通过患肢输入)。

(3)严禁按摩、推拿患肢,避免碰撞患肢。患者翻身时动作不宜过大。

(4)患者需保持大便通畅,避免用力排便,以免腹压突然增高,致血栓脱落。

(5)给予高维生素、高蛋白质、低脂肪饮食,忌食辛辣、过甜或油腻的食物,以免血液黏度升高,加重病情。

(6)每4小时观察一次患肢的皮肤温度、色泽、弹性和肢端动脉搏动情况、腿围等,并作记录。

(7)预防并发症。加强患者口腔、皮肤的护理;嘱患者多漱口、多饮水,大便干结者可用开塞露通便。定时给患者翻身,更换体位,防止发生压疮。

实习护士小胡:

刚才老师提到了定时测量腿围,那腿围怎么测量?

护士长:

这个问题很好,谁来告诉大家,如何测量腿围?

主管护师小虞:

下肢静脉炎或下肢静脉血栓栓塞患者的患侧下肢会出

现肿胀,腿围较健侧下肢大1cm以上。测量腿围的位置是髌骨上15cm和髌骨下10cm处。除了肿胀,患侧下肢还会有局部压痛和皮温升高。

实习护士小胡:

老师,那胡阿姨出院后要注意些什么呢?

护师小鲁:

胡阿姨出院后要注意以下几方面的事项。

(1)应穿着弹力加压长筒袜,以防止下肢静脉曲张,促进静脉血液回流。保护肢体,防止过冷、过热的刺激,并注意不要增加肢体上的压力,穿柔软、有弹性的衣服,保持皮肤的完整性。

(2)运动是预防静脉血栓形成最简单、有效的方法。出院后患者要避免长时间坐、卧,至少每4小时活动肢体一次,做下肢主动或被动运动、膝踝关节屈伸运动;教会患者收缩腿部肌肉和按摩下肢的方法,嘱患者间歇按摩下肢,以促进下肢静脉血液回流。

(3)长途旅行时,每1~2小时活动片刻;坐位时不可跷腿,以避免增加作用于局部血管的压力,造成血液淤滞。

(4)用力排便有可能诱发PE,甚至造成患者晕厥、猝死。护士应嘱咐患者多吃富含纤维素的食物,养成定时排便的习惯。

（5）控制高热量食品的摄入，避免肥胖。

（6）按时服药，定期复查。有些抗凝剂需要终身服用，因此患者出院时，护理人员要给患者制订家庭护理计划，保证患者坚持服药，并向患者及其家属说明服药后可能出现的出血或再栓塞的情况，指导患者自我监测，若出现不适，及时就医。此外，护理人员还要安排好患者复查的时间，嘱患者定期复查。

责任护士小乐：

胡阿姨，您这样睡着舒服吗？需要我帮您翻身吗？

胡阿姨：

不用了，谢谢。

责任护士小乐：

胡阿姨，今天打扰您这么久，谢谢您的配合，希望我们这次查房对您也有所帮助，那您好好休息，稍后我再来看您。

（范蓓蓉　洪　都　沈海波　傅晓君）

参考文献

[1]王乐民.肺栓塞临床类型、表现及实验室检查[J].中国循环杂志,1998,11(4):193.

[2]中华医学会外科学分会血管外科学组.深静脉血栓形成的诊断和治疗指南[J].中华普通外科杂志,2008,23(3):235.

[3]叶毅斌,曾毅森.肺栓塞的诊治进展[J].实用心脑肺血管病杂志,2012,20(2):379-380.

[4]党华.肺栓塞患者的护理[J].医学信息,2013,26(3):360-361.

[5]Adams R C,Hamrick M,Berenguer C,et al. Years of an aggressive prophylaxis and screening protocol for venous thromboembolism in a large trauma population[J]. J Trauma,2008,65(2):300-306.

[6]熊长明,郑亚国,何建国,等.2014版欧洲心脏病学会急性肺血栓栓塞症诊断治疗指南解读[J].中国循环杂志,2014,29(11):865.

[7]田丽.急性肺栓塞的护理进展[J].护士进修杂志,2008,23(14):1300.

[8]刘敏晓,毛春节,张巧琴,等.急性肺栓塞患者的护理[J].解放军护理杂志,2009,26(7B):42.

［9］中华医学会心血管病学分会肺血管病学组.急性肺栓塞诊断与治疗中国专家共识（2015）［J］.中华心血管病杂志,2016,44（3）:197-210.

案例四　肺性脑病

【查房内容】肺性脑病患者的病情观察和护理要点
【查房形式】三级查房
【查房地点】病房
【参加人员】护士长、责任护士各1人,主管护师4人,护师8人,护士5人,实习护士4人

护士长:

近年来,随着人口老龄化、大气污染、吸烟等因素的影响,呼吸系统疾病的发病率呈增高趋势。据统计,我国人口死亡病因中,呼吸系统疾病在农村人口中占首位,在城市人口中居第四位。肺性脑病（PEP）是呼吸内科常见的急危重症之一,是慢性支气管炎并发肺气肿、肺源性心脏病和肺功能衰竭引起的脑组织损害和脑循环障碍,预后差（尤其是老年患者）,并发症多,病死率高。

肺源性心脏病（简称肺心病）在我国是常见病、多发病，肺心病可引起肺部循环障碍和肺动脉高压，而肺部循环障碍和肺动脉高压则可进一步诱发或加重脑组织损害，最终引起肺性脑病。肺性脑病死亡率高，病死率居肺心病患者死因之首。所以，掌握肺性脑病的病理生理变化，做好肺性脑病患者的预见性护理和舒适化护理，对患者康复非常重要。今天，我们对一例肺性脑病患者进行护理查房，希望通过这次查房大家都能有新的收获。首先，请责任护士小陈来汇报一下患者的病史。

责任护士小陈：

患者王女士，83岁，确诊慢性阻塞性肺疾病3年余，因"反复咳嗽、咳痰伴气促20年余，意识障碍3天"入院。患者1周前受凉后出现咳嗽、咳痰，为阵发性咳嗽，黏液样白痰，量少。3天前患者出现胸闷、气促，精神不振，并逐渐出现嗜睡，呼之能应，对答切题，当时未就诊。

半天前（2016年11月9日）患者症状加重，意识不清，呼之不应，家属遂将其送至我院急诊，急诊拟"慢性阻塞性肺疾病急性发作，Ⅱ型呼吸衰竭，肺性脑病"转入ICU。

入ICU时，患者意识为浅昏迷，格拉斯哥昏迷评分（GCS）9分，体温36.9℃，脉搏119次/分。气管插管，机械通气，呼吸机模式为双水平气道正压通气（BiPAP）模式，f 15次/分，

Pi 16cmH$_2$O，FiO$_2$ 40%，PEEP 5cmH$_2$O，血压149/81mmHg［多巴胺8μg/（kg·min）维持］。口唇无发绀，桶状胸，肋间隙增宽，两侧呼吸运动对称，肺部叩诊过清音，两侧呼吸音低，双肺未闻及明显干湿性啰音。生化检验示：pH 7.27，PaCO$_2$ 90mmHg，PaO$_2$ 242mmHg，HCO$_3^-$ 41mmol/L，N末端脑钠肽前体（NT-proBNP）3046pg/mL。头颅CT示：老年脑，建议必要时行MRI检查。胸部CT示：两肺感染性病变，两侧胸膜增厚。

予重症监护，特级护理，心电监护，机械通气，完善各项检查，并予抗感染、纳洛酮醒脑、雾化、平喘、护肝、护胃、强心、营养支持治疗，以及纤维支气管镜下吸痰等对症治疗。2016年11月14日，患者持续机械通气、镇静、镇痛治疗中。昨日患者神志转清，继续机械通气。今晨患者血气分析示：pH 7.44，PaCO$_2$ 60mmHg，PaO$_2$ 95mmHg，HCO$_3^-$ 40.8mmol/L，碱剩余14.6mmol/L，血氧饱和度98%。两肺听诊呼吸音低，左肺可闻及干性啰音。上午拔除经口气管插管，予痰培养。现密切关注患者通气情况，监测血氧饱和度，并及时予对症处理。患者现存的主要护理问题：①意识障碍；②清理呼吸道无效；③气体交换受损。

患者王女士：

我的病情这么复杂啊？

護士长:

是的,不过现在您的病情已经基本稳定了。小陈对于王女士的病史汇报得很详细,汇报时提到了王女士因慢性阻塞性肺疾病急性发作、Ⅱ型呼吸衰竭引发了肺性脑病。那么,谁来介绍一下肺性脑病的概念?

護士小陆:

肺性脑病是指慢性胸、肺疾病患者伴有呼吸功能衰竭时,出现缺氧、二氧化碳潴留而引起精神障碍和神经系统症状的综合征,国外称为二氧化碳麻醉、二氧化碳中毒综合征或肺气肿脑病。

護士长:

回答得很好。王女士有慢性阻塞性肺疾病3年余,后期出现缺氧、二氧化碳潴留而引起肺性脑病。肺性脑病,又称肺心脑综合征,一般是指由于患者呼吸功能衰竭,引起低氧血症和高碳酸血症,导致弥漫性脑组织损害和脑循环障碍。那么,肺性脑病的临床表现是什么?具体到王女士,她出现了哪些肺性脑病的临床表现?

护士小罗：

肺性脑病早期,患者神志尚清醒,但会出现头痛、头晕、记忆力减退、精神不振、睡眠时间颠倒;性格改变,突然多语或沉默,易怒或易笑;嗜好改变;定向力、计算力障碍;工作能力降低等慢性肺功能不全的症状。继之,可出现不同程度的意识障碍,轻者呈嗜睡、昏睡状态;重者则昏迷。意识障碍主要系缺氧和高碳酸血症引起的二氧化碳麻醉所致。此外,还可有颅内压升高、视神经盘水肿和扑翼样震颤、肌阵挛、全身强直-阵挛样发作等各种运动障碍。

精神症状可表现为:①兴奋型:患者多由烦躁不安开始,继而出现呕吐、腹胀、幻听、幻视、妄想、烦躁不安、胡言乱语,甚至狂叫、乱动,还可伴有肌颤、瞳孔改变、视神经盘水肿、抽搐(约30%的患者发生抽搐),然后进入浅昏迷,继而深昏迷。②抑制型:患者先表现为表情淡漠、思睡、精神萎靡等,逐渐进入嗜睡、浅昏迷,继而深昏迷。③不定型:患者兴奋和抑制症状交替出现,最后进入深昏迷。王女士慢性阻塞性肺疾病急性加重期相继出现了精神不振、嗜睡,至浅昏迷状态。

护士长：

小罗回答得很好。说起昏迷,入院时王女士已经进入浅昏迷,GCS评分9分。下面谁来说一下,GCS评分是什么? 如何进行评分?

护士小开:

1974年,苏格兰格拉斯哥(Glasgow)大学神经科学研究所学者 Teasdale 和 Jennett 在 *Lancet* 杂志上发表文章,首次提出格拉斯哥昏迷评分(GCS)。目前,该评分是世界上应用最广的意识障碍评分量表。

GCS 评分内容包括睁眼(E)、语言(V)、运动(M)这三项。具体评分方法见下表。

GCS 评分表

评分项目	分 值	得 分
睁眼(E)	4分:自发睁眼; 3分:可按语言吩咐睁眼; 2分:疼痛刺激后可睁眼; 1分:无睁眼	
语言(V)	5分:正常交谈; 4分:言语错乱; 3分:只能说出不适当的字或词语; 2分:只能发音; 1分:无发音	
运动(M)	6分:可按吩咐做出动作; 5分:对疼痛刺激有定位反应; 4分:对疼痛刺激有屈曲反应; 3分:异常屈曲,去皮层状态; 2分:异常伸展,去脑状态; 1分:无反应	
总 分		

患者的昏迷程度,以 E、V、M 三者分数相加所得的总分来评估,最高分15分,最低分3分。正常人评分为15分,昏迷程度越重者,评分越低。轻度昏迷:13～14分;中度昏迷:9～12分;重度昏迷:3～8分。低于3分者,注意运动(M)评分时,患者左侧躯体和右侧躯体的反应可能不同,选两者中较高的分数来进行评分。

护士长:

小开回答得很好。肺性脑病的诊断标准是:患者有慢性胸、肺疾患,伴呼吸衰竭的临床表现,具有不同程度的意识障碍、神经或精神系统症状与体征,且能除外其他原因所致者,血气分析示 $PaCO_2$ 增高、PaO_2 降低。诊断肺性脑病时,应注意与脑动脉硬化、严重电解质紊乱、感染中毒性脑病等疾病相鉴别。肺性脑病病情严重程度的分级,参照1980年全国第三次肺源性心脏病专业会议标准,分为轻度、中度和重度三级。谁能来回答一下,肺性脑病病情的严重程度,具体如何分级?

护士小易:

轻度:患者神志恍惚,淡漠、嗜睡,精神异常,或者兴奋、多语,无神经系统阳性体征。中度:患者出现浅昏迷,谵妄、躁动、肌肉轻度抽搐或语无伦次,结膜充血、水肿,多汗,腹胀,对各种刺激反应迟钝,瞳孔对光反射迟钝,无上消化道出血或弥散性血管内凝血等并发症。重度:结膜充血、水肿,多汗,眼底视神经盘水肿,对各种刺激无反应,反射消失或出现病理性神经体征,瞳孔扩大或缩小,昏迷或出现癫痫样抽搐,可合并上消化道出血、弥散性血管内凝血或休克。

护士长:

小易回答得很全面。之前,我们提到王女士是慢性阻塞性肺疾病急性加重期相继出现了精神不振、嗜睡至浅昏迷症状。那么,各位谁知道慢性阻塞性肺疾病急性加重期患者发生意识障碍的原因是什么?

主管护师小范:

慢性阻塞性肺疾病(COPD)患者机体调节功能差,病程中可能出现的并发症多,合并意识障碍者比较常见,引起患者意识障碍的原因各异,但一般症状无特异性。肺性脑病是患者发生意识障碍的最常见原因,占40%。

肺性脑病主要是由于患者呼吸衰竭时肺通气和换气功能障碍,导致低氧血症和二氧化碳潴留所致。患者意识改变与$PaCO_2$升高速度有关,与$PaCO_2$绝对值无明显相关性。支气管和肺部感染是肺心病患者并发肺性脑病最重要的起动因素。

低渗性脑病引起的意识障碍占16.7%,引起低渗性脑病的原因主要为：COPD患者因缺氧、心功能不全等导致胃肠功能下降，长期进食少或伴有恶心、呕吐，致低钾、低氯，或因利尿剂、肾上腺皮质激素、茶碱和高渗葡萄糖的利尿作用，使钾、钠、氯排出过多，并且尿量增多时未能及时补钾、钠、氯等。低钾、低钠、低氯的结果就是代谢性碱中毒，而碱中毒会使COPD患者已处于低氧状态的脑组织更进一步缺氧（碱中毒时，氧解离曲线左移），脑细胞水肿而出现低渗性脑病。

COPD患者还易合并脑梗死而引起意识障碍。COPD患者发生脑梗死与下列因素有关：吸烟、继发性红细胞增多症、利尿脱水引起血液黏度升高；合并房颤；长期卧床，并存高血压、冠心病、糖尿病、高脂血症等致动脉硬化的危险因素。还有研究表明，严重的肺动脉高压患者还存在凝血和纤溶系统异常，血栓前状态与肺动脉高压呈正相关性。此外，可诱发COPD患者出现意识障碍的药物包括糖皮质激素、喹诺酮类药物、茶碱、洋地黄类等。COPD患者使用以上药物引起意识障碍者，占13.3%。此外，还有感染性休克、气胸、呼吸衰竭、心力衰竭等引起的意识障碍。虽然这些疾病引起患者意识障碍的发病率较低，但也应引起充分重视，积极明确诊断，并给予对症治疗。

护士长：

小范回答得很详细。那除了COPD，还有其他病因可以引起肺性脑病吗?

护士小封:

可引起肺性脑病的还有:①急性呼吸道感染,严重支气管痉挛,气道梗阻等。②患者使用过量的镇静剂,导致呼吸抑制。③患者高浓度吸氧,自发性气胸等。

护士长:

小封补充得很好。我们之前提到意识障碍为COPD主要并发症之一,患者在院外和住院诊疗过程中均可发生,危险性大,且症状多样化,易被误诊、漏诊。因此,早期发现,并明确诊断患者意识障碍的原因,对症处理,对患者的预后有非常重要的意义。那么,我们怎么早期发现患者有没有并发肺性脑病呢?

护师小夏:

肺性脑病的临床观察包括以下几个方面:①熟知患者的一般情况。患者入院后,医护人员应尽快了解患者的职业、文化程度、性格、生活习惯、语言能力、行为能力、家庭情况等,以便观察患者的病情变化。②诱发因素的观察。注意患者有无呼吸道感染和气道阻塞的医源性因素,如氧疗不当;使用镇静药、利尿药不当;电解质紊乱和酸碱失衡等。③肺性脑病早期症状的观察。肺性脑病早期多在夜间发生,发病时间多在00∶00—04∶00,患者表现为昼睡夜醒,性格、脾气改变,情绪反常,行为错乱等。因此,护理人员必须加强对患者的临床观察,尤其是需加强夜间巡视。当发现患者出现以上症状时,要考虑早期肺性脑病的可能,积极寻找诱因,并做出相应的处理。肺性脑病的主要诱因是呼吸道感染和气道阻塞,但医源性因素,如氧疗不当、使用镇静剂、利尿药亦占了一定的比例。

护士长:

小夏对于肺性脑病患者的常规观察讲得很详细。有些老年肺部疾病患者,在肺性脑病发生前已存在肺性脑病的亚临床状态,即亚临床型肺性脑病(sPEP),对于这些患者,采取预见性护理措施可以减少肺性脑病的发生率和病死率,那么如何进行预见性护理呢?

护师小天:

对于肺部疾病患者,应采取以下常规治疗和对症治疗:积极改善通气功能,纠正缺氧和二氧化碳潴留;控制感染;降低肺动脉压;降低颅内压,纠正电解质紊乱,在内科常规护理的基础上,实行PEP风险性预测。

PEP高危患者包括合并感染、气道阻塞、电解质紊乱以及酸碱平衡紊乱和数字连接试验（NCT）异常患者。NCT检查方法：在白纸上画25个圆圈，将1～25这25个自然数随机写于纸上的每个圆圈内，让患者按自然数顺序连接，观察其能否顺利连接以及连接时发生错误的频率，并记录连接过程所用的时间和医护人员校正的时间。正常人完成连接的时间为10秒，超过66秒者视为异常，提示有sPEP存在。对这些患者，应采取预见性护理措施。

预见性护理包括以下内容。

（1）严格控制感染，积极配合医生给患者使用有效抗菌药物。做细菌培养，配合医生准确、及时地收集送检标本。因抗菌药物有各自的特性，有些是浓度依赖性药物，如氨基甙类药物；有些则是时间依赖性药物，可能需每8小时给药一次。所以护理人员要严格按照给药时间给患者用药，用药时要现配现用，以保证药效。在给患者进行药物治疗的同时，医护人员还需严格无菌操作，并加强病房管理，减少探视人次，以避免交叉感染。

（2）保持患者呼吸道通畅，及时解除支气管痉挛，改善通气。护理人员应给患者做好祛痰工作，使痰液及时排出。卧床患者，应定期做深呼吸运动，陪护人员应协助患者翻身，给其叩背，促进痰液排出。对于痰液黏稠、不易排出的患者，应鼓励其多饮水，以稀释痰液，利于其排出。还可配合使用超声雾化吸入和化痰药物，或协助医生通过纤维支气管镜、气管插管或气管切开的方式给患者吸痰。

（3）电解质紊乱在肺性脑病的诱因中占有重要比例。电解质紊乱产生的原因有多种,如患者进食少或不能进食,有消化道并发症(如呕吐、腹泻等)、应用了利尿剂等。因此,一定要观察患者有无电解质紊乱的表现,如表情淡漠、手足抽搐等,如发现这些情况,应及时报告医生进行处理。

（4）肺心病患者经常出现浮肿、颜面潮红、烦躁不安等表现,同时由于缺氧、二氧化碳潴留,患者晚上睡眠较差,因此一定要慎用利尿药,并禁用镇静药,否则易导致患者出现电解质紊乱和呼吸抑制,诱发肺性脑病。遇到患者出现以上情况,作为护士,不能仅机械地执行医嘱,而应提醒医生患者存在sPEP的可能,选择治疗药物时需权衡利弊。

（5）氧疗不当也是肺性脑病的诱因之一,大部分情况下是由于患者家属对吸氧存在错误认识,以为吸入氧的浓度越大越好,从而造成患者呼吸抑制。故对肺心病患者的家属,应进行相关护理知识的指导,嘱其给患者用低浓度、低流量持续用氧。此外,患者应避免吸烟。

（6）对出现肺性脑病早期症状的患者,应及早发现,并尽快报告医生。对出现行为错乱、情绪反常的患者,在做好监护的同时,还应配合医生做好患者的处理。

（7）加强患者的安全防护。将患者转移到安全病房,避开窗边,以免患者出现意外。移除病房内的不必要的设备和危险物品,如热水瓶、刀、剪、绳子等,以免患者自伤或伤害别人。对烦躁不安的患者,可适当使用约束带。

(8)对于出现早期肺性脑病症状的患者,除进行必要的监护外,还需及时联系患者家属,向其说明患者病情,争取患者家属的配合,并请家属陪护患者,同时派专职护理人员守护患者。

(9)在患者出现脾气、性格改变,或情绪反常、暴躁时,医护人员应以劝导的口气引导患者,并给予必要的治疗,但不可使用镇静剂让患者安静,否则会加重患者病情,使患者进入昏迷。

护士长:

小天回答得很好、很全面。肺性脑病的预见性护理,主要包括加强护理人员的预见性护理意识,积极采取相应监测和治疗措施,预防并发症的发生。护理人员在护理过程中要学会识别早期症状,将入院时合并感染、气道阻塞、电解质紊乱、酸碱平衡紊乱或数字连接试验异常的患者,列为主要观察对象,在护理过程中定期给患者进行数字连接试验测试,使用血气分析仪测定患者的呼吸功能。对于肺性脑病患者,建议首选检验组合:动脉血气分析+血常规+血电解质,辅助检查组合:血沉+血黏度。我们之前在汇报病史的时候提到,王女士入院时就行经口气管插管,呼吸机辅助呼吸设置

的是双水平气道正压通气（BiPAP）模式，谁能讲一下，为什么
选用 BiPAP 模式？

主管护师小陈：

　　肺性脑病的发病机制较为复杂，主要是因为患者的肺部
受到损害，从而导致血液中二氧化碳潴留，出现高碳酸血症
和低氧血症，当肾脏不能完全代偿时，即可出现肺性脑病。
肺性脑病发生的主要病理学机制为患者的肺通气量严重不
足，或通气血流比例处于失调状态。此时，临床上可通过气
管插管、机械通气来纠正低氧血症和高碳酸血症。BiPAP 通
气模式具有呼气末正压和压力支持通气的作用，可增加患者
肺泡通气量，降低吸气肌负荷，减少患者呼吸机做功和耗氧
量，从而达到缓解呼吸衰竭的目的。有文献提到，在肺性脑
病患者治疗中，保持其呼吸道通畅很重要。肺性脑病患者大
多数有较严重的呼吸性酸中毒，而呼吸性酸中毒的根本原因
就是呼吸道不通畅所致的肺泡通气不足。除了给患者翻身、
拍背，还应使用化痰、解痉、平喘药物。此外，有报道称，利用
气管镜行支气管冲洗，再联合 BiPAP 治疗，可取得满意的疗
效。BiPAP 呼吸机治疗，第 1 小时是关键，因治疗初期患者常
有恐惧感和抗拒心理，此时需要我们护士在床边看护患者，
给予其鼓励，并引导其逐渐适应，必要时给予镇静药物，使患
者感到舒适，并保持呼吸通畅。对于意识障碍的患者，由于其

上气道保护功能降低,咳嗽反射能力下降,易发生吸入性肺炎,气道分泌物易聚积导致气道阻塞,从而进一步加重缺氧和二氧化碳潴留,导致患者意识障碍加重,形成恶性循环。患者缺氧时间过长,各脏器可出现不可逆的损伤,所以临床主张BiPAP呼吸机治疗越早越好,以迅速改善患者的缺氧状态,并使二氧化碳水平稳步下降,达到改善患者意识障碍的目的。

护士长:

小陈回答得很好。从王女士的血气分析结果可以看到,BiPAP模式呼吸机辅助呼吸后,王女士的PaO_2和$PaCO_2$都趋于好转,且王女士神志已清醒,都说明辅助呼吸是有效的。目前临床上关于改善肺性脑病患者呼吸功能的治疗,通常还是采用气管插管或气管切开等方式,现在也有报道通过口鼻面罩,采用双水平气道正压通气的,这种通气治疗方式对患者机体造成的创伤相对较小,治疗期间并发感染的可能性也较小,还能减轻患者的恐惧心理,因此近年来临床上应用较为广泛。对于王女士,医生采取的治疗措施是经口气管插管,呼吸机辅助呼吸,对于这样的情况,我们需要怎么护理呢?

护师小李:

呼吸机辅助呼吸患者的护理包括以下方面。

（1）呼吸机的维护。首先要正确处理呼吸机应用过程中出现的故障,保持呼吸机的正常运转,这是呼吸机管理的首要保证;其次,呼吸机要有专人管理,及时补充湿化瓶内的蒸馏水,观察氧气压力,随时检查各种导管及其连接处有无漏气、破损等;再者,呼吸机要进行定期消毒、清洗、更换导管,及时清除连接管、回水管和喷雾器内的水,如有管腔堵塞或痰液附着,应立即进行更换、清理,确保管道通畅。

(2)呼吸机参数的正确选择和设置是确保患者安全的基础。随时根据患者自主呼吸情况和血气分析结果调整参数,是保证安全使用呼吸机的前提。呼吸机报警系统是呼吸机治疗过程中的安全监护系统,报警参数的选择是确保患者安全的关键。首先,护理人员要知道各种设置参数的含义和正常值;其次,要根据疾病特点,准确、及时地设置并调整报警范围,并掌握常见报警提示的问题和解决方法。

(3)患者呼吸道管理。因为极重度慢性阻塞性肺疾病急性加重(AECOPD)患者气道功能差,产生痰液多,所以在重视常规护理和气管套管护理的同时,尤其强调对患者呼吸道的管理。呼吸道管理内容如下:及时吸痰,预防呼吸道感染。如患者痰液不多,可每隔1~2小时彻底吸痰1次;痰液过多者,应随时吸痰。吸痰的导管应选择粗细与套管口径相适合、柔软、前端和侧壁都有孔的。定时给患者翻身、叩背,每次吸痰前,让患者侧卧,叩其背部。叩背时自下而上、由外向内叩击,使痰液易于排出。湿化气道。床头抬高30°~45°,

以减少食道反流导致吸入性肺炎发生的可能。

（4）饮食护理。接受有创呼吸机治疗的患者,因治疗期间患者不能吞咽,若短时间内不能撤机,必须给患者留置胃管,鼻饲饮食,以避免患者因长时间不能进食,而导致营养摄入不足,并发电解质紊乱等。给患者鼻饲时,应将床头摇高30°～45°。鼻饲前,给患者做口腔护理、翻身、拍背、吸痰等;鼻饲后,则应避免此类活动。鼻饲富含蛋白质和维生素的流质饮食。

（5）心理护理。使用呼吸机时,多数患者会不适应,其原因除局部疼痛、不适外,往往还因呼吸机使用过程中会给患者带来恐惧、紧张心理,致使患者产生复杂的心理活动。在使用呼吸机治疗初期,患者及其家属一般会有排斥和抗拒情绪。护理人员应采用疏导疗法、触摸疗法、体语交流疗法来帮助患者控制情绪,树立治疗的信心,并让患者有安全感和信赖感。

（6）常规护理。密切观察患者的生命体征:患者的意识状态、呼吸音、痰鸣音、呼吸困难的程度、人机是否同步、血气分析的各项指标和呼吸机各项参数等。掌握给患者吸痰的恰当时机和次数也非常重要,且吸痰时应严格无菌操作。气管插管的患者,其呼吸道上皮细胞纤毛运动功能减弱,同时患者还往往存在吞咽、咳嗽反射弱,神志水平低,语言交流受限等。因此,给患者进行饮食管理、翻身、拍背、大小便护理等就尤为重要。对于留置鼻胃管和口插管的患者,更要注意其鼻部和口腔部位的护理,使患者鼻腔和口腔保持湿润、舒适。此外,还要加强呼吸机监护与管理,保证机械通气的效果,并有效防止各类并发症,以达到最佳治疗效果。

护士长:

小李回答得很全面。AECOPD合并慢性呼吸衰竭患者,大多年龄偏大,体质差,病情重。因此,要做好这些患者的护理,首先要具有高度的责任心,仔细观察患者的病情,了解患者病情的变化和机体生理、心理上的需要;其次,要掌握如何正确使用呼吸机,这样才能提高呼吸衰竭患者的抢救成功率。对于长期使用呼吸机,对呼吸机已经有依赖性的患者,在撤机时,必须依据患者的病情特点、心理状态和耐受力,制订科学的护理计划,同时给患者进行身心两方面的护理,这样才能达到满意的疗效。那么,对于使用呼吸机治疗的COPD患者,我们应该如何撤机?

主管护师小胡:

撤机的先决条件包括如下:①引起呼吸衰竭的诱发因素得到有效控制。②患者意识清楚,可主动配合。③患者自主呼吸能力有所恢复。④患者通气和氧合功能良好。⑤患者血流动力学稳定,无活动性心肌缺血,治疗或升压药剂量较小,水、电解质平衡。⑥给予高蛋白质和高热量饮食,以增强患者免疫力和呼吸肌肌力。

当患者的情况满足上述条件后,呼吸机可逐渐转为患者完全自主呼吸的持续气道正压(CPAP)模式,以使患者在撤机过渡期内进行有效的呼吸肌功能锻炼。在患者病情稳定、睡眠充足的情况下,教会患者腹式呼吸、缩唇呼吸、深大呼吸等呼吸方式。30分钟气管套管内吸氧患者血气分析正常,生命体征平稳,医生评估后可考虑拔管。拔管后,要加强患者呼吸道管理,保持患者呼吸道通畅。处理患者呼吸道痰液至关重要,常用的促进患者排痰的方法有雾化吸入药物、变换体位、叩打和使用振动器等。临床常用的"三步排痰法",即:一吸(通过雾化吸入,溶解、稀释干燥的痰液)、二拍(翻身拍背,使附着于支气管壁和肺泡周围的痰液松动、脱落,易于吸出)、三吸(吸痰)。此外,还要给予患者足够的营养支持,可采用胃肠内营养和胃肠外营养相结合的方式,给患者提供足够的热量和氮源。最后,还要注意患者的意识状况,观察其有无嗜睡、意识蒙眬等早期二氧化碳潴留的表现。

护士长:

这次查房,大家都准备得非常充分。通过对这个病例的分析,大家对肺性脑病的病因、发病机制、治疗方法,对肺性脑病患者的预见性护理,进行了系统的讨论和学习。在救治过程中要做到对患者的预见性护理,对患者病情的观察就变得十分重要。因此,在临床实践中我们要注意密切观察患者的病情变化,切实践行预见性护理的理念,并不断总结经验,提升护理工作质量。好,今天的查房就到这里,谢谢大家!

（陈文华　周明琴　张玉楚　沙宇毅）

参考文献

[1]汪红玲.肺性脑病早期患者的临床观察及护理[J].中外健康文摘,2013,(28):355.

[2]黄丽蓉,王红梅,庄少侠,等.慢性阻塞性肺疾病急性加重期意识障碍62例的病因分析[J].医学临床研,2010,27(12):2309-2310.

[3]周海萍.COPD急性加重期患者意识障碍病因构成分析及护理对策[J].护理学报,2011,18(4):32-33.

[4]郭舒婷.肺性脑病患者的临床观察与护理对策[J].医学信息(下旬刊),2011,24(9):208.

[5]范春红,吴慧超,李明霞,等.慢性阻塞性肺疾病急性加重期意识障碍的病因构成分析[J].中外医疗,2011,30(13):57-58.

[6]李秀霞,李素娥.预见性护理在老年肺性脑病患者中应用的效果评价[J].中国实用护理杂志,2011,27(21):23-24.

［7］尹彦敏,谷红俊,贾艳红,等.预见性护理在老年肺性脑病防治中的作用及意义［J］.中国实用神经疾病杂志,2015,(22):137,143.

［8］危蕾,刘芳英,申燕华,等.双水平气道正压通气呼吸机治疗慢性阻塞性肺疾病合并肺性脑病的疗效观察［J］.国际呼吸杂志,2011,31(19):1460-1462.

［9］Svitova T F, Lin M C. Lens-care-solution-induced altera-tions in dynamic interfacial properties of human tear-lipid films［J］. Cont Lens Anterior Eye, 2014,37(5):368-376.

［10］Dogan Y, Ozkutuk A, Dogan O. Implementation of 5S methodology in laboratory safety and its effect on employee satis-faction［J］. Mikrobiyol Bul, 2014,48(2):300-301.

［11］朱早君.BiPAP无创呼吸机对肺性脑病的治疗效果观察［J］.中国实用神经疾病杂志,2016,19(22):72-74.

［12］何山,蔡萍.BiPAP无创呼吸机辅助通气治疗COPD急性加重期合并呼吸衰竭患者的护理观察［J］.护士进修杂志,2014,(21):1979-1981.

［13］刘俊丽,顾群.极重度慢性阻塞性肺疾病急性发作55例有创呼吸机安全护理管理［J］.齐鲁护理杂志,2015,(2):86-88.

［14］刘慧琴.舒适护理在老年肺性脑病患者中的应用［J］.齐鲁护理杂志,2012,18(10):81-82.

[15]陈丽,潘素美.肺性脑病行机械通气撤机的护理体会[J].实用心脑肺血管病杂志,2010,18(12):1885-1887.

案例五　心源性休克

【查房内容】心源性休克患者的治疗与护理

【查房形式】三级查房

【查房地点】病房

【参加人员】护士长、责任护士各1人,主管护师4人,护师9人,护士6人,实习护士2人

护士长：

　　我们都知道,ICU是全院危重患者最多、最集中的科室。休克是ICU常见的临床急症,其来势凶猛,可危及患者生命。因此,迅速、正确、有效的治疗是休克患者急救成功的关键。而恰当的护理又是抢救成功的重要环节。今天,我们对休克的一个重要类型——心源性休克,进行教学查房,希望通过这次查房,大家都有新的收获。

护士长：

首先，请责任护士来汇报一下患者的病史。

责任护士小颜：

10床患者，崔先生，62岁。1天余前，患者在家摔倒后出现左上肢疼痛，疼痛呈持续性，伴左肩肿胀，活动障碍。患者活动时疼痛加重，无头晕、头痛，无恶心、呕吐，无腹痛、腹泻，拟诊"左侧肱骨骨折？"急诊入院。

入院时，患者神志清，予双侧鼻导管吸氧（5L/min），体温37.4℃，心率123次/分，呼吸频率23次/分，血压91/62mmHg，SpO_2 94%。患者既往有"高血压病"病史10余年。有"高血压性心脏病；心房颤动；纽约心脏病学会（NYHA）心功能分级Ⅲ～Ⅳ级"病史6余年，平时有活动后气促，血压控制尚可。急诊CT检查报告示：①左侧肱骨外科颈及大结节骨折。②两肺弥漫感染，两侧间质性肺炎，心包积液。急诊血常规示：白细胞计数 11.0×10^9/L。N末端脑钠肽前体浓度28339pg/mL。

予解痉、化痰；强心、利尿；抗感染等治疗。入院后2小时，患者突然血氧饱和度下降，伴意识不清，呼之不应，血压下降，予紧急气管插管，机械通气治疗，并予多巴酚丁胺、去甲肾上腺素强心、升压治疗，为进一步诊治，以"心源性休克、呼吸衰竭、左侧肱骨骨折"转入ICU。

入我科后,予机械通气,持续心电监护。心电监护示:心率104次/分,呼吸频率28次/分,血压82/58mmHg,血氧饱和度96%。多巴酚丁胺、去甲肾上腺素大剂量维持。床旁心超示:左心室射血分数40%。入科后第二日,患者心率波动在98～109次/分,血压在去甲肾上腺素和多巴酚丁胺大剂量维持下波动在86～98mmHg/45～61mmHg。医生获得患者家属知情同意后,给患者右股动脉穿刺行主动脉内球囊反搏(IABP)辅助,IABP反搏比例为1∶1。目前,患者神志清,机械通气中,医嘱予镇静治疗,Richmond躁动-镇静量表(RASS)评分为-3～-2分。心率85～92次/分,呼吸频率16～23次/分,血压95～126mmHg/58～67mmHg,血氧饱和度94%～99%。去甲肾上腺素和多巴酚丁胺针小剂量维持中。主动脉球囊反搏仪仍辅助支持下,反搏比例1∶2。最近一次血气分析示:pH 7.34,PaO_2 79mmHg,$PaCO_2$ 51mmHg,K^+ 3.8mmol/L,Na^+ 126mmol/L。目前治疗措施有解痉、化痰、强心、抗感染、护肝、护胃、营养支持等。患者现存的主要护理问题有:①清理呼吸道无效。②潜在并发症:感染。③有皮肤完整性受损的风险。④活动无耐力。

护士长:

谢谢小颜的病例介绍。今天,我们查房的主题是心源性休克,那么,休克分为哪几类?什么是心源性休克?

护士小高：

按血流动力学分类,休克可以分为:低血容量性休克、心源性休克、分布性休克、梗阻性休克。崔先生属于心源性休克,心源性休克是指由于心脏功能极度减退,导致心排血量显著减少,并引起严重的急性周围循环衰竭的一组综合征。心源性休克是心泵衰竭的表现,心脏由于排血功能衰竭,不能维持最低限度的心排血量,而导致血压下降和重要脏器、组织供血严重不足,引起全身微循环功能障碍,从而出现以缺血、缺氧、代谢障碍和重要脏器损害为特征的一系列病理生理过程。

护士长：

小高说得很对。心源性休克的病死率很高,我们一定要引起重视。心源性休克的诱因有哪些?

护师小李：

心源性休克的诱因有以下几个方面。

（1）左心衰竭:患者左心室功能衰竭,极有可能是因为发生了急性心肌梗死。心肌梗死导致左心衰竭,是心源性休克的主要原因。并发心源性休克的患者,一般早期病死率较高。

（2）右心衰竭：右心衰竭容易导致患者左、右心排血量均下降，右心室舒张压增大，进而导致室间隔向左心室偏移，对左心室功能带来影响，这也是导致心源性休克的主要原因。

（3）神经、激素、血管阻力和炎症原因：患者心排血量下降，会引起血儿茶酚胺释放升高，进而引起血管紧张素增高，导致外周血管收缩，灌注压增大，心脏负荷加大。如果患者有全身性炎症，在心源性休克作用下，极可能出现炎症反应。另外，部分细胞因子会对心肌产生毒性作用，导致心肌梗死加剧。

（4）医源性因素：β受体阻断药和血管紧张素转换酶抑制剂（ACEI）会引起心源性休克发病率增加。部分急性心肌梗死患者左心室顺应性较低，虽然采用利尿剂能够降低血浆容量，提升循环血量，但同时也增加了心源性休克的发病率。

护士长：

说得对。刚才我听病史汇报时说，崔先生入院前心功能Ⅲ～Ⅳ级（NYHA分级），这次由于意外摔倒，导致左侧肱骨骨折而引起心源性休克。我想问一下大家，心功能是如何分级的？

护士小包：

心功能分级由纽约心脏病学会（NYHA）于1928年提出，

因该分级方法操作简单,临床上沿用至今。心功能NYHA分级方法如下。

Ⅰ级:患者有心脏病,但日常活动量不受限制,一般体力活动不引起过度疲劳、心悸、气喘或心绞痛。

Ⅱ级:患者的体力活动轻度受限制。休息时无自觉症状,一般体力活动可引起过度疲劳、心悸、气喘或心绞痛。

Ⅲ级:患者有心脏病,以致体力活动明显受限制。休息时无症状,但小于一般体力活动即可引起过度疲劳、心悸、气喘或心绞痛。

Ⅳ级:患者不能从事任何体力活动,休息状态下也有心衰症状,体力活动后心衰症状加重。

护士长:

说得很对,崔先生心功能Ⅲ~Ⅳ级,说明他心脏病比较严重,极易发生心力衰竭而出现心源性休克。那心源性休克的临床表现主要是什么?

护师小王:

心源性休克的主要临床表现有以下几方面。

(1) 持续低血压,收缩压降至90mmHg以下,或原有高血压的患者,收缩压降幅≥60mmHg,且持续30分钟以上。

(2) 组织低灌注状态,可出现:①皮肤湿冷、苍白和发绀。②心动过速,心率＞110 次/分。③尿量显著减少(＜20mL/h),甚至无尿。④意识障碍,常有烦躁不安、激动、焦虑、恐惧和濒死感。当收缩压低于70mmHg时,患者可出现抑制症状,如神志恍惚、表情淡漠、反应迟钝,逐渐发展至意识模糊,甚至昏迷。

（3）血流动力学障碍:肺毛细血管楔压(PCWP)≥18mmHg,心脏排血指数(CI)≤ 2.2L /(min·m²)。

（4）低氧血症和代谢性酸中毒。

护士长:

小王讲得很具体,所以我们在日常工作中一定要仔细观察病情。对于心源性休克的患者,我们主要的监测内容有哪些?

护士小邱:

心源性休克患者的病情监测,主要包括以下内容。

（1）一般临床监测:包括患者的皮温与色泽、心率、血压、尿量和精神状态等。但是,在休克早期阶段,这些指标往往没有明显的变化。

（2）尿量:是反映肾灌注的指标,可以间接反映循环状态。对于休克患者,应观察每小时尿量。当尿量＜0.5mL/(kg·h)时,应及时向医生汇报,并对患者进行液体复苏。

（3）体温：体温的监测也十分重要。临床研究认为，低体温可引起心肌功能障碍和心律失常，当中心体温<34℃时，可导致严重的凝血功能障碍。

（4）中心静脉压（CVP）：是最常用和易于获得的监测指标，用于监测前负荷容量状态和指导补液。同时，CVP的监测也有助于了解机体对液体复苏的反应，并据此及时调整治疗方案。本例患者有双腔深静脉置管，我们在主腔上进行CVP监测和输注液体，侧腔输注血管活性药物，这样可以使血管活性药物持续、匀速进入患者体内，而不会像单腔静脉导管，出现因为测CVP而影响血管活性药物输入的情况。

（5）实验室检查：①血常规监测：动态监测红细胞计数、血红蛋白（Hb）浓度和血细胞比容（HCT）的变化，了解血液有无浓缩或稀释。②电解质、肾功能监测：电解质和肾功能监测对了解患者病情变化和指导治疗都很重要。③凝血功能监测：常规凝血功能监测包抗血小板计数、凝血酶原时间（PT）、活化部分凝血活酶时间（APTT）、D-二聚体等。④B型尿钠肽（BNP）：作为心衰定量标志物，BNP不仅可以反映左室收缩功能障碍，也可反映左室舒张功能障碍、瓣膜功能障碍和右室功能障碍。

护士长：

小邱归纳得很好。监护室监测得到的指标反映或潜在反映着患者病情的变化,我们要善于抓住指标的变化,在最短的时间内发现患者的病情变化,并对患者进行及时处理。以上讲到的这些监测方法,只是心源性休克患者病情监测的一部分,其他还包括心功能监测、呼吸力学监测、营养情况监测等。当然,我们要注意,任何一种监测方法所得到的指标的意义都是相对的,因为休克患者的血流动力学受到许多因素的影响。单一指标的高或低,有时并不能准确反映患者的血流动力学状态。因此,必须重视血流动力学的综合评估。在实施综合评估时,应注意以下三点:①结合患者症状、体征进行综合判断。②分析监测指标的动态变化。③对多项指标进行综合评估。

护士长:

现在谁来讲讲心源性休克的治疗?

主管护师小徐:

心源性休克的治疗包括以下几个方面。

1. 一般治疗

心源性休克患者通常需要重症监护。常规监测参数包括体温、脉搏、血压、中心静脉压,以及实验室参数如血细胞计数、肾功能、肝功能等。特殊监测项目包括心电图、肌钙蛋白、肌酸激酶、肌酸激酶同工酶、脑钠肽和超声心动图,同时还需严密观察患者症状和体征的变化。

2. 药物治疗

心源性休克的主要始动因素是心肌收缩功能不全,因此,正性肌力药物在心源性休克治疗中居于核心地位。为维持适当的器官灌注,纠正低血压和低心排血量状态具有十分重要的意义。

(1)多巴胺:不同剂量的多巴胺会产生不同的血流动力学效果。因此在应用多巴胺的过程中,应严格控制剂量。小剂量多巴胺具有扩张血管的作用,并可增加肾小球滤过率;中等剂量时,多巴胺可增强心肌收缩力;而在大剂量时,多巴胺则主要起收缩血管的作用。长期使用多巴胺可诱发心动过速,并导致患者病死率升高。

(2)去甲肾上腺素:可以快速纠正显著的低血压状态和对多巴胺无反应的心源性休克,是心源性休克时血管收缩剂的第一选择。由于其高效性,美国心脏协会指南建议将去甲肾上腺素用于治疗严重的低血压。静脉输注去甲肾上腺素,剂量在 $0.1\sim1.0\mu g/(kg\cdot min)$ 时,能够有效提升平均动脉压;而当剂量 $>1\mu g/(kg\cdot min)$ 时,其导致炎症、心律不齐、心脏毒副作用的负面影响就变得突出和明显。此外,在酸中毒没有纠正时,去甲肾上腺素的疗效会显著下降。

(3)多巴酚丁胺:是一种强β受体激动剂,具有变时和变力作用。值得注意的是,多巴酚丁胺的β受体激动作用可以引起外周血管扩张和体循环血管阻力下降,因此不推荐将多巴酚丁胺作为心源性休克患者的常规治疗药物。

（4）左西孟旦:通过与肌钙蛋白 C 结合,增强心肌收缩力。研究表明,对去甲肾上腺素和多巴酚丁胺反应不佳的患者,加用左西孟旦后,能够使其血流动力学在几小时内得到显著改善。

3. 机械支持

主动脉球囊反搏(IABP)已逐渐成为心源性休克患者机械治疗的主要方法,其作用机制是:在心脏舒张期,球囊充气,改善冠状动脉和外周灌注;在心脏收缩期,球囊排气,以使后负荷快速下降而增加左心排血量。在伴发心源性休克的心肌梗死患者中,在 IABP 的辅助下实施经皮冠状动脉介入治疗术效果较好,住院病死率较低。

4. 左室辅助装置和体外膜氧合

近年来出现的将氧合血液从左心引流,并以脉冲或持续引流的方式返回到体循环动脉,是一种心源性休克的临时机械循环支持,旨在中断和打破缺血、低血压和心功能不全的恶性循环,以促进顿抑和冬眠心肌的恢复,逆转神经内分泌紊乱。有外科和经皮两种途径。

护士长:

说得很详细。

实习护生小俞：

老师，患者床边这台机器我以前从来没看到过，它有什么作用？

护士长：

这台机器就是主动脉内球囊反搏（IABP）仪，下面请小虞讲一下IABP的适应证和禁忌证。

主管护师小虞：

IABP的适应证有：①急性心肌梗死或严重心肌缺血并发心源性休克，且不能由药物治疗纠正。②伴有血流动力学障碍的严重冠心病。③心肌缺血伴顽固性肺水肿。

IABP的禁忌证有：①存在严重的外周血管疾病。②主动脉瘤。③主动脉瓣关闭不全。④活动性出血，或其他抗凝治疗禁忌证。⑤严重血小板缺乏。

护士长：

说得很对。IABP是一个有效的左心室辅助装置，通过股动脉穿刺，可以将体积约40mL的球囊放置到患者降主动脉左锁骨下1~2cm处，球囊介于左锁骨下动脉与肾动脉之间。通过主动脉内球囊反搏泵驱动，球囊在舒张期开始充气,增加冠脉灌注;在舒张末期放气完毕,降低后负荷。当然,放置这个置管的风险很大,所以一定要请经验丰富的医生来置管。置管后,需拍X线片确认导管位置。在医生行IABP时,我们护理人员需要辅助做哪些事情?

护师小陈:

行IABP时,护理人员应辅助医生做下列事项。

（1）置管前,先评估患者双下肢皮肤的颜色、温度、动脉搏动、基础感觉和运动能力,以备置管后进行对照。如未发现异常,可连接电源,打开IABP电源开关。

（2）打开氦气瓶,检查氦气压力,氦气至少200psi（1psi＝6.895kPa）以上。

（3）连接心电图（ECG）导线。有心电监护的患者,直接用导联线将机器与心电监护仪连接（连接好后,患者有双路心电图监测）,选择波形清晰、有最高R波的导联。

（4）打开换能器包装,连接肝素化生理盐水,外加加压袋,加压至300mmHg,排尽空气。连接压力传感器,传感器调零,备用。

护士长:

小陈讲得很好,基本上把IABP上机前的步骤都讲出来了。

护士小宋：

刚刚提到IABP使用的是氦气，而不是我们平时用的氧气或空气，选择氦气的原因是什么呢？

主管护师小杨：

首先是因为氦气的相对分子质量小，能进行更快的充气和放气，使球囊充气和放气的频率跟上患者的心率，并保持同步。此外，还因为氦气是一种惰性气体，其性质很稳定，不会与人体各器官、组织中的物质发生化学作用。

护士长：

分析得很正确。当然，我们护士的工作重点还是在患者护理和病情观察上，那针对IABP患者的护理，我们需要着重要观察哪些内容？

护师小龚：

在护理这类患者时，我们应做好以下几个方面的工作。

（1）球囊导管的固定：在患者股动脉穿刺处，用缝线固定导管，或者局部予无菌敷料固定。建议用宽5cm，长20～30cm的低过敏胶布，沿患者大腿纵向固定。固定时要注意技巧，首先将紧贴管路下沿的胶布与胶布之间粘紧，再以蝶形胶布固定于患者大腿上,防止管路沿大腿皮肤成隧道状而被意外拉出。尤其要注意的是,球囊导管的前、后两个位置均须固定,这样才能确保球囊在体内的位置不变。

（2）观察反搏效果:反搏有效的征兆包括循环改善(患者皮肤、面色可见红润,鼻尖、额头和肢体末端皮温转暖),CVP下降,尿量增多,以及心泵有力(舒张压和收缩压回升)。因此,准确观察患者动脉收缩压、舒张压、平均压、反搏压和波形变化。反搏前后的压力变化和反搏期间压力的动态变化,反映了反搏治疗的效果和患者病情的变化。主动脉收缩峰压和舒张末压反搏后都较反搏前降低,而平均压上升,这说明反搏有效。床边护士交班时,应认真交接管道反搏压力等情况,观察各管道连接处有无松动、有无血液反流现象,每2～4小时冲洗中心腔一次,每次连续冲洗时间>15s(肝素盐水3～5mL),以免形成血栓。

（3）观察心电图变化:持续严密观察患者心率、心律和QRS波变化。若发现心率过快或过缓,应积极查找原因,并及时处理;若发现恶性心律失常,应立即对症处理。心律改变,如窦性心律转为房颤,应适当调整放气期限。正常辅助时,反搏频率以1:1最好,当患者心率太快(>150次/分)时,应尝试降低心率,以达到更佳的反搏效果。

（4）抗凝治疗的监测:在应用肝素抗凝过程中,每2～4小时监测活化凝血时间(ACT)一次,使ACT维持在170～

220s。同时密切观察患者有无局部渗血等出血征象、血小板计数的变化等,并进行综合分析,给予恰当处理,及时调整肝素用量,达到既能抗凝又不出血的目的。若临时停止反搏,持续时间不应超过30分钟,以避免血栓形成。

(5)足背动脉的监测:确定足背动脉搏动处,并在皮肤上做标记,每小时记录一次足背动脉搏动次数、强弱,足背皮肤温度、颜色和痛觉,并与对侧肢体足背动脉做对比。必要时可行经皮血氧饱和度监测,以便及早发现下肢缺血情况。

(6)导管穿刺处的护理:IABP置管后,导管本身就易成为细菌进入人体的通道,若护理不当,极易引起患者全身感染。护理人员应每天在严格无菌操作下更换鞘管插管处的敷料。更换敷料时,要防止鞘管或反搏导管移位而影响反搏效果,并观察穿刺部位有无渗血、血肿、发红等现象。

(7)球囊反搏导管的护理:连接好心电监护系统,每小时记录IABP动力学参数值,并观察是否与心率同步、反搏图形是否正常、规律。掌握反搏泵各项报警系统,观察IABP外固定导管内有无血迹,防止导管移位、打折、断开。

(8)体位的护理:应用IABP治疗的患者要绝对卧床,使用气垫床,取平卧位或小于45°半卧位。卧位时穿刺侧下肢伸直,避免屈膝、屈髋,踝关节处用约束带固定,避免导管打折。为预防压疮的发生,每两小时分别在左、右肩下垫软枕;骶尾部、肘部和足跟每小时按摩一次。患者翻身时,翻身幅度不宜过大,应使下肢与躯体成一直线,避免穿刺侧屈曲受压。

（9）拔管的护理:反搏至循环稳定后,可拔除导管。经股动脉拔除导管和鞘管后,用手指按压穿刺点上方1cm处1小时,再用纱布、弹力绷带包扎。穿刺点处放置1kg盐袋压迫8小时,制动体位24小时后撤除。拔管后,局部无出血、血肿,足背动脉搏动良好,皮肤温度、颜色正常,血流动力学稳定,说明拔管成功。

护士长:

总结得很详细。当患者清醒时,我们也要进行适当的心理支持。由于使用IABP的患者病情都比较重,患者心理存在一定的忧虑、恐惧状态,所以在使用IABP前,要反复向患者及其家属解释IABP治疗的必要性、有效性和安全性,给患者以安慰和鼓励,帮助患者增强战胜疾病的信心。术后,患者病房应保持安静、整洁,并保持适宜的温度,使患者感到舒适,同时避免强光照射,以确保患者得到良好的休息。

护士长:

IABP治疗有哪些并发症?

护师小童:

IABP治疗的并发症主要包括下肢缺血和(或)出血、血小板减少、假性动脉瘤、动-静脉瘘、血栓栓塞、伤口感染、菌血症、急性胰腺炎、脊髓动脉闭塞所致的瘫痪、贫血、内脏缺血、动脉壁损伤和夹层、气囊破裂、气囊嵌夹、导管不能有效地充气或放气等。这些并发症好发于以下情况：①老年女性患者（年龄≥75岁）；②糖尿病患者；③有外周血管疾病的患者。

护士长：

说得很对，现在崔先生还是在机器辅助中，那通常患者哪些指标好转了，医生会考虑撤机？

主管护师小范：

IABP撤离指征如下：①CI＞2.0L/（min·m²）；②无正性肌力药物支持或用量＜5μg/（kg·min）时，动脉收缩压＞90mmHg；③左心房和右心房压＜20mmHg；④心率＜100次/分；⑤尿量＞0.5mL/（kg·h）；⑥降低反搏频率时，血流动力学参数仍然稳定。

护士长：

说得很详细，下面我来总结一下今天的查房。这次查房，我们主要学习了心源性休克的相关知识，并且对心源性休克患者机械辅助中的IABP进行了详细讨论。研究表明，心源性休克的总体发病率为5%～15%，而急性心肌梗死并发心源性休克的病死率为40%～50%,病死率还是很高的。希望通过今天的查房,大家能巩固心源性休克的相关理论知识,也希望崔先生早日康复,谢谢!

（虞　立　陈培服　江隆福　谢小玲）

···················· 参考文献 ····················

[1]中华医学会心血管病学分会,中华心血管病杂志编辑委员会.急性心力衰竭诊断和治疗指南[J].中华心血管病杂志,2010,38(3):195-208.

[2]王鹏,戴海龙,尹小龙,等.急性心肌梗死并心源性休克的研究进展[J].中国心血管病研究,2017,15(2):97-99.

[3]冯灿.急性心肌梗死合并心源性休克的研究进展[J].心血管病学进展,2013,34(3):320-324.

[4]王春英,徐军,房君,等.实用护理技术操作规范与图解[M].杭州:浙江大学出版社,2015.

[5]孙韬,孙华,饶翮,等.急性冠脉综合征患者主动脉球囊反搏植入术后报警识别及护理[J].中华护理杂志,2013,48(12):1091-1093.

[6]黄丽霞.主动脉球囊反搏支持下急性心肌梗死合并心源性休克患者行冠脉介入治疗的效果观察及护理[J].海

南医学,2013,24(17):2631-2633.

[7]O'Connor C M, Rogers J G. Evidence for overturning the guidelines in cardiogenic shock[J]. N Engl J Med,2012,367 (14):1349-1350.

[8]Thiele H, Allam B, Chatellier G, et al. Shock in acute myocardial infarction: the Cape Horn for trials?[J]. European Heart Journal,2010,31(15):1828-1835.

[9]Aissaoui N, Puymirat E, Tabone X, et al. Improved outcome of cardiogenic shock at the acute stage of myocardial infarction: a report from the USIK 1995, USIC 2000, and FAST-MI French Nationwide Registries[J]. European Heart Journal,2012, 33(20):2535-2543.

案例六　主动脉夹层

【查房内容】主动脉夹层患者的治疗与护理

【查房形式】三级查房

【查房地点】病房、示教室

【参加人员】护士长、责任护士各1人,主管护师2人,护师2人,
护士16人,实习护士5人

护士长：

　　主动脉是身体的主干血管，直接承受来自心脏跳动的压力，血流量巨大。如果主动脉内膜层出现撕裂，而治疗不及时有效，则主动脉破裂的可能性非常大，患者的死亡率也非常高。最近，我们收治了一例主动脉夹层患者。今天，我们就开展一次关于主动脉夹层患者治疗与护理的查房，通过分析和讨论该患者的病史、临床表现等，明确主动脉夹层患者需要观察的病情重点和需要关注的护理要点。下面首先请责任护士小杨为我们介绍一下患者的病史。

责任护士小杨：

　　患者沈女士，36岁。患者7小时前不慎摔倒后出现腰腹部疼痛不适，后疼痛逐渐加剧，时有缓解。无畏寒、发热，无恶心、呕吐，无腹痛、腹泻，无呕血、黑便，无下肢活动障碍等。因疼痛剧烈，患者遂至我院。既往健康状况一般，自诉双下肢活动后麻木1年，未治疗，休息后可缓解。患者有"高血压病"病史十余年，最高血压不详，自服药物不详，无头晕、头痛等症状。

　　入院后，患者意识清，脉搏70次/分，呼吸频率15次/分，血压171/84mmHg，体温36.5℃。双下肢未见皮肤发绀，无皮肤破溃，双侧股动脉、腘动脉、胫后动脉和足背动脉搏动可及,双足趾端血供尚可。腹主动脉CTA检查示:①腹主动脉-两侧髂总动脉和髂内外动脉呈显著动脉硬化改变;右侧髂总动脉附壁血栓明显。②腹主动脉中下段瘤样突起,考虑小夹层动脉瘤形成。③腹腔干起始端狭窄;附见:肝右叶强化结节,考虑血管瘤可能性大。入院诊断:①腹主动脉夹层;②腰椎压缩性骨折;③下肢动脉硬化闭塞症;④高血压病。为进一步治疗转入我科。

入科后,予完善检查,重症监护,心电监护,有创动脉血压持续监测,给予控制血压、解痉、护胃、止痛、止吐、营养等对症支持治疗。目前,患者神志清,情绪较低落,鼻导管吸氧2L/min,血氧饱和度97%～100%,体温35.5℃,心率54次/分,呼吸频率13次/分,血压126/58mmHg(硝普钠、乌拉地尔针控制血压中)。血常规:白细胞计数$5.2×10^9$/L,中性粒细胞分类0.857,红细胞计数$3.69×10^{12}$/L,血红蛋白113g/L。急诊生化:白蛋白35.4g/L,乳酸脱氢酶263U/L,超敏C反应蛋白61.45mg/L。D-二聚体:1712.0ng/mL。查体:腹平软,中腹部可及轻压痛,无反跳痛,未及搏动性肿块,未闻及肠鸣音。双侧足背动脉搏动可触及,右侧足背动脉搏动较弱。双下肢未见皮肤发绀,无皮肤破溃,双侧股动脉、腘动脉、胫后动脉和足背动脉搏动可触及,双足趾端血供尚可,双下肢无水肿。目前仍需注意以下几点:①继续严格控制血压;患者仍时有腹部疼痛,肠鸣音未及,注意腹部情况变化。②患者右侧足背动脉搏动较弱,注意监测。③注意关注生命体征变化,维持水、电解质、酸碱平衡和内环境稳定。目前患者存在的主要护理问题有:①潜在并发症:有出血的风险。②焦虑。③组织灌注量改变。④疾病知识缺乏。

护士长:

好,我们已经了解了该患者的病史,患者确诊为主动脉夹层,谁来讲一下,什么是主动脉夹层?

护士小高:

主动脉夹层(AD)指血液通过主动脉内膜裂口,进入主动脉壁,并造成动脉壁分离,是最常见的主动脉疾病之一。

护士长:

谁能从血管的解剖学方面来帮大家解释得更详细点?

主管护师小方:

正常的人体动脉血管由3层结构组成:内膜、中膜和外膜。这3层结构紧密贴合,共同承载血流的通过。而动脉夹层是指由于内膜局部撕裂,受到强有力的血液冲击后,内膜逐步剥离、扩展,在动脉内形成真、假两腔,从而导致一系列包括撕裂样疼痛的临床表现。动脉夹层中最为常见的和最为凶险的是主动脉夹层,其他的还有肠系膜上动脉夹层、颈动脉夹层等,由于供血部位的不同,表现形式也不尽相同。

护士长:

该患者入院后,医生疑诊为主动脉夹层,选择腹主动脉CTA检查来确诊,医生为什么要选择CTA检查? 除了CTA,还有其他确诊方式吗?

护师小虞:

主动脉CTA是目前最常用的动脉夹层患者术前影像学评估方法,其敏感性达90%以上,特异性接近100%。CTA断层扫描可观察到夹层隔膜将主动脉分割为真、假两腔,重建图像可提供主动脉全程的二维和三维图像。其缺点是需要注射造影剂,可能会使患者出现相应的并发症;另外,主动脉搏动产生的伪影也会干扰图像和诊断。除CTA外,还有主动脉磁共振血管造影(MRA),其对主动脉夹层患者的诊断敏感性和特异性与CTA接近,且MRA所使用的增强剂无肾毒性;MRA的缺点是扫描时间较长,不适用于循环状态不稳定的急诊患者,也不适用于体内有磁性金属置入物的患者。

主管护师小洪:

除了主动脉CTA、主动脉MRA之外,还有一些其他的辅助检查方法,但这些检查方法都有一定的局限性,我在这里简单介绍一下:①胸片:普通胸片就可以提供诊断线索,对于急性胸背部撕裂样疼痛,并伴有高血压的患者,如果发现其胸片中上纵隔影或主动脉影增宽,一定要进行CTA等进一步检查,以明确诊断。②数字减影血管造影(DSA):目前,尽管主动脉DSA仍然保留着诊断主动脉夹层"黄金标准"的地位,但因为其是有创检查,且需使用含碘造影剂,因此已基本上被CTA取代,DSA多在腔内修复术中应用,而不作为术前诊断手段。③超声:超声检查的优点是无创,无需造影剂,可定位内膜裂口,显示真、假腔的状态和血流情况,还可显示并发的主动脉瓣关闭不全、心包积液和主动脉弓分支动脉的阻塞等情况。但超声检查也受肥胖等情况的限制。经胸超声虽然简单易行,但其敏感性和特异性均不如经食管超声,而经食道超声又可能引起患者恶心、呕吐、心动过速、高血压等,反而可能加重患者的病情,因此往往需要在麻醉下进行。血管腔内超声是近年发展起来的诊断项目,可清楚显示主动脉腔内的三维结构,诊断准确性高于传统超声,但因其为血管内操作,主要应用于微创介入治疗时对夹层破口和残留内漏的判断上。

护士长:

我们把动脉夹层的各种辅助检查方法都了解一下,也明白了医生首选CTA检查的原因,那么我们再回顾下本例患者的腹主动脉CTA检查结果:①腹主动脉-两侧髂总动脉和髂内外动脉呈显著动脉硬化改变;右侧髂总动脉附壁血栓明显。②腹主动脉中下段瘤样突起,考虑小夹层动脉瘤形成。③腹腔干起始端狭窄。关于主动脉夹层的分型,谁能介绍一下?

护师小洪:

主动脉夹层的分型,有以下两种方法。

1. DeBakey分型

根据主动脉夹层累及的部位,将其分为Ⅰ型、Ⅱ型和Ⅲ型。

Ⅰ型:原发破口位于升主动脉或主动脉弓部,夹层累及升主动脉、主动脉弓部、胸主动脉、腹主动脉大部或全部,少数可累及髂动脉。

Ⅱ型:原发破口位于升主动脉,夹层累及升主动脉,少数可累及部分主动脉弓。

Ⅲ型:原发破口位于左锁骨下动脉开口远端。根据夹层累及范围,又分为Ⅲa、Ⅲb两型。Ⅲa型夹层累及胸主动脉;Ⅲb型夹层累及胸主动脉、腹主动脉大部或全部,少数Ⅲb型夹层可达髂动脉。

2. 夹层动脉瘤Stanford分型

近年来,多数学者根据主动脉夹层患者的临床表现和治疗方法的不同,将其分为 A 型和 B 型。

A 型:内膜破裂处可位于升主动脉、主动脉弓或近段降主动脉。夹层动脉瘤的范围累及升主动脉,甚或主动脉弓、降主动脉和腹主动脉。Stanford A 型相当于 DeBakey 分型的 Ⅰ型和 Ⅱ型。A 型约占病例总数的66%。

B 型:内膜破裂处常位于近段降主动脉,夹层动脉瘤的范围仅限于降主动脉或延伸入腹主动脉,但不累及升主动脉。相当于 DeBakey Ⅲ型。B 型约占33%。

突发剧烈的疼痛为主动脉夹层患者发病时最常见的症状,约发生于90%的患者。疼痛呈撕裂样或刀割样,患者难以忍受,且疼痛为持续性,镇痛药物难以缓解。患者表现为烦躁不安、焦虑、恐惧和濒死感。急性期约有1/3的患者出现面色苍白、大汗淋漓、四肢皮肤湿冷、脉搏快弱和呼吸急促等休克表现。

对于急性主动脉夹层动脉瘤患者,一经诊断,应立即进行监护治疗。在严密监测下采取有效干预措施,使患者生命指征保持稳定,包括血压、心率、心律、CVP 和尿量,并根据需要测量 PCWP 和心排血量。主要治疗措施包括镇痛、降压和控制内膜剥离。血压一般控制在收缩压 100～120mmHg,平均压 60～70mmHg。如果出现威胁生命的并发症,如主动脉破裂的先兆或剥离(心包、心腔积液)、侵及冠状动脉的先兆(心肌缺血症状和心电图改变)、急性主动脉瓣关闭不全、心脏压塞或损害了重要器官的血液循环等,应立即考虑手术治疗。Ⅰ、Ⅱ型夹层动脉瘤,特别是合并主动脉关闭不全者,是外科手术的适应证。Ⅲ型夹层动脉瘤的治疗,可采用降主动脉人工血管移植术。近年随着无创诊断技术的提高,Ⅲ型夹层动脉瘤剥离内膜已经可以被准确定位,因而血管内支架广泛用于降主动脉夹层动脉瘤的治疗。一般认为,只要瘤体距离左锁骨下动脉超过2cm,动脉瘤本身无过度迂曲,介入通路通畅,假腔较小,就可以采用覆膜支架介入治疗。根据主动脉夹层临床分型方法和患者CTA检查结果,我们可以确定本例患者为Stanford A型。

护士小颜:

我来补充下,主动脉夹层除了有不同分型外,在临床治疗过程中,根据夹层的病理生理和临床变化特点,病程可分为3期:①急性期:发病第1~14天,此期最为凶险,病情变化快,患者病死率非常高,应积极处理或尽快手术治疗。②亚急性期:发病第15~28天,此期病情相对稳定,可给患者进行进一步治疗。但此期患者血管组织充血、水肿明显,手术难度大。③慢性期:发病超过28天,此期患者病情比较稳定,血管组织充血、水肿逐渐消退,手术缝合比较牢固,出血可能性明显减少,手术安全性明显提高。

护士长：

根据主动脉夹层的分型、分期和夹层位置，我们来讨论下主动脉夹层的常见临床表现。

护士小陈：

典型的急性主动脉夹层患者，往往表现为突发的、剧烈的胸背部撕裂样疼痛。严重者可以出现心衰、晕厥，甚至猝死。多数患者同时伴有难以控制的高血压。

主动脉分支动脉闭塞，可导致脑、肢体、肾脏、腹腔脏器等相应的脏器缺血症状，如脑梗死，少尿，腹部疼痛，双腿苍白、无力、花斑，甚至截瘫等。

因主动脉供血区域广泛，根据夹层累及范围的不同，患者的临床表现也有所相同。除上述症状和体征，其他的临床表现还有：周围动脉搏动消失；左侧喉返神经受压时，可出现声带麻痹。在夹层穿透气管和食管时，可出现咯血和呕血。夹层压迫上腔静脉，出现上腔静脉综合征；压迫气管，表现为呼吸困难；压迫颈胸神经节，出现 Horner 综合征；压迫肺动脉，出现肺栓塞体征。夹层累及肠系膜，可引起肠麻痹，甚至肠坏死；累及肾动脉，可引起肾梗死。胸腔积液也是主动脉夹层的一个常见体征，多出现于左侧。

护士长：

我们知道，主动脉夹层的患者，尤其在急性期，会有突发的胸背部撕裂样剧痛。那么，患者疼痛的性质和程度的变化，能为我们提供哪些信息？

主管护师小方：

突发胸背部撕裂样剧痛的患者，尤其是伴有高血压，含服硝酸甘油无效，使用镇痛剂也不能缓解，心电图检查无急性心肌梗死表现，无肺栓塞征象者，应高度怀疑其发生了主动脉夹层破裂。突发剧烈疼痛为发病开始时最常见的症状，90％以上的患者从疼痛发作一开始即极为剧烈，往往为难以忍受的搏动样、撕裂样疼痛。疼痛部位可在前胸或胸背部，也可沿着夹层分离的方向放射到头颈、腹部、下肢，累及肾动脉时可引起腰痛。剧烈疼痛的患者中，约有1/3出现颜面苍白、大汗淋漓、皮肤湿冷、脉搏快弱和呼吸急促等休克表现，但血压不下降，反而还会升高，血压和休克呈不平行关系。有效的降压、止痛是治疗疼痛性休克的关键。如果患者疼痛减轻后反复出现提示夹层分离继续扩展的征象，如疼痛突然加重，则提示血肿有破裂趋势。当血肿破溃入血管腔，患者疼痛可骤然减轻。因此，疼痛的加重与缓解都是患者病情变化的重要标志，护理人员应严密观察患者疼痛的部位、性质、时间、程度及其变化。使用强镇痛剂后，要观察疼痛是否改善。

护士长：

大家讨论得非常好，我们已经熟悉了主动脉夹层的定义、检查方法、分型、分期和临床表现，那么针对主动脉夹层的患者，我们该如何进行治疗？

护师小龚：

主动脉夹层的治疗主要分为以下几个方面。

1. 内科治疗

除非患者有低血压，否则一旦确诊主动脉夹层，应立即进行控制血压和心率治疗。收缩压应控制在 100～120mmHg，平均动脉压控制在 60～75mmHg，心率控制在 60～80次/分。内科治疗的目的是：降低左室收缩力，降低主动脉的压力，在不降低重要脏器循环灌注的情况下，尽可能地降低动脉压。在夹层试验模型中，层状非波性血流和夹层进展停止相关，而速度增高的波动性血流可导致夹层从内撕裂处向两个方向进展。因此，降低左室收缩力从而降低脉搏幅度，将阻止夹层扩展，并降低主动脉破裂的风险。

2. 外科治疗

除了因存在严重并发症而不能接受手术者，近端夹层患者都应行手术治疗。远端夹层患者进行早期手术的指征有：迅速扩张的夹层动脉瘤；血液漏出，有主动脉破裂先兆；持续且不能控制的疼痛；顽固性高血压，或器官、肢体有血供障碍。慢性远端夹层患者，若主动脉内径＞40mm假腔未闭者，也应考虑尽早手术。不管A型还是B型，若夹层累及合并的真性动脉瘤，均应尽快手术，因为这些患者发生主动脉破裂的风险很高。手术死亡率的独立危险预测因子有：心包填塞、休克、内膜撕裂位置、手术时间、内脏缺血、肾功能不全、肺部疾病。常用的术式有Betall术、改良Cabrol分流术、Button术、象鼻术等。

3. 血管内支架置入术

术前采用CTA或MRA对主动脉夹层动脉瘤进行评估（病变范围、破口数、近心端破口距左锁骨下动脉跟部的距离、正常主动脉弓降部直径、远段真假腔直径、内脏动脉与真假腔之间的关系）。术中在DSA监视下，经股动脉将置入物导入胸主动脉，封闭夹层裂口。主动脉夹层人工血管置换（全弓）同期行顺行远端降主动脉支架置入，是一种安全、有效的手术方法。目前认为，对有器官或下肢缺血的远端夹层患者，支架置入术可作为一种姑息治疗的措施。

护士长：

这位患者的手术均在DSA监视下完成，采用Seldinger技术穿刺左侧股动脉,造影确认破口的位置、大小和波及范围,以决定置入支架的类型和规格。在全麻或腰麻下,在患者腹股沟下方,沿股动脉方向纵行切开,分离股动脉,穿刺并切开股动脉后送入覆膜支架,确定支架到位后释放支架。再次行主动脉造影,见破口完全封闭后,缝合股动脉和切口。那在术前和术后,我们需要给患者做哪些方面的护理?

主管护师小范:

1. 术前监护措施

(1)心理护理。患者因疼痛剧烈和对自身病情的不了解,常常出现烦躁不安、紧张、焦虑等心理,而精神紧张可导致血压升高。因此,可以请心理咨询专家对患者进行有针对性的精神安慰和心理疏导,以帮助患者建立安全感和对医生的信任感,提升患者对治疗的配合度,并使其保持乐观情绪。护理人员还应做好对患者的入院宣教,并保持病房的安静,防止不良刺激。告诉患者,有经验丰富、责任心强的医护人员为他提供医疗和护理,帮助患者树立战胜疾病的信心。向患者解释不良情绪会增加机体耗氧量,不利于其疾病的治疗。

(2)基础护理。急性期患者入监护室,行心电监护,密切观察血压、心率、呼吸和血氧饱和度的变化,持续中流量吸氧。为避免主动脉夹层破裂,患者需绝对卧床休息,严格制动,各项检查尽可能在患者床边完成。进食易消化的食物,少量多餐,多吃新鲜水果和蔬菜,预防便秘。术前,训练患者在床上排尿、排便,禁止用力排便。必要时遵医嘱予缓泻剂,避免患者因用力排便而诱发夹层分离加重,甚至因夹层破裂而致猝死。

(3)向患者家属告病重或病危。给患者吸氧和心电监护,重点监测血压。避免不良因素的刺激使患者血压升高。

(4)降压治疗的护理。常用的降压药有硝酸甘油、硝普钠等。主动脉夹层动脉瘤患者,不管是内科治疗后,还是手术治疗后,未控制血压者,5年生存率为60%;而血压得到控制的患者,则5年生存率可达到95%。

(5)防止动脉瘤破裂。①制动:患者需绝对卧床休息,避免猛烈转身、腰腹过屈、碰撞、深蹲等不当体位;陪护人员应护送患者做必要的检查,注意避免多次搬动患者;患者应避免增加胸腔压力的活动,如剧烈运动、过度深呼吸、剧烈咳嗽、屏气排便等。②饮食宜清淡、易消化、富含维生素。③若患者出现疼痛加剧、面色苍白、出冷汗、血压下降、脉搏加快等症状,应高度怀疑主动脉夹层动脉瘤破裂,医护人员需做好术前准备。

(6)疼痛的观察与护理。注意观察患者疼痛的部位、性质、时间、程度,疼痛的加重与缓解因素,上述都是病情变化的重要指标,必要时使用哌替啶或吗啡。

2. 主动脉夹层患者的术后护理

（1）生命体征观察。心电监护24～48小时；吸氧；术后患者需继续使用降压药，将血压维持在正常水平。降压药应逐渐减量，最终改用口服降压药。

（2）体位和活动的护理。患者术后应平卧，可适当抬高头部，以减轻腹部张力。穿刺侧肢体平伸，制动24小时。护理人员应做好患者肢体制动期间的护理。术后当天，患者可在床上做足背屈伸运动。如果患者股动脉没有被切开，可视伤口的愈合情况来决定患者可否下床；股动脉切开者，术后伤口拆线后方可下床活动。

（3）穿刺侧肢体的护理。患者穿刺处伤口用纱布覆盖，穿刺部位用弹力绷带"8"字形加压包扎，动脉压迫器压迫至少6个小时。穿刺处下肢伸直制动24小时。注意观察患者切开穿刺部位有无渗血、出血、血肿形成。保持伤口敷料清洁、干燥。观察患者穿刺侧肢体远端血液循环状况，经常检查穿刺侧下肢足背动脉搏动情况和皮肤温度，预防动脉栓塞或微栓塞。股动脉切开者，术后10～14天伤口可拆线。

（4）预防感染。术后遵医嘱应用抗生素4～6天。

（5）生活护理。嘱患者多饮水，多吃新鲜的瓜果蔬菜，增加粗纤维食物的摄入，保持大便通畅，防止用力排便导致血压骤升而引起夹层动脉瘤破裂。

（6）呼吸道护理。由于此类手术均在全麻气管插管下进行,会造成患者呼吸道分泌物增多,而且患者术后均应用镇静药,使咳嗽反射减弱,因此极易引起术后肺不张和肺部感染。因此,术后加强呼吸道管理尤其重要,应观察患者呼吸频率、节律和血氧饱和度,必要时监测血气分析。及时调整吸氧的浓度和方法。患者清醒后,鼓励患者进行深呼吸和有效咳嗽,并予雾化吸入,协助患者排痰。

(7)动脉栓塞的观察。行主动脉夹层腔内隔绝术的患者,经常会合并动脉粥样硬化和附壁血栓,特别是对于动脉壁钙化严重的患者,手术操作时阻断股动脉也可导致患者肢体栓塞或血栓形成,从而引起下肢急、慢性缺血。因此,术后应观察患者下肢血运情况,包括皮肤的色泽、温度、静脉充盈情况、肢体动脉搏动情况等。术后,我们会每小时检查患者双侧足背动脉搏动情况以及双下肢皮肤温度、感觉、色泽,并记录。发现异常时,应及时向医生汇报。

(8)肾功能的监测。主动脉夹层的患者,都有长期高血压病史,且部分主动脉夹层患者还伴有肾动脉夹层形成,因此可能造成肾功能不全。此外,腔内修复术也有可能引起夹层血栓栓塞肾动脉,再加上造影剂的使用,都可能加重肾脏损伤。近年来,造影剂肾病的概念已经被提出,并得到广泛重视。术后,需密切观察患者尿量、尿色的变化,保证尿量不少于 $1mL/(kg \cdot h)$。定时监测肾功能,如有肾功能不全,需及时处理。

护士长：

讲得很好。我们再来回顾下哪些原因会导致主动脉夹层的发生,熟悉发病的原因,除了能够让我们更好地开展疾病治疗,还能为我们向患者及其家属开展健康教育提供理论依据。

护士小陈：

本病主要表现为主动脉中层的退行性变,任何破坏主动脉中层弹性或肌肉成分完整性的疾病,都能使患者主动脉夹层分离。引起主动脉夹层的原因主要有高血压、外伤和血管退变等。

（1）高血压。80%以上主动脉夹层的患者有高血压,不少患者有囊性中层坏死。高血压并非引起囊性中层坏死的起因,但可促进其进展。高血压是引起夹层的重要起因,约半数近端和几乎全部的远端主动脉夹层者有高血压。主动脉夹层急性发作时,患者都有血压升高,有时还伴有主动脉粥样斑块溃疡。

（2）外伤。外伤可直接引起主动脉夹层,钝挫伤可致主动脉局部撕裂、血肿形成而产生主动脉夹层。主动脉内插管或主动脉内球囊反搏插管均可引起主动脉夹层。心脏外科手术,如主动脉冠状动脉旁路移植术,偶可引起主动脉夹层。

（3）主动脉中层囊性改变。

护士长：

健康的饮食习惯、生活习惯和健康的心理状态，在预防各种疾病中都有积极意义。那么针对此类患者，我们应该如何进行健康教育？

护士小范：

主动脉夹层患者的健康教育包括如下内容。

（1）指导患者出院后应以休息为主，活动要循序渐进，注意劳逸结合。

（2）嘱患者进食低盐、低脂饮食，并戒烟、戒酒，多进食新鲜水果、蔬菜和富含粗纤维的食物，以保持大便通畅。

（3）指导患者学会自我调整心理状态，调控不良情绪，保持心情舒畅，避免情绪激动。

（4）嘱患者按医嘱坚持服药，控制血压，不擅自调整药量。

（5）教会患者自测心率、脉搏和血压，并定时测量。

（6）患者出院后应定期复诊，若出现胸、腹、腰痛症状，需及时就诊。

（7）患者病后生活方式的改变，需要家人的积极配合和支持，指导患者家属给患者创造一个良好的环境。

（8）定期随访。无论是手术治疗，还是腔内介入修复，定期随访和血压、心率的控制都至关重要。

护士长：

  大家都讲得很好。今天,我们对主动脉夹层的病因、临床表现、治疗原则以及观察和护理重点进行了深入讨论,尤其对主动脉夹层介入治疗患者的观察要点,有了更系统、更明确的标准。我们学习的内容,来自于千千万万受疾病折磨的患者,而我们学习的目的,也是为了更好地为这些患者提供医护照护。

(杨　建　刘　鹏　黄淑群　杨明磊)

参考文献

[1]马依彤,阿得力·艾山.Stanford B型主动脉夹层动脉瘤腔内隔绝术的疗效观察[J].中华心血管病杂志,2005,33(s1):103.

[2]宗晓,申军丽.腔内隔绝术治疗急性Ⅲ型主动脉夹层动脉瘤的护理[J].健康必读(下旬刊),2011,(5):149.

[3]郑军.国人急性Stanford B型主动脉夹层治疗策略转变[J].中国医药,2011,6(z2):17-18.

[4]王金莲.60例高血压并发急性型主动脉夹层瘤的急

救护理[J].中国医药指南,2013,(17):344.

[5]安丰慧,买苏木·马合木提.主动脉夹层研究进展[J].心血管病学进展,2009,30(2):241-245.

[6]孙立忠.主动脉夹层诊断和治疗相关问题探讨[J].中华外科杂志,2005,43(18):1169-1170.

[7]景昊.主动脉夹层诊断与治疗现状[J].中华实用诊断与治疗杂志,2012,26(2):110-113.

[8]江涛,韩童利,曹小兰.主动脉夹层腔内隔绝术患者围手术期护理[J].护士进修杂志,2012,27(6):523-524.

[9]赵浩.主动脉夹层腔内隔绝术手术前后的护理[J].世界最新医学信息文摘,2015,(23):190.

[10]齐少春,刘洪珍,张岱.覆膜支架腔内隔绝术治疗Stanford B型主动脉夹层的围术期护理[J].当代护士(学术版),2009,(1):27-28.

[11]王芬敏.主动脉夹层瘤的护理体会[J].青海医药杂志,2012,42(9):26-27.

[12]张本,张卫达,王晓武,等."杂交手术"在DeBakeyⅠ型主动脉夹层治疗中的应用及价值[J].南方医科大学学报,2010,30(12):2725-2728.

案例七　蛛网膜下腔出血

【查房内容】蛛网膜下腔出血患者的病情观察、术后监护和安全防范要点

【查房形式】三级查房

【查房地点】病房

【参加人员】护士长、责任护士各1人,主管护师4人,护师7人,护士10人,实习护士10人

护士长：

　　蛛网膜下腔出血,是指脑底部或脑表面血管破裂之后,血液流入蛛网膜下腔,引起相应临床症状的一种脑卒中,又称为原发性蛛网膜下腔出血。继发性蛛网膜下腔出血是指脑实质内出血、脑室出血、硬膜外或硬膜下血管破裂,血液流入蛛网膜下腔者。蛛网膜下腔出血占所有脑卒中的5%～10%,年发病率为6/10万～20/10万。今天,我们组织一次关于蛛网膜下腔出血的三级查房,分析并讨论蛛网膜下腔出血患者的病情观察、术后监护和安全防范要点。首先,请责任护士小祁汇报患者的病情。

责任护士小祁：

7床患者鲁阿姨，51岁，因"剧烈头痛4小时"入院。患者剧烈活动后出现爆裂性头部剧痛，难以忍受，疼痛呈持续性，并进行性加重，疼痛部位主要位于颈项部，伴非喷射性呕吐，呕吐物为胃内容物，呕吐后头痛未见缓解。无四肢抽搐，无大小便失禁，无偏瘫失语，无意识障碍。CT检查示：双侧颈内动脉虹吸段动脉瘤，建议必要时行DSA检查；双侧颅脑动脉粥样硬化改变；双侧颅脑广泛蛛网膜下腔出血。请ICU会诊后拟"自发性蛛网膜下腔出血，动脉瘤破裂出血？"于2017年7月8日转入我科。

入科时，患者神志清，GCS评分15分。体格检查：颈强直，克氏征、布氏征阳性。血压168/102mmHg，心率79次/分，呼吸频率14次/分，体温36.4℃，双侧瞳孔等大等圆，直径3mm。患者精神软，双鼻导管吸氧2L/min，疼痛NRS评分6分。予乌拉地尔针降压治疗。患者入院后头痛、躁动，疼痛评分6分，予苯巴比妥和曲马多镇痛，并予右美托咪定抗焦虑，开塞露通便治疗。7月9日16:00患者在全麻下行"脑动脉栓塞介入术"，术后19:55由经口气管插管接呼吸球囊辅助呼吸平车被送入ICU。入科时，患者全麻未醒，带经口气管插管，距门齿距离22cm，血压96/62mmHg，心率60次/分，体温35.7℃。呼吸机控制模式。7月10日08:30拔除经口气管插管,改鼻导管吸氧。现患者GCS评分15分,血压112/72mmHg,心率64次/分,呼吸频率15次/分,体温37.2℃,双侧瞳孔等大等圆,直径3mm。精神软,双鼻导管吸氧2L/min,疼痛NRS评分3分。患者现存的主要护理问题有:①头痛;②焦虑;③生活自理能力受限;④疾病相关知识缺乏;⑤有感染的风险;⑥潜在并发症:出血。

护士长:

　　从责任护士小祁的病史汇报我们得知,这是一位蛛网膜下腔出血的中老年女性患者,今天是患者术后第一天。大家知道蛛网膜下腔出血的病因有哪些吗?这位阿姨发生蛛网膜下腔出血,又是什么原因导致的?

护师小张:

　　蛛网膜下腔出血的病因有以下几种。

　　(1)颅内动脉瘤:占50%～85%,好发于脑底动脉环的大动脉分支处,以该环的前半部多见。

　　(2)脑血管畸形:占2%左右,主要是动静脉畸形,多见于青少年,动静脉畸形多位于大脑中动脉分布区。

　　(3)脑底异常血管网病(moyamoya病):约占1%。

　　(4)其他:包括夹层动脉瘤、血管炎、颅内静脉系统血栓形成、结缔组织病、血液病、颅内肿瘤、凝血障碍性疾病、抗凝治疗并发症等。部分患者出血原因不明,如原发性中脑周围出血。

蛛网膜下腔出血的危险因素主要是导致颅内动脉瘤破裂的因素,包括高血压、吸烟、大量饮酒、既往有动脉瘤破裂病史、动脉瘤体积较大、多发性动脉瘤等。与不吸烟者相比,吸烟者的动脉瘤体积更大,且更常出现多发性动脉瘤。这位阿姨,根据年龄、性别、CT检查结果来判断,应该是由颅内动脉瘤引起的蛛网膜下腔出血。

护士长：

嗯,回答得很好。大家都同意小张对于患者病因的分析吗? 或者谁还有什么补充吗?

主管护师小虞：

我同意小张的分析,我也认为本例患者的病因是颅内动脉瘤破裂。颅脑动脉瘤破裂,可突然发病,患者出现剧烈头痛和脑膜刺激征,也可有头痛等前驱症状,以蛛网膜下腔出血首见,出血多位于Willis环周围,可形成额叶或颞叶血肿。本例患者的病情与上述的这些特征较相符。要明确诊断,可行DSA检查。

需要鉴别诊断的疾病包括：①脑动静脉畸形(AVM)：是一种先天性颅内血管畸形,患病率为0.001%～0.520%,男性的患病率是女性的2倍。脑AVM多于患者青壮年时发病,最常见的并发症为自发性颅内出血和蛛网膜下腔出血,DSA有助于诊断。②烟雾病:可表现为缺血性改变,也可表现为出血性改变,DSA有助于诊断。

目前,DSA不仅能定性诊断脑血管疾病,明确其位置、深度、范围、畸形血管团的大小、供血动脉与主干的关系以及引流静脉的数目与分布情况,还能判别血流方向。超选择性插管造影还可深入了解血管分隔特点,同时可进行栓塞治疗。

护士长:

补充得很好。护理查房有助于我们建立评判性思维,提高对患者病情的观察能力和预见病情发展的能力,从而及时采取措施,有助于进一步提升护理质量。那么,请问护士小洪,该患者病情观察的重点有哪些?

护士小洪:

本例患者需重点观察的是:患者的意识、瞳孔形态、生命体征、头痛和呕吐症状的变化、有无颈项强直和脑膜刺激征、有无癫痫发作、大便是否通畅等。蛛网膜下腔出血患者经治疗后可完全恢复健康,一般不遗留神经系统后遗症,但部分患者可有再出血,继发脑血管痉挛、急性脑积水或正常压力性脑积水等。蛛网膜下腔出血患者经治疗,在病情稳定的情况下,如果突然出现剧烈头痛、烦躁不安、恶心、呕吐、意识障碍和脑膜刺激征明显加重,或出现新症状和体征者,首先考虑为再出血。再出血者,脑CT检查可见蛛网膜下腔或脑室内新鲜高密度影,腰椎穿刺脑脊液为新鲜血,脑脊液检查见红细胞增多或大量红细胞。

护士长:

小洪护士回答得很到位。在医学中,意识是指大脑的觉醒程度,是机体对自身和周围环境感知、理解,并通过语言、躯体运动和行为等表达出来的能力,或者说是人体中枢神经系统对内、外环境的刺激所做出应答的能力。该能力减退或消失,意味着患者有不同程度的意识障碍。我们在临床工作中,对颅脑损伤患者,如何判断其意识障碍的严重程度?

护师小胡:

评估患者的意识状态,临床一般采用GCS评分。GCS评分包括睁眼运动、语言反应和运动反应这三项内容。

(1)睁眼运动:可自动睁眼为4分;被呼唤后可睁眼为3分;被刺激后可睁眼为2分;无反应为1分。

(2)语言反应:回答正确为5分;对答混乱为4分;答非所问为3分;只能发出含糊不清的声音为2分;无反应为1分。

（3）运动反应：可正确执行指令为6分；对刺激可定位为5分；可逃避刺激为4分；刺痛后屈曲（去皮质强直）为3分；刺痛后伸展（去大脑强直）为2分；无反应为1分。

将以上三项得分相加，即得到GCS评分。分值越高，提示患者意识状态越好。GCS评分最高分为15分，表示患者意识清楚；13～14分为轻度意识障碍；9～12分为中度意识障碍；8分以下为昏迷；最低3分。选择评判时患者的最好反应来计分。运动评分时，患者左侧和右侧的评分可能不同，选较高分者进行评分。

GCS总分＞8分者，预后较好；≤8分者，预后较差；＜5分者，死亡率极高。这位患者目前GCS评分为5分。

护士长：

观察瞳孔的形态和变化，对判断患者病情和及时发现颅内压增高危象非常重要，尤其在术后24小时内，需定时连续地观察。大家平时是怎样观察患者瞳孔的？观察瞳孔时，需要注意什么？小叶，请你来回答一下。

护士小叶：

临床上多采用聚光的手电筒，先对准患者双眼中间照射，对比观察双侧瞳孔的大小、形状，看其是否等大等圆。再将光源分别移向左、右瞳孔中央，观察瞳孔的直接和间接对光反射是否灵敏。正常人瞳孔直径为2～5mm,圆形,边缘整齐,位于眼球中央,双侧对称。若5mm＜瞳孔直径≤6mm,为瞳孔扩大;直径＞6mm为瞳孔散大;直径＜2mm为瞳孔缩小。

观察患者瞳孔时,应注意当时患者的机体条件和外界因素的影响。相对来说,成人瞳孔较大,儿童和老年人瞳孔较小,女性瞳孔大于男性;近视者瞳孔较大,远视者则较小;人兴奋时瞳孔较大,嗜睡时瞳孔较小;吸气时瞳孔较大,呼气时较小;光亮时瞳孔较小,黑暗时则较大。

护士长:

瞳孔变化是颅脑损伤患者病情变化的重要体征之一,我们一定要及时、准确地观察患者瞳孔的变化。除了意识和瞳孔,蛛网膜下腔出血的患者的头痛有什么特征?大家平时有没有注意过?

护士小钱:

蛛网膜下腔出血的患者,一般从突然剧烈的头痛开始,常伴有呕吐、颜面苍白、全身冷汗。头痛分布于前额、后枕或整个头部,并可放射至枕后、颈部、肩部、背部、腰部及双腿等,疼痛持续,不易缓解,或进行性加重,头痛持续时间一般为1～2周,之后逐渐减轻或消失。少数患者仅有头晕或眩晕,而无头痛表现。患者发病开始头痛的部位有定位意义,如前头痛提示病变部位为小脑幕上，大脑半球后头痛（单侧痛）提示病变部位为后颅窝。头痛的发生率为68%～100%。中青年患者头痛严重，老年人头痛发生率低，这是因为老年人脑实质多有萎缩，蛛网膜下腔多扩大，疼痛敏感组织如血管、神经脑膜有不同程度的退化，感知与反应较迟钝，疼痛阈增高。头痛严重者，可伴有恶心、呕吐，多为喷射性呕吐，系颅内压增高的表现。少数患者呕吐咖啡样液体，提示应激性溃疡出血，预后不良。少数动脉瘤破裂导致大出血的病例，在剧烈头痛、呕吐后随即昏迷，出现去皮质强直，甚至很快呼吸停止而猝死。

护士长：

本例患者除了头痛、呕吐等症状，还出现了脑膜刺激征，小徐，你给大家讲讲，脑膜刺激征有哪些表现？

护士小徐：

脑膜刺激征是本例患者的主要阳性体征。脑膜刺激征包括颈项强直、克氏征和布氏征。颈项强直，是由于支配颈肌群的颈丛神经受到血液的刺激，引起颈部的伸屈肌群处于痉挛状态，并可伴有颈部肌肉疼痛。而阳性的克氏征、布氏征则是由于相应支配的神经根受到血液的刺激所引起。脑膜刺激征阳性对于蛛网膜下腔出血有重要的诊断价值，一般于起病后数小时出现,少数患者出现较晚。颈项强直的强度,取决于出血的多少、位置和患者的年龄,表现为颈部肌肉(尤其是伸肌)发生痉挛、颈部僵直,或被动屈曲颈部时有阻抗、下颌不能贴近胸部。颈项强直的程度可有轻有重,严重时不能屈曲颈部,严重者可呈角弓反张。据报道,布氏征的发生率为66%～100%,克氏征发生率为35%～60%,两者多在起病后3～4周消失。60岁以上的老年人,脑膜刺激征不明显,但意识障碍却较重,应引起注意。

护士长:

对患者生命体征的观察,也是我们不容忽视的。该患者入科时,生命体征较平稳,血压168/102mmHg,医嘱予使用乌拉地尔针,乌拉地尔的药理作用是什么?使用时有什么注意事项?

护士小张:

乌拉地尔主要用于治疗高血压危象(如血压急剧升高)、重度和极重度高血压以及难治性高血压。有文献指出,乌拉地尔静脉输液时的最大药物浓度为4mg/mL。乌拉地尔输入速度应根据患者的血压情况酌情调整。一般初始使用的患者可能出现头痛、头晕、恶心、呕吐、出汗、烦躁、乏力、心悸、心律不齐、上胸部压迫感、呼吸困难等症状,多是由于血压下降得太快所致,通常会在数分钟内消失。

护士长:

该患者入科时,疼痛评分为6分。临床上我们都有哪些疼痛评分方法? 分别适用于哪些患者?

护士小陈:

临床常用的疼痛评分方法有以下四种。

(1)数字评分法(NRS):以数字0~10代表疼痛的程度,"0"为无痛,"10"为疼痛最剧烈。NRS适用于有一定文化程度、能良好沟通的患者。

1~3分为轻度疼痛(疼痛不影响睡眠);4~6分为中度疼痛(需向医生汇报,进行处理);7~10分为重度疼痛。

(2)脸谱疼痛评分(Wong-Banker):适用于表达困难的患者及存在沟通障碍的患者,如儿童、老年和语言不通的患者等。

(3)疼痛行为评估量表(FLACC):适用于无法口头表达的患者(含昏迷患者)及某些婴幼儿、儿童患者。

(4)疼痛行为指标量表(CTOP):使用于无法交流的ICU患者。

护士长:

患者出现焦虑不安,医嘱予右美托咪定针使用,那么右美托咪定针的药理作用是什么？有什么特点？为什么该患者不适用丙泊酚镇静？大家可以讨论一下。

护士小钱：

右美托咪定（DEX）是高选择性α_2肾上腺素受体激动剂，起效快，作用时间短，兼具镇静、镇痛作用，且无呼吸抑制作用，因此近年来在临床上越来越受到重视。研究证明，右美托咪定在达到并维持足够的镇静水平的同时，具有独特的使患者易于唤醒的特点，同时还可减少其他镇静药物的用量。右美托咪定诱导的镇静类似于非快速动眼睡眠，故可提高睡眠质量，有利于患者免疫系统的恢复。右美托咪定的镇痛作用呈剂量依赖性，且有封顶效应。右美托咪定和阿片类药物联合应用，不仅可增强阿片类药物的镇痛作用，还可以减少阿片类药物的用量，有效预防阿片类药物过量所致的不良反应。右美托咪定有稳定血流动力学的作用，但也可能引起心动过缓和低血压；右美托咪定还可降低术后患者躁动、恶心、呕吐的发生率。右美托咪定用于长期使用阿片类药物的患者，未出现明显的撤药反应，同时可以治疗阿片类药物引起的痛觉过敏。由于右美托咪定独特的无呼吸抑制的显著特点，在众多需要保持患者自主呼吸的临床麻醉应用中是一种较理想的药物。而相对的，丙泊酚则有呼吸抑制作用，使用丙泊酚给患者镇静，需按深度镇静的要求进行检测。而本例患者在镇静时未行气管插管等呼吸机辅助呼吸,所以不能使用丙泊酚镇静。

护士长:

嗯,很好。那么我们医院的镇静评分标准是什么?需要观察患者哪些方面的情况?

护士小潘:

我院使用Richmond躁动-镇静评分量表(RASS)。RASS评分的判读方法如下。4分:患者有攻击性,有暴力行为;3分:患者非常躁动,试着拔出呼吸管、胃管或静脉输液管路,维持清醒的时间无法超过十秒;2分:患者躁动、焦虑,身体剧烈移动,无法配合呼吸机;1分:患者焦虑不安,焦虑、紧张,但身体只有轻微的移动;0分:患者清醒、平静,自然状态下清醒;-1分:患者昏昏欲睡,没有完全清醒,但可保持清醒超过十秒;-2分:患者轻度镇静,无法维持清醒超过10秒;-3分:患者中度镇静,对声音有反应;-4分:患者重度镇静,对身体刺激有反应;-5分:患者昏迷,对声音和身体刺激都无反应。

镇静期间,需监测患者的生命体征,观察患者的意识、血压、脉搏、血氧饱和度、呼吸频率、镇静深度等变化。

护士长：

嗯，回答得很对。从小祁护士的病史汇报中可知，患者于入院当晚行脑动脉栓塞介入术。术前，我们需要给患者做哪些宣教？

护师小罗：

脑动脉栓塞介入术术前护理包括以下内容。

（1）心理护理。给患者做好解释工作，以消除患者的紧张、恐惧心理。向患者讲清手术过程，指导患者密切配合医生进行手术。使患者保持情绪平稳，并保持良好的精神状态。同时，患者应避免剧烈咳嗽和用力大便，以降低动脉瘤破裂的可能。术中，患者可能有局部疼痛，导管经过处可能有轻微不适，患者应及时告知医生，以便医生及时给药，减轻疼痛和不适，消除患者由于精神紧张而出现的动脉痉挛。保持病室光线柔和，避免噪音，给患者创造一个良好的休息环境。

（2）交流沟通。术前由主管护士向患者介绍本科室开展此类手术的大概情况，并重点介绍典型病例，并根据患者的年龄、职业、文化程度等特点针对性地运用鼓励、安慰、祝愿的语言与患者谈心，鼓励患者树立信心，以最佳的心理状态接受治疗。

（3）术前排尿训练。接受介入治疗的患者，术后常因平卧位和肢体制动而致排尿姿势改变，或因担心排尿时穿刺处出血，或因不习惯在他人在场的环境下排尿等，造成不同程度的排尿困难、尿潴留。术前，在患者平卧位、一侧肢体制动的情况下，给患者进行排尿训练，是预防患者术后排尿困难的有效护理手段。

（4）常规术区备皮。术前，根据穿刺部位，做好患者两侧腹股沟和会阴部的备皮。注意检查患者穿刺部位远端动脉搏动情况，便于术中、术后的对比和观察。

（5）观察、测量患者的生命体征，并做好记录。术前进行血压监护，将患者的血压控制在 120～100mmHg/70～80mmHg，以减少动脉瘤破裂的可能。应用血管扩张药尼莫地平 1～2mg/h 静脉泵入，以减少患者颅内血管痉挛。

护士长：

对的。我们在临床护理工作中经常会忽略心理护理对患者的重要影响，但是人在情绪激动、过度紧张时，动脉压力会升高，对于脑动脉瘤患者来说，动脉压力的剧增，容易导致血管壁薄弱处破裂，从而出现一系列不良后果。因此，做好患者的心理护理，是我们护理工作中极其重要的一部分。在术前，我们需要耐心、详细地向患者及其家属讲解疾病相关知识，使患者对脑动脉瘤和手术治疗方法有充分、清楚的认知,消除患者的焦虑心理。沟通过程中,医护人员应细致、耐心,并具有良好的沟通能力。那么,在手术结束,患者返回病房后,我们需要做哪些监测?

护士小乐:

脑动脉栓塞介入术术后护理包括以下内容。

(1)一般护理。保持病室安静。患者术后全麻未醒2小时内,每15分钟监测患者体温、心率、呼吸、血压、瞳孔变化,并详细记录。2小时后,每小时记录患者生命体征一次。维持患者血压在120~130mmHg/80~90mmHg,以增加脑灌注,防止脑组织缺血、缺氧。

(2)心理护理。用体贴的语言告知患者不用担心大小便问题,并为患者创造一个舒适、安静的病室环境。

(3)穿刺部位观察和护理。穿刺部位给予局部弹力绷带加压包扎12小时,绝对卧床24小时。严密观察患者穿刺部位局部有无渗血、肿胀。因术中反复穿刺,全身肝素化,患者穿刺点易出血,形成皮下血肿。术后,患者穿刺侧肢体制动、血流缓慢等均可导致血栓形成,故应密切观察患者穿刺侧足背动脉搏动有无减弱或消失,皮肤颜色是否苍白,皮肤温度是否正常;穿刺侧下肢有无疼痛和感觉障碍,并与对侧肢体进行比较。护理人员应加强巡视,认真观察患者穿刺肢体的情况,如果出现肢端苍白,小腿剧烈疼痛、麻木,皮肤温度下降,则提示有股动脉血栓形成的可能,应及时向医生报告,并采取治疗措施。

（4）疼痛护理。患者术后需严格卧床24小时,穿刺肢体处于伸直、制动、平卧位。若患者感觉全身酸痛、背痛难忍,可予侧卧,或向患侧翻身60°,每两小时交替更换一次体位。患者应保持髋关节伸直,小腿可弯曲,健侧下肢可自由屈伸。陪护人员可随时给患者按摩受压部位,以减轻患者的痛苦。

（5）患者术后有经口气管插管的,要注意患者意外拔管。可通过选择合适的约束具,或陪护人员守在患者身旁,查看患者麻醉恢复情况。护理工作中要注意保护患者的导管,口插管固定胶布松动时,应及时更换。

（6）避免肾功能损伤。介入治疗时,术中造影剂用量较大,患者回病房后,应鼓励患者多饮水,加速造影剂从肾脏排泄,以免造成肾功能损害。经股动脉途径穿刺时,患者术后需卧床24～72小时,因术侧下肢被制动,患者往往因为想减少排尿和排便的次数,而不愿意多饮水和进食,而造成血容量不足等不良后果。

（7）脑血管痉挛、脑梗死的观察。脑血管痉挛是栓塞治疗术中、术后常见并发症。除术中选择合适的导管、轻柔操作外,术后还应密切观察患者有无头痛、恶心、呕吐、张口困难、肢体活动障碍等神经系统症状。有文献报道,血栓栓塞并发症的发生率为10%左右,严重者可导致患者脑动脉闭塞、脑组织缺血而死亡。因此,术后应密切观察患者的意识、瞳孔、语言和四肢活动情况,以便早期发现脑梗死症状,并及时给予治疗。

(8) 药物治疗的观察与护理。为减轻和预防术后并发症,术后常给患者进行抗凝、解痉等药物治疗。用这些药物时需注意:①术前、术中、术后均给予尼莫地平静脉输入,以缓解脑血管痉挛,改善脑缺血。但此药可引起血压明显下降,用药过程中一定要严格掌握用量和滴速。常规用量为10mg静脉滴注,每日1次,在输液过程中应用输液泵控制每分钟输入速度和流速。一般采用三通管或Y型留置针,与其他液体同时输入,输液过程中每小时测量血压、脉搏、呼吸1次,并注意患者有无面色潮红、血压下降、心动过速等临床表现。输液结束后再次测量血压,与患者基础血压和输液过程中的血压对比,以判断使用尼莫地平后血压是否改变及其改变程度,为医生用药提供可靠数据。②术后应用抗凝药物,预防血管内血栓形成。我们经常用的低分子量肝素钙,抗凝快速、持久,可用于栓塞术后继续抗凝治疗。常规用量为0.2mg皮下注射,每12小时应用1次。1周后改用小剂量肠溶阿司匹林,每次300mg,每日1次,口服3~6个月。在抗凝治疗期间,需严密观察患者有无出血倾向,如患者是否有意识变化、大小便颜色改变、皮肤黏膜出血点和瘀斑等。各种穿刺或注射后均应给予局部压迫。

（9）严密监测患者有无出现并发症，最常见的并发症包括皮下出血、剧烈头痛、过度灌注综合征、脑出血、脑梗死等。一旦发生，应及时向医生汇报。

护士长：

由于动脉瘤患者病情严重，手术后依然有破裂的可能。因此，需要时刻关注患者是否出现并发症，并给予及时预防和治疗。发现并发症不仅需要仪器检测，更需要经验丰富和富有洞察力的护理人员的持续观察。再者，因为患者病情各异，接受的手术也各不相同，所以对手术患者的护理措施既有共通之处，也有差异之处。这个也是护理工作中的重点和难点。还有，术后患者出院后，容易出现护理断层的情况，这时需要有针对性地对患者及其家属进行有关疾病预防知识的宣教，普及疾病相关的注意事项，还要让患者意识到不健康的生活方式不利于身体的恢复，并引导患者改变不良的生活方式；嘱咐患者按时服药，并且适当锻炼，以促进早日康复。这些都是护理实际工作中的难点，在护理的过程中需要特别注意。

做好围手术期的护理，是确保介入栓塞术成功的重要环节。围手术期护理要注意护理的每一个细节和要点，避免术中发生意外，保证手术的成功，预防术后并发症的发生。在术前、术中和手术后,护理安全是我们高质量护理的基础,也是优质护理服务的关键,因为这直接关系到患者的生命安危,所以我们一定要有高度的责任意识,做好安全防范工作。

今天的教学查房就讨论到此。希望通过本次教学查房,大家能够掌握蛛网膜下腔出血患者的病情观察、术后监护的要点和安全防范措施,并在工作中协助医生及时发现患者的病情变化,完成对患者的救治工作,提高护理质量。

(陈洁琼　王　芳　陈飞宇　方喜喜)

·· **参考文献** ··

[1]周健苗.介入治疗脑动静脉畸形的护理体会[J].中国当代医药,2010,17(33):106-107.

[2]张建英.介入栓塞治疗脑动脉瘤的护理方法分析[J].饮食保健,2017,4(5):151.

[3]卢培砚.蛛网膜下腔出血误诊的43例分析[J].中国医药指南,2008,6(17):320-321.

[4]鲍勃·杨,斯妍娜,鲍红光,等.右美托咪定的实验研究与临床应用[J].临床麻醉学杂志,2011,27(10):1034-1040.

[5]陈学华,胡伟康.血管栓塞介入治疗脑动脉瘤性蛛网

膜下腔出血的疗效观察[J].实用心脑肺血管病杂志,2013,21(2):74-75.

[6]周永华.护理干预对蛛网膜下腔再出血的体会[J].当代护士(专科版),2009(1):14-15.

[7]马红,魏伟,沈钺,等.颅内动脉瘤介入栓塞治疗的围手术期护理[J].国外医学(护理学分册),2005,24(6):268-270.

[8]臧培卓,温志锋,石强,等.颅内动脉瘤介入栓塞术中动脉瘤破裂的处理[J].中华神经外科杂志,2009,25(12):1125-1127.

[9]王萍.介入治疗脑动静脉畸形伴脑出血38的护理[J].中国误诊学杂志,2008,8(20):4944-4945.

[10]汪五全,刘心,何金年,等.CTA、MRA诊断脑动静脉畸形:与DSA比较[J].中国介入影像与治疗学,2012,9(12):854-857.

[11]张太霞.蛛网膜下腔出血45例的护理[J].中国误诊学杂志,2012,12(3):727.

[12]Tormey W, O'Shea P, Brennan P. National guidelines for analysis of cerebrospinal fluid for bilirubinin suspected sub-arachnoid haemorrhage [J]. Annals of clinical biochemistry, 2012,49(1):102-103.

案例八　脑梗死

【查房内容】脑梗死患者的护理
【查房形式】三级查房
【查房地点】病房、示教室
【参加人员】护士长、责任护士各1人,主管护师3人,护师6
　　　　　　人,护士4人,实习护士3人

护士长:

我们科是综合监护病房,因此会接收各种内、外科病种的患者,有些患者的病情比较复杂。最近,科室接收从急诊室来的脑梗死患者较多,如何做好脑梗死患者的病情监测和护理,我们今天就刚收治的一位脑梗死患者的病情进行探讨和学习。希望通过这次查房,大家对脑梗死有更深入的认识,并更好地护理患者。下面先请责任护士小乐介绍一下患者的病情。

责任护士小乐:

9床患者洪女士,65岁。因"突发言语不能4小时余"于

2017年7月27日15∶00由急诊转入我科。患者入科情况∶脉搏69次/分,心律齐,呼吸频率18次/分,血压161/81mmHg,体温37.1℃。神志清,精神软,平车送入,运动性失语,部分感觉性失语,不能发音。双侧瞳孔等大等圆,对光反射灵敏。眼球活动无殊,额纹对称,伸舌不能,右侧鼻唇沟偏浅,示齿时口角向左侧偏斜。颈软,颈静脉无充盈。两肺听诊呼吸音清,未闻及干湿性啰音。心脏听诊未闻及杂音。腹平软,剑突下无压痛,无反跳痛,肝脾肋下未触及,移动性浊音阴性。双下肢无水肿。四肢肌张力无增高或减低,四肢肌力Ⅳ级,深、浅感觉无殊。双侧共济活动不合作,因患者卧床,闭目难立征(Romberg's sign)未查。双侧腱反射无殊,双侧霍夫曼征(Hoffmann's sign)阴性,双侧巴宾斯基征(Babinski's sign)未引出,克尼格征(Kernig's sign)阴性。美国国立卫生研究院卒中量表(NIHSS)评分11分。头颅CT报告示∶两侧侧脑室和右侧半卵圆中心多发缺血灶。入院诊断∶①脑梗死;②高血压病。

　　患者入科后,予完善检查,并予特级护理、告病危、重症监护、心电监护。予吡拉西坦改善神经代谢,曲克芦丁营养脑细胞,排除禁忌后予阿替普酶针50mg静脉溶栓治疗。

　　目前患者神志淡漠,不能言语,不能按指令要求配合动作,饮水时会呛咳,尿失禁。查体∶鼻导管吸氧2L/min,脉搏54次/分,呼吸频率13次/分,血压139/78mmHg,体温36℃,血氧饱和度100%。右侧鼻唇沟较左侧偏浅,口角轻度左斜,右上肢肌力Ⅲ级左右,余肢体能自主活动,肌力检查不配合。患者入科后 19 小时液体出入量:总出量 2500mL,总入量 2165mL,尿量 2500mL。血常规:白细胞计数 $7.1 \times 10^9/L$,中性粒细胞绝对值 $4.7 \times 10^9/L$,红细胞计数 $4.27 \times 10^{12}/L$,血红蛋白 136g/L,血小板计数 $227 \times 10^9/L$。N 末端脑钠肽前体 484pg/mL。心肌肌钙蛋白 I 0.01ng/mL。凝血全套+D-二聚体:PT 10.9s,APTT 28.0s,D-二聚体 228.0ng/mL。生化检测:间接胆红素 15.6μmol/L,总蛋白 63.5g/L,白蛋白 36.2g/L,葡萄糖 6.58mmol/L,总胆固醇 5.73mmol/L,甘油三酯 3.75mmol/L。颅脑 MRI 平扫示:左侧额叶见大片状低密度影,范围约 34cm×43cm,边界模糊,周围脑沟变浅;右侧半卵圆中心可见小斑片状低密度影,边界模糊,双侧放射冠密度减低。脑室系统未见增宽扩大或受压移位。中线结构居中。颅骨未见明显骨质异常。脑动脉成像报告示:两侧大脑前、中动脉水平段食管壁毛糙不整,走行僵直,以左侧大脑中动脉 M2 段为著,伴局部管腔重度狭窄,远端分支稀少。颈部血管 CT 成像报告示:主动脉弓-颈肩动脉硬化,管腔轻度狭窄。两侧颈总动脉下段、两侧颈内动脉颅外段和两侧椎动脉起始段迂曲。

患者现情绪平稳,未诉疼痛等不适。生活自理能力评估为重度依赖,深静脉血栓风险评估为中风险,予宣教并鼓励其进行基础活动。患者系溶栓治疗后,暂不能使用药物。患者现存的主要护理问题有:①潜在并发症:出血;②有误吸的

危险;③排尿异常;④语言沟通障碍;⑤生活自理能力缺陷;
⑥有皮肤完整性受损的风险。

护士长:

　　小乐病史汇报得很完整。首先,我们来了解一下脑梗死
这个疾病。脑梗死,又称缺血性卒中,中医称之为卒中或中
风。本病系由各种原因所致的局部脑组织区域血液供应障
碍,导致脑组织缺血缺氧性病变、坏死,进而产生临床上相应
的神经功能缺失表现。急性缺血性脑卒中(急性脑梗死)是
最常见的卒中类型,约占全部脑卒中的60%～80%。对于脑
卒中急性期的定义,目前尚不统一,一般指发病后2周内。近
年研究显示,我国住院急性脑梗死患者发病后1个月时病死
率在3.3%～5.2%;3个月时病死率在9.0%～9.6%,死亡/残
疾率在34.5%～37.1%;1年病死率在11.4%～15.4%,死亡/残
疾率在33.4%～44.6%。由此可见,脑梗死的病死率和致残
率都很高。那么,大家知道脑梗死的病因和诱因有哪些吗?

护师小胡:

　　因为脑血栓形成的病理基础主要为动脉粥样硬化,因此
引起动脉粥样硬化的因素也是发生引起脑梗死的病因。近
期在全球范围内进行的一项关于脑卒中的大型病例对照研
究结果显示:脑梗死的发生90%归咎于10个危险因素。这

些危险因素依次是高血压病、吸烟、腰臀比过大、饮食不当、缺乏体育锻炼、糖尿病、过量饮酒、过度的精神压力或抑郁、有基础心脏疾病和高脂血症。需要指出的是,以上大多数危险因素都是可控的。

　　本病的具体病因及其作用机制为:①血管壁本身的病变:最常见的是动脉粥样硬化,且患者常常伴有高血压、糖尿病、高脂血症等危险因素。动脉粥样硬化可导致各处脑动脉狭窄或闭塞性病变,尤以大中型管径≥500μm的动脉受累为主,国人的颅内动脉病变较颅外动脉病变更多见。其次为脑动脉壁炎症,如结核病、梅毒、结缔组织病等。此外,先天性血管畸形、血管壁发育不良等也可引起脑梗死。由于动脉粥样硬化好发于大血管的分叉处和弯曲处,故脑血栓形成的好发部位为颈动脉的起始部和虹吸部、大脑中动脉起始部、椎动脉、基底动脉中下段等。当这些部位的血管内膜上的斑块破裂后,血小板和纤维素等血液中有形成分随后黏附、聚集、沉积,形成血栓,而血栓脱落形成栓子可阻塞远端动脉,导致脑梗死。脑动脉斑块也可造成管腔本身的明显狭窄或闭塞,引起灌注区域内的血液压力下降、血流速度减慢和血液黏度增加,进而产生局部脑区域供血减少,或促进局部血栓形成,出现脑梗死症状。②血液成分改变:真性红细胞增多症、高黏血症、高纤维蛋白原血症、血小板增多症、口服避孕药等均可致血栓形成。少数病例可有高水平的抗磷脂抗体、蛋白C、蛋白S或抗血栓Ⅲ缺乏伴发的高凝状态等。这些因素也可以造成脑动脉内的栓塞事件发生或原位脑动脉血栓形成。③其他：药源性、外伤所致脑动脉夹层，以及极少数不明原因。

护士长：

接下来，我们讨论一下脑梗死的临床表现。根据梗死部位的不同，脑梗死患者的临床表现也各有不同。小高，你能讲一下脑梗死患者都有哪些临床表现吗？

护士小高：

好的，护士长。我通过查阅文献了解到，本病好发于50岁以上的中、老年人，男性稍多于女性。患者常合并有动脉硬化、高血压、高脂血症或糖尿病等危险因素，或对应的全身性非特异性症状。脑梗死患者的前驱症状无特殊性，部分患者可能有头晕、一过性肢体麻木、无力等短暂性脑缺血发作的表现。而这些症状往往由于持续时间较短和程度较轻微，而被患者及其家属忽略。急性脑梗死起病急，患者多在休息或睡眠中发病，临床症状在发病后数小时或1～2天达到高峰。神经系统的症状，与闭塞血管供血区域的脑组织和邻近受累脑组织的功能有关，这一特点有利于临床工作者较准确地对患者的病变位置进行定位诊断。下面我按主要脑动脉供血分布区对应的脑功能缺失症状来叙述本病的临床表现。

1. 颈内动脉闭塞综合征

病灶侧单眼黑蒙,或病灶侧 Horner 征(因颈上交感神经节后纤维受损导致同侧眼裂变小、瞳孔变小、眼球内陷、面部少汗);对侧偏瘫、偏身感觉障碍和偏盲等(大脑中动脉或大脑中、前动脉缺血表现);优势半球受累还可有失语,非优势半球受累可出现体象障碍等。尽管颈内动脉供血区的脑梗死患者出现意识障碍者较少,但急性颈内动脉主干闭塞可产生明显的意识障碍。

2. 大脑中动脉闭塞综合征

大脑中动脉闭塞综合征最为常见,可因闭塞分支的不同而出现不同的临床表现。

(1)主干闭塞。出现对侧中枢性面舌瘫和偏瘫、偏身感觉障碍和同向性偏盲;可伴有不同程度的意识障碍;若优势半球受累还可出现失语,非优势半球受累可出现体象障碍。

(2)皮质支闭塞。上分支闭塞,可出现对侧偏瘫和感觉缺失,表达性或运动性失语(优势半球)或体象障碍(非优势半球);下分支闭塞,可出现感觉性失语、命名性失语和行为障碍等,而无偏瘫。

(3)深穿支闭塞。对侧中枢性上、下肢均等性偏瘫,可伴有面舌瘫;对侧偏身感觉障碍,有时可伴有对侧同向性偏瘫;优势半球病变可出现皮质下失语。

3. 大脑前动脉闭塞综合征

（1）主干闭塞。前交通动脉以后闭塞时,额叶内侧缺血,出现对侧下肢运动和感觉障碍。因旁中央小叶受累,患者小便不易控制。对侧出现强握、摸索和吸吮反射等额叶释放症状。由于有对侧动脉的侧支循环代偿,所以当前交通动脉以前大脑前动脉闭塞,患者不一定出现症状。如果双侧动脉起源于同一主干,则易出现双侧大脑前动脉闭塞,患者出现淡漠、欣快等精神症状,双侧脑性瘫痪、大小便失禁、额叶性认知功能障碍。

（2）皮质支闭塞。患者可出现对侧下肢远端为主的中枢性瘫痪,可伴有感觉障碍;对侧肢体短暂性共济失调、强握反射和精神症状。

（3）深穿支闭塞。患者可出现对侧中枢性面舌瘫和上肢近端轻瘫。

4. 大脑后动脉闭塞综合征

（1）主干闭塞。可出现对侧同向性偏盲、偏瘫和偏身感觉障碍、丘脑综合征;主侧半球病变可有失读症。

（2）皮质支闭塞。因侧支循环丰富而很少出现症状,仔细检查可发现,对侧同向性偏盲或象限盲,伴黄斑回避,双侧病变可有皮质盲;顶枕动脉闭塞可见对侧偏盲,可有不定型幻觉痫性发作,主侧半球受累还可出现命名性失语;矩状动脉闭塞出现对侧偏盲或象限盲。

（3）深穿支闭塞。丘脑穿通动脉闭塞,可产生红核丘脑综合征,如病灶侧小脑性共济失调、肢体意向性震颤、短暂的舞蹈样不自主运动、对侧面部感觉障碍。丘脑膝状体动脉闭塞,可出现丘脑综合征,如对侧感觉障碍(深感觉为主),以及自发性疼痛、感觉过度、轻偏瘫和不自主运动,可伴有舞蹈、手足徐动和震颤等锥体外系症状。中脑支闭塞,则可出现大脑脚综合征(Weber综合征),如同侧动眼神经瘫痪、对侧中枢性面舌瘫和上、下肢瘫;或红核综合征(Benedikt综合征)、同侧动眼神经瘫痪、对侧不自主运动、对侧偏身深感觉和精细触觉障碍。

5. 椎基底动脉闭塞综合征

（1）主干闭塞。常引起广泛梗死,出现脑神经、锥体束损伤和小脑症状,如眩晕、共济失调、瞳孔缩小、四肢瘫痪、消化道出血、昏迷、高热等,患者常因病情危重而死亡。

（2）中脑梗死。常见综合征如下:①Weber综合征:同侧动眼神经麻痹和对侧面舌瘫和上下肢瘫。②Benedikt综合征:同侧动眼神经麻痹,对侧肢体不自主运动,对侧偏身深感觉和精细触觉障碍。③中脑震颤综合征(Claude综合征):同侧动眼神经麻痹,对侧小脑性共济失调。④帕里诺综合征(Parinaud综合征):垂直注视麻痹。

（3）脑桥梗死。常见综合征如下:①脑桥基底内侧综合征(Foville综合征):同侧周围性面瘫,双眼向病灶对侧凝视,对侧肢体瘫痪。②脑桥腹外侧综合征（Millard-Gubler综合征）：同侧面神经、展神经麻痹，对侧偏瘫。③脑桥被盖部综合征（Raymond-Cestan综合征）：对侧小脑性共济失调，对侧肢体和躯干深浅感觉障碍，同侧三叉神经感觉和运动障碍，双眼向病灶对侧凝视。④闭锁综合征：又称为睁眼昏迷，系双侧脑桥中下部的副侧基底部梗死。患者意识清楚，因四肢瘫痪、双侧面瘫和延髓性麻痹，故不能言语、不能进食、不能做各种运动，只能以眼球上、下运动来表达自己的意愿。

（4）延髓梗死。最常见的是延髓背外侧综合征（Wallenberg综合征），表现为眩晕，眼球震颤，吞咽困难，病灶侧软腭和声带麻痹，共济失调，面部痛温觉障碍，Horner综合征，对侧偏身痛温觉障碍。

（5）基底动脉尖综合征。基底动脉尖综合征是椎-基底动脉供血障碍的一种特殊类型，即基底动脉顶端2cm内包括双侧大脑后动脉、小脑上动脉和基底动脉顶端呈"干"字形的5条血管闭塞所产生的综合征。其常由栓塞引起，梗死灶可分布于枕叶、颞叶、丘脑、脑干和小脑，出现眼部症状、意识或行为异常、感觉运动障碍等症状。

6. 分水岭脑梗死

分水岭脑梗死系两支或以上动脉分布区的交界处，或同一动脉不同分支分布区的边缘带发生的脑梗死。结合影像检查，可将其分为以下常见类型。①皮质前型：如大脑前与大脑中动脉供血区的分水岭,出现以上肢为主的中枢性偏瘫及偏身感觉障碍,优势侧病变可出现经皮质性运动性失语,其病灶位于额中回,可沿前后中央回上不呈带状前后走行,可直达顶上小叶。②皮质后型:病灶位于顶、枕、颞交界处,如大脑中与大脑后动脉,或大脑前、中、后动脉皮质支间的分水岭区,其以偏盲最常见,可伴有情感淡漠,记忆力减退和格斯特曼综合征(Gerstmann综合征)。③皮质下型:如大脑前、中、后动脉皮质支与深穿支或大脑前动脉回返支(Heubner动脉)与大脑中动脉的豆纹动脉间的分水岭区梗死,可出现纯运动性轻偏瘫和(或)感觉障碍、不自主运动等。

需要注意的是,临床上许多患者的临床症状和体征并不符合上述的单支脑动脉分布区梗死的典型综合征,而表现为多个临床综合征的组合。同时,脑动脉的变异和个体化侧支循环代偿能力的差异,也是患者临床表现不典型的重要因素。因而,医生需要结合一些辅助检查,以充分理解相应脑梗死的临床表现。

实习护士小黄:

护士长,这个患者的临床表现中有肌力减退,请问肌力如何评估?

护士长：

小黄,我们常用的肌力评估方法是徒手肌力检查（MMT）。检查方法是:先嘱患者做主动运动,检查者注意观察其运动的力量和幅度;然后检查者给予一定的阻力,让患者做对抗运动,以判断其肌力是否正常。依次检查患者各关节的运动力量,并注意两侧肢体的对比。

（1）上肢肌力评估:患者双上肢前平举、侧平举、后举,检查者观察其关节肌肉力量;患者屈肘、伸肘,检查者观察其肱二头肌、肱三头肌肉力量;患者屈腕、伸腕,检查者观察其腕部肌肉力量;患者两手五指分开后相对、并拢、屈曲、伸直,检查者观察其各指关节肌肉的力量。

（2）下肢肌力评估:患者仰卧位,做直抬腿和大腿内收、外展,检查者观察其髋关节屈曲、内收、外展肌肉的力量;患者仰卧位,直抬腿和屈曲膝关节,检查者观察其伸髋和屈膝肌群的力量;患者仰卧位,双下肢伸直,踝关节跖屈、背屈、内翻、外翻,检查者观察其踝关节肌肉力量。

肌力评定标准:0级:完全瘫痪,肌力完全丧失。Ⅰ级:可见到或触摸到肌肉轻微的收缩,但无肢体运动。Ⅱ级:肢体可在床上移动,但不能抬起。Ⅲ级:肢体能抬离床面,但不能对抗阻力。Ⅳ级:肢体能做对抗阻力的运动,但肌力减弱。Ⅴ级:肌力正常。

护士长：

针对像这样急诊入科的患者，我们需要配合医生做哪些工作？

护士小张：

我们要观察患者的神志、瞳孔、生命体征和肌力改变等，并了解患者共济失调的情况。必要时给予患者吸氧，应使患者血氧饱和度维持在94％以上。对于气道功能严重障碍者，应给予气道支持（气管插管或切开）和辅助呼吸。立即给予开通静脉通道，留置套管针。采集血常规、血生化（血糖、肝肾功能）、凝血功能、血气分析等血标本。行心电图检查。配合医生给予特异性治疗，如溶栓、抗血小板聚集、抗凝、降纤、扩容等，并注意观察药物不良反应。保持病房的温度和湿度适宜。根据患者病情，嘱其取平卧位或半卧位休息。

护士长：

小张说得不错。说到用药，脑梗死患者在溶栓治疗方面有它的特殊性，谁来来讲讲脑梗死患者的溶栓治疗有哪些特殊性？

护师小杨：

　　溶栓治疗包括静脉溶栓和动脉溶栓。对于发病4.5小时以内的急性脑梗死患者,宜采用静脉溶栓治疗。研究显示,溶栓是治疗脑梗死的最佳方法,药物选择包括重组组织型纤溶酶原激活剂、尿激酶等。静脉溶栓治疗具有技术设备简单、操作易掌握和费用低等优势,患者更易接受。脑梗死患者采用静脉溶栓治疗可缩小梗死病灶,有效改善神经功能,减轻脑水肿。静脉溶栓的不足是药物使用剂量较大,患者出血风险较高,并对患者纤溶系统影响较大。

　　动脉溶栓也是常用的溶栓治疗方法,多采取超选择性血管内溶栓。动脉溶栓需反复进行血管造影,充分显示闭塞血管部位,对血管闭塞程度和侧支循环等情况做出较为准确的判断。动脉溶栓具有药物使用剂量小、不良反应少等优势。重度狭窄患者可通过行经皮血管成形术提高血流灌注,防止血栓再次形成。但动脉溶栓治疗对医生技术要求较高,应用广泛性较差。另因动脉溶栓治疗技术要求较高,用药时间如发生延误,易导致患者血管内壁损伤,引起血管痉挛。

护士长：

　　该患者使用了阿替普酶针进行溶栓治疗,使用该药时,我们需要注意什么?

主管护士小范：

阿替普酶针是一种血栓溶解药，主要成分是糖蛋白，含526个氨基酸。该药可通过其赖氨酸残基与纤维蛋白结合，激活与纤维蛋白结合的纤溶酶原，使其转变为纤溶酶，这一作用比其激活循环中的纤溶酶原作用更强。由于该药可选择性激活纤溶酶原，因而不产生使用链激酶时常见的出血的并发症。

使用阿替普酶针时，我们要严密观察患者有无发生如下不良反应。

（1）血液系统：出血最常见。与溶栓治疗相关的出血类型有胃肠道、泌尿、生殖道、腹膜后或颅内的出血，浅层的或表面的出血主要出现在侵入性操作的部位（如静脉切口、动脉穿刺的部位）。另外，还有出现硬膜外血肿和筋膜下血肿的报道。全身性纤维蛋白溶解比用链激酶时要少见，但出血的发生率相近。

（2）心血管系统：①心律失常：使用阿替普酶针治疗急性心肌梗死时，患者血管再通期间可出现再灌注心律失常，如加速性室性自主心律、心动过缓或室性早搏等。这些反应通常为良性，通过标准的抗心律失常治疗可以控制，但有可能引起再次心肌梗死和梗死面积扩大。心律失常的发生率和静脉滴注链激酶时相近。②血管再闭塞：血管开通后，需继续用肝素抗凝,否则可能再次形成血栓,造成血管再闭塞。有报道,用阿替普酶针进行溶栓治疗后,患者发生了胆固醇结晶栓塞。

（3）中枢神经系统:可出现颅内出血、癫痫发作。

（4）泌尿、生殖系统:有报道称,用药后患者立即出现肾血管肌脂瘤引起的腹膜后出血。

（5）骨骼、肌肉系统:可出现膝关节部位出血性滑膜囊炎。

（6）其他:过敏反应。

护士长:

通过小杨的介绍和小范的补充,大家应该对溶栓治疗都有了更深入的认识。那为患者进行静脉溶栓时,我们的监护和处理具体该怎么实施呢?

护师小杨:

静脉溶栓时的监护包括如下内容。

（1）定期检查患者血压和神经功能,在静脉溶栓治疗中和结束后2小时内,每15分钟给患者进行一次血压测量和神经功能评估;治疗结束2小时后,每30分钟检查一次,持续6小时;治疗结束8小时后,每小时检查一次,直至治疗后24小时。

（2）如患者出现严重头痛、高血压、恶心或呕吐,或神经系统症状、体征恶化,应立即停用溶栓药物,并给患者行脑CT检查。

（3）如患者收缩压≥180mmHg或舒张压≥100mmHg,应增加血压监测次数,并给予降压药物。

（4）在病情允许的情况下,鼻饲管、导尿管和动脉内测压管应延迟安置。

（5）溶栓24小时后,给予患者抗凝药或抗血小板药前,应复查颅脑CT或MRI。

护士长：

说得很好。在治疗的同时,我们也务必注意观察患者有没有发生并发症,大家知道脑梗死急性期有哪些并发症吗?

护师小李：

脑梗死急性期的并发症有如下几种。

（1）脑水肿与颅内压增高:严重脑水肿和颅内压增高是急性重症脑梗死的常见并发症,也是患者死亡的主要原因之一。

（2）梗死后出血(出血转化):脑梗死出血转化发生率为8.5%～30%,其中有症状的为1.5%～5%。心源性脑栓塞、大面积脑梗死、影像学显示占位效应、早期低密度征、年龄＞70岁、应用抗栓药物(尤其是抗凝药物)或溶栓药物等会增加出血转化的风险。

（3）癫痫：缺血性脑卒中后癫痫的早期发生率为2%～33%，晚期发生率为3%～67%。

（4）吞咽困难：约50%的脑卒中患者入院时存在吞咽困难，病后3个月时存在吞咽困难的患者降为15%左右。

（5）肺炎：约5.6%的脑卒中患者合并肺炎，误吸是发生肺炎的主要原因。意识障碍、吞咽困难是导致误吸的主要危险因素，其他可能引起误吸的危险因素包括呕吐、患者不活动等。肺炎是脑卒中患者死亡的主要原因之一，15%～25%脑卒中患者死于细菌性肺炎。

（6）排尿障碍与尿路感染：排尿障碍在脑卒中早期很常见，主要包括尿失禁与尿潴留。住院期间，40%～60%中重度脑卒中患者发生尿失禁；29%发生尿潴留。尿路感染主要继发于因尿失禁或尿潴留而留置导尿管的患者，约5%的患者出现败血症。

（7）深静脉血栓形成和肺栓塞：深静脉血栓形成（DVT）的危险因素包括静脉血流淤滞、静脉系统内皮损伤和血液高凝状态。瘫痪、年老和心房颤动患者发生DVT的比例更高，症状性DVT发生率为2%。DVT最重要的并发症为肺栓塞。

实习护士小王：

老师，该患者已经出现尿失禁了，那我们该如何护理呢？

主管护士小方：

对脑梗死的尿失禁患者，我们应尽量避免留置导尿管。可定时使用便盆或便壶，尝试让患者自行排尿，白天每2小时尝试排尿一次，晚上每4小时一次。如果患者出现尿潴留，应测定膀胱残余尿，排尿时可在其耻骨上施压以促进排尿。必要时可给予间歇性导尿或留置导尿。

护士长：

脑梗死患者出现肢体瘫痪，我们如何开展肢体的功能康复？

主管护士小郁：

早期进行康复介入，对脑梗死患者康复至关重要。2013年美国心脏协会/美国卒中协会（AHA/ASA）急性缺血性脑卒中早期管理指南指出：生命体征平稳，无严重并发症或脑水肿的脑卒中患者，鼓励在发病24小时内尽早开始进行床边活动，可使患者有更多获益。早期康复治疗方法主要包括良肢位摆放、床上被动活动、床椅转移训练等。关节活动顺序为先大后小，进行偏瘫侧关节的屈伸、内旋和外展等功能训练，按摩和牵拉挛缩的肌肉、肌腱和关节等周围组织，进行挛缩倾向相反的伸展运动。训练幅度应循序渐进，以患者能耐受为度。

护士长：

确实，鼓励患者早期进行康复训练，可以提高患者的生活质量，降低致残程度。这位患者还因为脑梗死导致失语，针对这一情况，我们护理人员可以对患者进行哪些干预？

护师小胡：

对于脑梗死后失语患者，护理人员可以进行以下干预。

（1）我们要评估患者失语的性质和患者的理解能力，记录患者能表达的基本语言。观察患者的手势、表情等，及时满足患者需要。患者若神志清醒，护理人员可向其解释语言锻炼的目的和方法，鼓励患者讲话，促进其语言功能恢复。患者练习讲话时，医护人员和患者家属等要注意不可嘲笑患者，消除其羞怯心理。

（2）训练。①肌群运动：可指导患者做缩唇、叩齿、卷舌、鼓腮等锻炼。②发音训练：先练习易发的音，按无意义的词→有意义的词→短语→句子的顺序，循序渐进训练。比如：大→大海→大海美→我想去看大海。患者可以发单音后，可训练其发复音。指导患者先做吹的动作，然后发"p"音。③复述训练：复述单词和词汇。让患者说出常用物品的名称。④词句训练与会话训练：给患者一个字音，让其组成各种词汇造句，并与其对话交流。⑤听觉言语刺激训练：听语指图、指物、指字,并让患者解触实物后叫出物体的名字。

（3）沟通。①手势法:与患者共同约定手势意图,如握空拳表示口渴,想喝水;向上竖大拇指表示想大便;向下竖大拇指表示想小便等。②实物图片法:利用实物图片,与患者进行简单的思想交流,让患者按需指认图片,以表达自己的需求。此种方法适用于有听力障碍的患者。③文字书写法:适用于能写字,无机械书写障碍和视空间书写障碍的患者,可让其用文字表达自己的想法或需求。

（4）注意事项。语言功能训练应遵循循序渐进、由简到难、由浅入深的原则,并根据患者的接受能力,不断调整内容,切忌复杂化、多样化,避免使患者一开始就感到困难而放弃。每次训练必须从患者易接受的项目开始,用简单的训练让患者体验到成功的乐趣。坚持天天学和练。指导患者时说话要缓慢和清晰。

护士长:

很好,今天大家查房发言都很积极,下面我来总结一下今天的查房。这次查房我们主要学习了脑梗死的相关内容,对脑梗死的病因、诱因、临床表现、治疗和并发症、健康教育和康复治疗进行了讨论和学习,希望通过今天的查房,大家都能有新的收获!

（陈　瑜　杨　群　詹晔斐　杨瑶琴）

参考文献

［1］中华医学会神经病学分会.中国急性缺血性脑卒中诊治指南2014［J］.中华神经科杂志,2015,48（4）:246-257.

［2］Latchaw R E，Alberts M J，Lev M H，et al. Recommendations for imaging of acute ischemic stroke：a scientific statement from the American Heart Association［J］. Stroke，2009，40（11）：3646-3678.

［3］O'Donnell M J，Xavier D，Liu L，et al. Risk factors for ischaemic and intracerebral haemorrhagic stroke in 22 countries（the INTERSTROKE study）：a case-control study［J］. Lancet，2010，376（9735）：112-123.

［4］中华医学会神经病学分会脑血管病学组缺血性脑卒中二级预防指南撰写组.中国缺血性脑卒中和短暂性脑缺血发作二级预防指南［J］.中华神经科杂志,2010,43（2）:154-160.

［5］贾建平.神经病学［M］.北京:人民卫生出版社,2008.

［6］刘鸣,刘峻峰.中国脑血管病指南制定方法及应用［J］.中华神经科杂志,2015,48（4）:241-245.

［7］鲍欢,胡晖,王选,等.急性缺血性卒中患者的早期诊疗指南:美国心脏协会/美国卒中协会为医疗保健专业人员制定的指南（第一部分）［J］.中国卒中杂志,2013,8（5）:403-

406.

[8]Jauch E C，Saver J L，Jr H A，et al. The updated guidelines for the Early Management of Patients with Acute Ischemic Stroke are a comprehensive review of evidence-based stroke care. The revised and new recommendations support aggressive treatment of acute stroke with intravenous（Ⅳ）tPA［J］. Stroke，2013，44（3）：870-947.

[9]李焰生.解读2013年美国卒中学会《急性缺血性卒中患者早期处理指南》[J].神经病学与神经康复学杂志,2013（1）:1-4.

[10]尤荣开.神经重症危重症监测治疗学［M］.北京:人民军医出版社,2004.

[11]侯书敏,张东,党国义.脑梗死临床治疗研究进展河北医学［J］.2012,18(12):1799-1801.

[12]陈聪,徐运.急性脑梗死溶栓治疗新进展[J].内科急危重症杂志,2013,19(2):65-68.

[13]王志师.大面积脑梗死的临床治疗研究进展[J].临床合理用药杂志,2016,9(17):176-177.

[14]殷翠平.静脉溶栓治疗急性脑梗死研究进展[J].临床合理用药杂志,2014,7(23):170.

[15]张书敏,刘晓敏.脑梗死偏瘫患者早期康复护理的效果观察[J].中国民康医学,2015,27(22):22.

[16]迟慧艳,宫春风.脑梗死偏瘫患者急性期功能锻炼的护理措施[J].中国实用医药,2009,4(4):236-237.

[17]姜鸿,赵海霞.护理干预对脑梗死运动性失语患者语言康复的影响[J].临床护理杂志,2011,10(4):25.

[18]贡俊霞.浅谈脑梗死患者的心理护理[J].世界最新医学信息文摘,2015,15(19):162.

案例九　急性腹膜炎

【查房内容】急性腹膜炎患者的护理评估要点和重点监测内容

【查房形式】三级查房

【查房地点】病房

【参加人员】护士长、责任护士各1人,主管护师4人,护师7人,护士10人,实习护士10人

护士长:

我们是综合ICU,承担着全院急危重症患者的救治工作,而急性腹膜炎是急危重症中常见的一种。急性腹膜炎指由腹膜感染、损伤或化学刺激等引起的腹膜急性炎症,分为原发性腹膜炎和继发性腹膜炎。

继发性腹膜炎占98%,多见于急性阑尾炎穿孔,胃、十二指肠溃疡急性穿孔,内脏炎症扩散,手术中腹腔污染等。

原发性腹膜炎是指腹腔内无原发病灶,细菌经血液循环、泌尿道和女性生殖道等途径播散至腹膜腔,并引起炎症,占急性腹膜炎患者的2%,多见于儿童、肝硬化并发腹水或肾病的患者等。

急性腹膜炎致病菌以大肠杆菌最为多见,其次是葡萄球菌、链球菌等,一般多为混合感染。急性腹膜炎临床表现主要为腹痛,多为持续性,较剧烈。腹痛呈局限性或弥漫性,伴有恶心、呕吐、寒战、高热等症状。腹部有明显压痛和反跳痛,腹肌紧张,呈板样强直。腹式呼吸减弱或消失,并伴有明显腹胀,肠鸣音减弱或消失,肝浊音区缩小或消失。白细胞计数增高。应积极采取治疗措施,消除引起腹膜炎的病因,使患者腹腔内脓性渗出液尽快局限、吸收,或通过引流而清除。急性腹膜炎治疗方法分为非手术和手术治疗两种。今天,我们对一例急性腹膜炎患者进行查房,目的是希望大家掌握急性腹膜炎患者的护理评估要点和重点监测内容。下面请责任护士小赵给大家介绍一下患者的病史。

责任护士小赵:

患者包先生,81岁。2017年6月13日00:15,患者因"全腹胀痛伴胸闷、气促6小时"入院。入院时患者呈急性面容,主诉全腹胀痛,NRS 评分 7 分,肛门排气、排便正常。查体:腹部膨隆,蠕动波未及,触诊全腹腹肌紧张、有压痛和反跳痛,以右侧尤甚。腹痛剧烈,呈持续性。腹部未触及包块。血压 125/62mmHg,脉搏 95 次/分,呼吸频率 30 次/分,体温 36℃。血常规:白细胞计数 15.7×10^9/L,中性粒细胞分类 0.941,血小板计数 351×10^9/L,超敏 C 反应蛋白 270.2mg/L。降钙素原 7.92ng/mL。腹部超声示:腹腔积液,盆腔囊肿。在超声引导下行右下腹诊断性穿刺,抽出脓性液体约 50mL。腹水常规示:外观黄色,浑浊,细胞计数 $80500/\mu L$,李凡他试验阳性。患者病情危重,在 01:10 转入我科。

转入我科时,患者意识模糊,血压 122/68mmHg,脉搏 94 次/分,呼吸 30 次/分,血氧饱和度 99%,体温 36.5℃。入院至今,患者未解小便,入科后予鼻导管吸氧;留置导尿,引流出 10mL 黄色尿液;予抗感染、补液、护胃、护肝、营养支持等对症支持治疗;予右颈内静脉置管监测 CVP,测得 CVP 为 $5cmH_2O$。05:00 予输入红细胞悬液 3.0U,无输血不良反应。6 月 14 日患者最高体温 38.9℃,予物理降温后体温有所下降。6 月 17 日再次予腹腔穿刺,抽出脓性液体 100mL。患者仍有发热,体温 38.4℃。现患者神志清,鼻导管吸氧,血压 152/72mmHg,脉搏 60 次/分,呼吸频率 20 次/分,体温 38.1℃,自述仍有腹部胀痛,查体有压痛和反跳痛,疼痛程度可耐受。NRS 评分 3 分。今晨血常规示:白细胞计数 7.3×10^9/L,

中性粒细胞分类0.664,血小板计数178×10⁹/L,超敏C反应蛋白36.31mg/L。患者目前主要的护理问题有:①疼痛。②体温过高。③组织灌注不足。④生活自理能力丧失。⑤睡眠型态紊乱。

护士长:

谢谢小赵如此详细的病史汇报,大家对小赵所汇报的病史有什么疑问吗?

实习护士小张:

为什么腹膜炎患者会有压痛和反跳痛?

护士小钱:

这要从腹膜的生理结构来讲,腹膜分为壁层腹膜和脏层腹膜两部分,其中壁层腹膜上有来自于肋间神经和腰神经的神经分支,这些神经属体神经系统,对各种刺激敏感,痛觉定位准确。因此,壁层腹膜受炎症刺激后可引起局部疼痛、压痛和腹壁肌肉反射性收缩,产生腹壁紧张,这也是判断腹膜炎的主要依据。

实习护士小张:

明白了,谢谢老师!

护士长：

大家还有什么问题吗？

实习护士小郑：

请问老师，什么是李凡他试验？

护士小颜：

李凡他试验，又称李凡他反应，是浆液黏蛋白定性实验。这个试验的原理是这样的：浆液黏蛋白是多糖和蛋白质形成的复合物，其等电点是 pH 3～5，亦称为酸性糖蛋白，当其在大量稀醋酸中时，若呈白色沉淀，即为阳性。运用这个试验，我们可以判断浆膜腔积液是漏出液还是渗出液。漏出液黏蛋白含量很少，多为阴性反应；渗出液中因含有大量黏蛋白，多为阳性反应。渗出液由炎症引起，常见于感染性因素，有时可见于恶性肿瘤；漏出液属非炎症反应，形成的基本原因为血浆渗透压低、血管内压力增高、淋巴管阻塞等。

实习护士小郑：

那本例患者李凡他试验呈阳性，就代表其腹腔积液是渗出液，是炎症反应引起的，所以患者的诊断就为腹膜炎吗？

护士长：

小郑同学问得很好。小赵，你可以回答一下这个问题吗？

责任护士小赵：

好的。我看过包先生的整个病程记录，患者是以急腹症来就医的，但是急腹症有很多病因，因此我们首先要进行以下鉴别诊断：①急性胰腺炎：患者中上腹痛，伴恶心、呕吐，需考虑急性胰腺炎的可能，可查血、尿淀粉酶、上腹CT等协助诊断。②急性肠梗阻：患者有肛门排气、排便，所以暂不考虑。必要时查腹部X线。③胆囊炎、胆石症：患者中上腹痛，伴恶心、呕吐，需考虑胆囊炎、胆石症的可能，可查上腹部彩超、上腹部CT等协助诊断。④急性阑尾炎：患者无转移性右下腹痛，麦氏点无压痛，所以暂不考虑。可继续观察患者的腹痛情况。⑤肠系膜血管栓塞：患者为老年人，有冠心病、高血压等危险因素，突然出现腹痛，需要警惕血管栓塞的可能，可做CTA协助诊断。

患者的辅助检查结果如下：血、尿淀粉酶没有明显增高。腹部CT示：①支气管炎伴左下肺感染可能。②心包积液，冠状动脉和主动脉钙化，心脏起搏器置入术后。③肝左叶稍低密度影；双侧肾上限饱满；膀胱壁不规则增厚，占位可能。血常规：白细胞计数15.7×10⁹/L，中性粒细胞分类0.941，

血小板计数 $351×10^9/L$，超敏 C 反应蛋白 270.20mg/L。降钙素原 7.92ng/mL。腹部超声：腹腔积液，盆腔囊肿；在超声引导下行右下腹诊断性穿刺，抽出脓性液体约 50mL。腹水常规：外观黄色浑浊，细胞计数为 80500/μL，李凡他氏试验阳性。综合以上，医生诊断为腹膜炎。

护士长：

好，小赵帮我们完美地解答了这个问题。刚才介绍病史时说到，患者是以急腹症入院，疼痛剧烈，那我们就来说说疼痛患者的护理。大家都知道，疼痛是人的主观感受，也有人说它是人体的第五大生命体征。因此疼痛评估很重要，大家知道如何进行疼痛评估吗？有哪些评估量表？

护师小王：

疼痛评估包括疼痛的类型、强度、部位、持续时间、缓解和加重因素、相关病情、诊断、治疗史以及患者预期的疼痛控制目标等。我们科室常用的疼痛强度评估工具的是数字疼痛评估量表（NRS）、面部表情疼痛评估量表（FPS-R）、重症监护疼痛观察量表（CPOT）、疼痛行为评估量表（FLACC）。

护士长：

回答得很好。我们知道了这些评估工具，那我们应该如何选择评估工具？它们分别适用于何种患者？

护士小李：

①数字疼痛评估量表（NRS）：适用于有一定文化程度，能良好沟通的患者。②面部表情疼痛评估量表（FPS-R）：适用于表达困难的患者，或存在沟通障碍的患者，如儿童、老年患者或言不通的患者等。③疼痛行为评估量表（FLACC）：适用于无法正确表达的患者（包括昏迷患者），以及某些婴幼儿、儿童患者。④重症监护疼痛观察量表（CPOT）：适用于无法交流的ICU危重患者。

护士长：

在疼痛评估过程中，还要注意些什么吗？

护师小罗：

需要注意的就是，要根据患者的实际情况选择合适的疼痛程度评估工具，并进行正确评估。疼痛评估勿与医嘱和用药冲突。一般对同一患者进行疼痛评估，使用同一种评估工具。仅当患者身体情况、诊疗计划或个人需求发生重大变化时，才可根据临床具体情况选择更为合适的评估工具。若更改评估工具，需要在病情记录单上写明。

护师小徐：

疼痛评估的时机也很重要。ICU除了常规每隔4小时进行疼痛评估外，还会在各种情况下进行即时评估，包括患者入院时的疼痛筛查记录、医生开具镇痛治疗医嘱时、患者主诉疼痛或疼痛加剧时以及用过镇痛药后的再评估。用过镇痛药后的再评估，指应用强阿片类药物后的再评估，时间一般为静脉应用镇痛药物后15分钟；皮下和肌肉注射止痛药物后半小时；口服和直肠应用镇痛药物后1小时；芬太尼贴剂外贴给药后8小时。应用其他镇痛药物镇痛后的再评估时间，可遵医嘱。

护士长：

在这些时机评估好患者的疼痛强度后，对于不同强度的疼痛，处理流程是怎样的？

护士小颜：

（1）无痛（0分）：疼痛筛查后直接记录、观察。

（2）轻度疼痛（1～3分）：以非药物镇痛为主，例如社会支持、心理支持、音乐疗法、转移注意力等；或者根据医嘱使用其他镇痛方法。

（3）中度疼痛（4～6分）：护士向医生报告，给予患者镇痛药或其他镇痛方法,包括放疗、化疗、外科治疗、物理疗法、针灸、神经阻滞、辅助镇痛药等。

（4）重度疼痛（7～10分）：按急症对待。

护士长：

对,大家都说得很好。现在以这例腹膜炎患者为例,说说ICU患者的疼痛评估。众所周知,疼痛是ICU患者的常见问题之一,大部分患者在ICU期间经历了中度到重度疼痛。研究发现,常规的医疗护理操作均会给ICU患者带来疼痛感受。疼痛及其应激反应会给患者机体带来伤害。处理不及时,还会给ICU患者带来持续的生理和心理上的负面影响。而ICU护士对危重患者疼痛相关知识的掌握与实践现状是：ICU护士疼痛知识与态度调查显示,ICU护士对疼痛认知的平均正确率仅为35.2%；参加过疼痛学习班、有疼痛处理经验者,回答问题的正确率较高。大多数ICU护士使用过疼痛强度评估量表,但无人使用过行为观察疼痛评估工具。ICU护士选择最能代表危重患者存在疼痛的行为,是痛苦表情（66.7%）、皱眉（48.8%）和握紧拳头（46.5%）等。ICU护士认为积极的ICU团队、标准化疼痛评估工具和持续疼痛教育等是危重患者疼痛护理的重要促进因素。患者不能交流、缺少疼痛指南和评估工具、工作量大等是主要的障碍因素。

我们科虽然没有过此类调查,但针对上述数据,我觉得除了"大多数ICU护士使用过疼痛强度评估量表,但无人使用过行为观察疼痛评估工具"这一条不符合外,其他应该相差不大。但是,我们在使用CPOT或FLACC量表时还存在欠缺。我们必须强化对每位护士的疼痛知识教育,鼓励护士应用行为指征对危重患者进行疼痛评估,营造良好的疼痛治疗、护理环境,持续改进疼痛护理质量。希望大家在以后的工作中能够正确评估患者疼痛程度,我也会时常组织培训,不断提高我们科的疼痛护理质量。下面,我想问大家一个问题,患者入科时,血压是125/62mmHg,这个血压正常吗?

护士小张:

应该是正常的,收缩压和舒张压都处于正常范围!

护师小祁:

不对,患者原先有高血压,这血压可能较患者平常的血压低了,我们要先知道患者平时的血压是多少,才能做出判断!

责任护士小赵:

哦,是的,是我疏忽了,我看了一下患者的入院评估表,患者平时的血压在160～180mmHg/100～110mmHg。

护师小祁：

患者收缩压比平时低了40～50mmHg，应该是低血压。

护士长：

大家都这么觉得吗？好，那么患者为什么会血压低呢？

主管护师小虞：

我觉得应该是感染性休克所致的低血压。

护士长：

你说感染性休克，从哪些方面可以看出他是感染性休克？

主管护师小虞：

感染性休克是分布性休克中最常见的类型，感染性休克亦称脓毒性休克，是指由微生物及其毒素等引起的脓毒病综合征伴休克。感染灶中的微生物及其毒素侵入血液循环，激活宿主的细胞和体液系统，产生细胞因子和内源性炎症介质，细胞因子和炎症介质作用于机体各器官、系统，影响其灌注，导致组织细胞缺血、缺氧、代谢紊乱、功能障碍，甚至多器官功能衰竭。

感染性休克的诊断标准如下：①临床上有明确的感染指

征。②有全身炎症反应综合征(SIRS)的存在。③收缩压低于90mmHg,或较原基础值下降40mmHg以上至少1h,或血压的维持需依赖输液和(或)血管活性药物。④有组织灌注不良的表现,如少尿(＜30mL/h)时间超过1h,或有急性神志障碍等。

本例患者腹部超声检查发现有腹腔积液,超声引导下行右下腹诊断性穿刺,抽出脓性液体,细胞计数80500/μL,李凡他试验阳性,证明腹腔积液是炎症引起的渗出液。此外,还有很多其他的炎症指标,例如白细胞计数为$15.7×10^9$/L,脉搏＞90次/分,少尿,血压低。综上所述,我觉得患者在入院时处于感染性休克状态。

护士小徐:

老师,请问什么是SIRS?

护师小安:

SIRS是由非特异性损伤引起的临床反应。诊断SIRS需符合以下两种或两种以上的表现:①体温＞38℃或＜36.2℃。②心率＞90次/分。③呼吸频率＞20次/分,或$PaCO_2$＜32mmHg。④血常规白细胞计数＞$12×10^9$/L或＜$4×10^9$/L,或幼稚型细胞占比＞10％。

护士长：

对,腹膜炎无论是继发性的,还是原发性的,只要感染严重,患者都有可能发生感染性休克。继发性的腹膜炎,我们可以采取手术治疗去除病因,通过手术纠正和控制感染。但像包老先生这样,年龄比较大,本身有很多基础疾病,没有手术指征,因此只能采取保守治疗,如行腹腔穿刺抽出积液、应用抗生素等。对于这样的患者,我们平时的监测至关重要,无论是血压、心率,还是血氧饱和度、体温等,我们都要时时观察、比较,全面了解患者的情况。如果患者发生休克状态而我们未及时发现,后果不堪设想! 大家知道感染性休克患者应该如何处理吗?

护士小胡：

应该补液、升压、应用抗生素。

护士长：

很好,简单明了地说出了感染性休克的治疗原则,谁还有要补充的吗?

护师小李：

还要确定是否存在可控制的感染源,可进行引流、清创、摘除等，以控制感染源，我知道感染性休克有一个集束化治疗！

护士长：

好，那你来说说什么是集束化治疗？

护师小李：

感染性休克的集束化治疗，分为6小时集束化治疗和24小时集束化治疗。

6小时集束化治疗包括：①血乳酸浓度监测。②抗生素应用前留取病原学标本。③诊断严重全身性感染/感染性休克1h内应用广谱抗生素。④若有低血压和（或）血乳酸水平≥4mmol/L：输注晶体液至少20mL/kg（或相当容量的胶体液）。对液体复苏无反应的低血压患者，可加用升压药维持血压≥65mmHg。6小时复苏目标：CVP 8～12mmHg，平均动脉压≥65mmHg，尿量≥0.5mL/(kg·h)，中心静脉血氧饱和度≥70%或混合血氧饱和度≥65%。如果静脉血氧饱和度未达到目标，可进一步行液体治疗，必要时输注红细胞（使血细胞比容≥30%）和（或）给予多巴酚丁胺。对于机械通气患者，或先前存在心室顺应性下降的患者，CVP可达到12～15mmHg。

24小时集束化治疗：对液体复苏和升压药反应不佳的感染性休克成年患者，可考虑使用小剂量类固醇，控制血糖＜

150mg/dL。机械通气患者,吸气平台压<30cmH$_2$O(1cmH$_2$O=0.098kPa)。

护士长：

小李说得很好,现在有很多集束化治疗,集束化治疗措施简明、概括,便于记忆。刚才治疗措施中提到应用血管活性药物,如果患者在经过液体复苏后血压仍为95/50mmHg,平均动脉压65mmHg,需要加用血管活性药物,那么多巴胺、去甲肾上腺素和肾上腺素,哪一种合适?

护士小陈：

多巴胺吧,患者血压不是特别低。但是我看医生都直接用去甲肾上腺素,这是为什么?

护士长：

小陈能在平时工作中留心观察到这一情况,非常好,说明小陈平时工作很用心。但是要是能自己去查查资料,或者向医生咨询一下,那就更好了。那么现在谁能来解答一下小陈的疑问?

主管护师小屠：

最好用去甲肾上腺素,因为去甲肾上腺素是感染性休克的一线用药。去甲肾上腺素是肾上腺素能神经末梢释放的递质，属于儿茶酚胺类，具有兴奋α受体和β受体的双重效应。去甲肾上腺素兴奋α受体的作用较强，通过提升平均动脉压而改善组织灌注；对β受体的兴奋作用为中度，可以提高心率和增加心脏做功。但由于其增加静脉回流充盈和对右心压力感受器的作用，可以部分抵消心率和心肌收缩力增加而导致心脏做功增多，从而相对减少心肌氧耗。针对感染性休克，去甲肾上腺素一直以来被推荐作为一线血管活性药物，临床应用中也得到了进一步的验证。同时，去甲肾上腺素对肾脏功能还具有保护作用。

至于多巴胺，近年来，随着临床上对多巴胺的大量应用，其不良反应也越来越受到关注，临床应用受到限制。2008年，国际严重感染与感染性休克治疗指南将去甲肾上腺素、多巴胺均推荐为感染性休克的首选血管活性药物；但2012年，该指南对多巴胺的推荐做了调整，将其作为去甲肾上腺素的替代药物而降为第二位；并且，仅将多巴胺用于心率较慢或心动过缓的患者。上述指南的改变基于大量研究的结果。

再说一下肾上腺素，肾上腺素仍然不作为感染性休克的首选药物。因为肾上腺素具有强烈的α受体和β受体双重兴奋效应，主要表现为心肌收缩力增强，心率加快，心肌耗氧量增加，皮肤、黏膜和内脏小血管收缩，冠脉和骨骼肌血管扩张。国外有研究表明,肾上腺素会造成感染性休克患者心肌损害。当然,这还需要进一步的研究。

护士长:

谢谢小屠为大家这么详细地讲解。我们以前可能认为多巴胺、去甲肾上腺素、肾上腺素是呈阶梯式使用的药物,升压作用逐步增强。对于单单升血压作用而言,这是没有错的。但是由于药物作用机制不同、副作用不同,在对感染性休克患者的治疗中,药物会产生多方面的影响。因此,休克指南会针对不同类型的休克,推荐不同的目前公认有效的一线血管活性药物。说"目前公认",是因为医学是在不断质疑前人研究成果的基础上向前发展的。不断地质疑,不断地研究,不断地发展,就会有不同的结论出来。

责任护士小赵:

谢谢护士长今天给我们讲了这么多,也谢谢各位老师的解答,我今天学到了很多,既有专业知识,也有医学理念。在采集患者病史时,我只关注到患者的病程记录,而没有深究患者各项生命体征和用药情况。经过今天查房过程的问答,使我对这份病例的理解更加深入了。

护士长：

好，我最后总结一下。ICU是挽回患者生命的最后一道防线，加强医护人员的专科技术和护理水平，有助于巩固这道防线，为患者创造生机。我希望通过今天的查房，大家能够认识到我们平时护理方面的不足之处，特别是在评估和监测病情方面，我们各方面的评估还做得不够准确，有时无法正确反映患者的实际情况，也存在评估量表选择错误的情况。大家不要觉得评估对患者而言可有可无，正确的评估能够及时发现患者病情的变化，指导医护人员做出恰当的治疗。而不要等到患者的生命体征指标已经偏离正常值，才意识到患者病情加重了。"细节决定成败"，这句话也可以运用我们的护理工作中，希望大家以后多多注意"细节"。如果在工作中有疑问，希望大家多查阅文献或请教同事，我们的知识要跟上医学发展的步伐，这样才不会被淘汰！

（赵海燕 王天飞 陈云杰 袁玲玲）

········· **参考文献** ·········

[1]黄立强.急性腹膜炎临床症状及治疗[J].中国保健营养(下旬刊),2012,22(4):416.

［2］陈杰,张海燕.成人危重症患者客观疼痛评估的研究进展［J］.中华护理杂志,2014,49(3):355-359.

［3］Barr J,Fraser G L,Puntillo K,et al. Clinical practice guidelines for the management of pain,agitation,and delirium in adult patients in the intensive care unit［J］. Crit Care Med,2013,41(1):263-306.

［4］Azzam P N,Alam A. Pain in the ICU:a psychiatric perspective［J］. J Intensive Care Med,2013,28(3):140-150.

［5］李漓.ICU护士对危重患者疼痛护理相关知识与实践现状的分析［J］.中华护理杂志,2014,49(3):322-324.

［6］刘大为,邱海波,严静.中国重症医学专科资质培训教材［M］.北京:人民卫生出版社,2013.

［7］王永进,何钢.感染性休克液体复苏进展［J］.中华急诊医学杂志,2017,26(1):123-128.

［8］李缺缺,张久之.感染性休克时血管活性药物的选择与应用［J］.中华危重病急救医学,2014,26(1):61-64.

［9］Dinger R P,Kvy M M,Rhodes A,et al. Surviving Sepsis Campaign:international guidelines for management of severe sepsis and septic shock.［J］. Intensive Care Med,2013,39(2):165-228.

［10］尹明,沈洪.抗感染性休克治疗的认识还在争议中［J］.中国危重病急救医学,2012,24(1):10-12.

［11］赵阳,王倩,臧彬.多巴胺与去甲肾上腺素治疗感染

性休克疗效比较的系统评价[J].中国循证医学杂志,2012,12(6):679-685.

[12]安欣,章志丹,马晓春.2016国际脓毒症和感染性休克管理指南与日本脓毒症诊疗指南之异同[J].中华危重病急救医学,2017,29(4):289-293.

案例十　肠梗阻

【查房内容】肠梗阻患者的治疗与护理

【查房形式】三级查房

【查房地点】病房、示教室

【参加人员】护士长1人,主管护师3人,护师2人,护士16人,
实习护士5人

护士长：

我们知道,肠内容物由于各种原因不能正常运行、顺利通过肠道,称为肠梗阻。肠梗阻是常见的外科急腹症之一。肠梗阻不但可引起肠管本身形态和功能的改变,还可导致患者全身性生理紊乱,临床表现复杂多变。今天,我们对一例肠梗阻患者进行护理查房,一起来学习关于肠梗阻的知识。

护士长：

金奶奶，您好，今天我们就您的病情进行护理查房，目的是让大家学习关于您病情的知识，从中您还可以获得有关自己疾病的一些注意事项。现在要打扰您一下，有可能还需要您的配合，您看可以吗？

患者金奶奶：

没关系，可以的。

护士长：

真是太感谢您了。下面首先由责任护士小张来介绍一下患者的病史。

责任护士小张：

12床患者金奶奶，71岁。因"脐周胀痛2月，加重伴排气、排便停止3天"于2017年6月22日急诊收住入院。患者2月前无明显诱因下出现脐周疼痛，为胀痛，呈持续性，休息后无缓解，长时间卧床后明显，伴频繁恶心。患者至当地医院就诊，具体治疗不详。3天前，患者无明显诱因下再发上述症状，伴排气、排便停止。今患者为进一步治疗来我院，急诊查腹部CT平扫示：横结肠肠壁局部增厚，肠腔略狭窄，伴其近端结肠扩张,建议行增强CT和肠镜进一步检查。拟诊"肠梗阻"收住入院。

入院查体:患者神志清,精神稍软,急性病容。全腹平坦,未见胃肠型和蠕动波,未见腹壁静脉曲张,全腹触诊尚软,下腹部无压痛,无反跳痛,无肌卫,全腹未触及包块,肝脾肋下未触及,莫菲征阴性,叩诊肝浊音界正常,无叩击痛,移动性浊音阴性,肾区无叩痛,肠鸣音2次/分。辅助检查:2017年6月21日腹部CT平扫示:横结肠肠壁局部增厚,肠腔略狭窄伴近端结肠扩张。经对症治疗后,患者于7月5日接受横结肠癌根治术,术后转入我科监护。

患者入ICU后,予进一步完善检查,告病危,重症监护,特级护理,心电监护,有创动脉血压持续监测,气管插管,机械通气,并予抑酸、祛痰、止吐、抗感染、保护重要脏器和营养支持治疗。

患者目前情况:神志清楚,已拔除气管插管,鼻导管吸氧1L/min,呼吸频率12次/分,心率82次/分,血压120/59mmHg,体温37.0℃,血氧饱和度98%。双肺呼吸音清,未闻及干湿性啰音,心律齐,未闻及病理性杂音。腹软,腹部敷料包扎中,腹腔引流管2根,均通畅,引流出血性液体。双下肢无水肿,双足足背动脉搏动可触及。无排便、排气。患者现存的主要护理问题有以下几方面。①急性疼痛:与肠蠕动增强或肠壁缺血有关。②体液不足:与频繁呕吐、腹腔和肠腔积液、胃肠减压等有关。③潜在并发症：术后肠粘连、腹腔感染、肠瘘。

护士长：

从责任护士小张的病史汇报可知，患者女性，病程长，2月前开始无明显诱因下出现脐周疼痛，为胀痛，呈持续性，休息后无缓解，长时间卧床后明显，伴频繁恶心。3天前，患者无明显诱因下上述症状再发，伴排气、排便停止，为求进一步治疗至我院。肠梗阻的病理生理，谁来讲一下？

护师小杨：

肠梗阻的病理生理可分为局部和全身性变化。

1. 局部变化

在单纯性机械性肠梗阻的早期，一方面，梗阻以上肠管肠蠕动增强，以促使肠内容物通过障碍；另一方面，肠腔内因液体和气体的积贮而膨胀。积液主要来自胃肠道分泌液。气体大部分是患者咽下的空气；部分是由血液弥散至肠腔内的气体，以及肠道细菌发酵后产生的气体。肠梗阻部位越低，时间越长，肠积气、积液引起的肠膨胀越明显。急性完全性梗阻时，肠腔内压力迅速增加，肠壁静脉回流受阻，毛细血管和淋巴管淤积，肠壁充血、水肿、增厚，呈暗红色。由于组织缺氧，毛细血管通透性增加，肠壁上有出血点，并有血性渗出液渗入肠腔和腹腔。随着血运障碍的发展,继而出现动脉血运受阻,血栓形成,肠壁失去活力,肠管变成紫色。由于肠壁变薄、缺血和通透性增加,腹腔内出现带有粪臭的渗出液,可引起腹膜炎。最后,肠管可因缺血、坏死而溃破、穿孔。慢性不完全性肠梗阻局部改变主要是肠蠕动长期增强,梗阻近端肠壁代偿性肥厚和肠腔膨胀,远端肠管则变细、肠壁变薄。痉挛性肠梗阻多为暂时性,肠管多无明显病理改变。

2. 全身性变化

(1) 水、电解质、酸碱失衡:高位肠梗阻时,由于患者早期频繁呕吐、不能进食,更易出现脱水。加之酸性胃液和大量氯离子丢失,导致代谢性碱中毒。低位肠梗阻时,患者呕吐发生迟,其体液的丢失主要是由于肠管活力丧失,无法正常吸收胃肠道分泌的大量液体,丢失的体液多为碱性或中性,丢失的钠、钾离子多于氯离子。加之毛细血管通透性增加,导致血浆渗出,积存在肠腔、腹腔内,即丢失于第三间隙。同时组织灌注不良,导致酸性代谢产物增加、尿量减少等,极易引起严重的代谢性酸中毒。大量的钾离子丢失还可引起肠壁肌张力减退,加重肠腔膨胀,并可引起肌无力和心律失常。

(2) 感染和中毒:低位肠梗阻时感染和中毒的表现较为显著。由于梗阻部位以上的肠腔内细菌数量显著增加,而细菌繁殖又产生大量毒素;同时,由于肠壁血运障碍,通透性增加,细菌和毒素可以透过肠壁引起腹腔内感染,并经腹膜吸收,引起全身性感染。

（3）休克和多器官功能障碍:患者体液大量丧失、血液浓缩、电解质紊乱、酸碱平衡失调以及细菌大量繁殖、毒素释放等均可引起严重休克。当肠坏死、穿孔,发生腹膜炎时,患者全身中毒尤为严重,最后可引起严重的低血容量性休克和中毒性休克。肠腔大量积气、积液引起腹内压升高,膈肌上抬,影响肺的通气和换气功能。腹内压增高,阻碍了下腔静脉回流,从而导致呼吸、循环功能障碍,最后可发生多器官功能障碍,直至器官衰竭而死亡。

护士长:

说得很好,那肠梗阻具体有哪些临床表现?

护士小高:

1. 症　状

（1）腹痛:单纯性机械性肠梗阻,由于梗阻部位以上肠管蠕动剧烈,患者表现为阵发性腹部绞痛。疼痛发作时,患者自觉腹内有"气块"窜动,并受阻于某一部位,即梗阻部位。随着病情进一步发展,可演变为绞窄性肠梗阻,表现为腹痛间歇期缩短,呈持续性剧烈腹痛。麻痹性肠梗阻患者腹痛的特点为全腹持续性胀痛或不适;肠扭转所致闭袢性肠梗阻,多表现为突发腹部持续性绞痛,并阵发性加剧;而肠蛔虫堵塞所致肠梗阻多为不完全性,以阵发性脐周腹痛为主。

（2）呕吐:与肠梗阻发生的部位和类型有关。在肠梗阻早期,呕吐多为反射性,呕吐物以胃液和食物为主。高位肠梗阻早期便发生呕吐,且呕吐频繁,呕吐物主要为胃和十二指肠内容物;低位肠梗阻者,呕吐出现较迟而少,呕吐物可呈粪样;若吐出蛔虫,多为蛔虫团引起的肠梗阻;麻痹性肠梗阻患者呕吐呈溢出性;绞窄性肠梗阻患者呕吐物为血性或棕褐色液体。

（3）腹胀:程度与梗阻部位有关,症状发生时间较腹痛、呕吐晚。高位肠梗阻患者呕吐频繁,腹胀较轻;低位肠梗阻患者腹胀明显。闭袢性肠梗阻患者腹胀多不对称;麻痹性肠梗阻患者则表现为均匀性全腹胀。肠扭转时,腹胀多不对称。

（4）停止排便、排气:完全性肠梗阻患者,多不再排便、排气;但在高位肠梗阻早期,由于梗阻以下肠腔内仍残存粪便和气体,可自行排出或在灌肠后排出,故不可因此而排除肠梗阻。不完全性肠梗阻可有多次少量排便、排气;绞窄性肠梗阻可排血性黏液样便。

2. 体　征

（1）局部体征。①腹部视诊:机械性肠梗阻可见肠型和蠕动波。②触诊:单纯性肠梗阻患者因肠管膨胀,可有轻度压痛,但无腹膜刺激征;绞窄性肠梗阻时,可有固定压痛和腹膜刺激征;蛔虫性肠梗阻时,常可在患者腹中部触及条索状团块;肠套叠时可扪及腊肠样肿块。③叩诊:绞窄性肠梗阻时,腹腔有渗液,移动性浊音可呈阳性。④听诊:机械性肠梗阻时,有肠鸣音亢进,气过水声;麻痹性肠梗阻时,肠鸣音减弱或消失。

（2）全身体征。肠梗阻初期,患者全身情况可无明显变化。梗阻晚期或绞窄性肠梗阻患者,可出现唇干舌燥、眼窝凹陷、皮肤弹性消失、少尿或无尿等明显脱水体征,甚至出现脉搏细速、血压下降、面色苍白、四肢发冷等中毒和休克征象。

护士长：

金奶奶的入院诊断是肠梗阻。我想问一下实习同学,肠梗阻分为哪几个类型?

实习护士小周：

肠梗阻的分类有以下几种。

1. 按病因分类

（1）机械性肠梗阻:临床上最常见,是各种原因导致的肠腔缩窄、肠内容物通过障碍。主要原因包括:①肠腔内堵塞:如结石、粪块、寄生虫、异物等;②肠管外受压:如肠扭转、腹腔内肿瘤压迫、粘连引起肠管扭曲、嵌顿疝等;③肠壁病变:如肿瘤、肠套叠、先天性肠道闭锁等。

（2）动力性肠梗阻：是由神经反射或毒素刺激引起肠壁肌肉功能紊乱，使肠蠕动消失或肠管痉挛，以致肠内容物无法正常通行，而肠道本身无器质性肠腔狭窄。动力性肠梗阻可分为麻痹性肠梗阻和痉挛性肠梗阻两类。前者常见于急性弥漫性腹膜炎、低钾血症、细菌感染和某些腹部手术后等；后者较少见，可继发于尿毒症、慢性铅中毒和肠功能紊乱等。

（3）血运性肠梗阻：是由于肠管血运障碍，使肠壁失去蠕动能力，肠内容物停止运行，如肠系膜血栓形成、栓塞或血管受压等。随着人口老龄化和动脉硬化等疾病的增多，血运性肠梗阻现已不少见。

2. 按肠壁血液循环状况分类

（1）单纯性肠梗阻：有肠内容物通过受阻，而无肠管血液循环障碍。

（2）绞窄性肠梗阻：伴有肠管血液循环障碍，甚至肠管缺血、坏死。

3. 按肠梗阻程度分类

可分为完全性、不完全性或部分性肠梗阻。

4. 按梗阻部位分类

可分为高位小肠梗阻、低位小肠梗阻和结肠梗阻。

5. 按发病的轻重缓急分类

可分为急性肠梗阻和慢性肠梗阻。

6. 闭袢性肠梗阻

闭袢性肠梗阻是指发生肠扭转、结肠肿瘤时,病变肠袢两端完全阻塞。此种类型的肠梗阻,最容易发生肠壁坏死和穿孔。

护士长:

肠梗阻的分类是从不同角度来考虑的,但并不是绝对孤立的。如肠扭转可既是机械性、完全性,也可以是绞窄性、闭襻性。不同类型的肠梗阻在一定条件下可以转化,如单纯性肠梗阻治疗不及时,可发展为绞窄性肠梗阻。机械性肠梗阻近端肠管扩张,最后也可发展为麻痹性肠梗阻。不完全性肠梗阻时,由于炎症、水肿或治疗不及时,也可发展成完全性肠梗阻。

我们来回顾一下金奶奶的病情,金奶奶是属于哪一种肠梗阻? 小吴你说说看。

护士小吴:

金奶奶的肠镜活检示:低分化腺癌,存在结肠肿瘤,因此属于机械性肠梗阻。

护士长:

说到肠镜,我们来讨论下,对于肠梗阻的患者,可采用哪些辅助检查?

护士小吴:

针对肠梗阻的患者,可采取的辅助检查包括:实验室检查、腹部X线、超声、腹部CT、肠镜等。腹部X线平片因操作简单,价格低廉,临床应用较多。

护士长:

小陈你有其他的看法吗?

护师小陈:

我之前也有查过这方面的文献,对于肠梗阻,一直以来临床常用且首选的诊断方法为腹部X线检查,这也是被诸多专家认可的。但经大量实践发现,部分患者行腹部X线检查,仍旧不能确诊,也无法确定肠梗阻的病因。

随着医疗影像技术的发展,目前,螺旋CT和腹部超声开始被广泛地应用于肠梗阻的诊断中。影像学检查会因患者腹部解剖结构的特点而出现腹部组织的影像重叠现象,而腹部X线的分辨率较低,因此可以为医师提供的有效信息极为有限。此外,腹部X线检查诊断肠梗阻,是在肠腔内积气显示扩张肠管的基础上,然而在肠梗阻早期,肠管虽会出现积液,但积气却非常少或者没有积气,此时腹部X线检查无法给予准确诊断结果,从而造成诊断符合率极低,尤其对梗阻的部位、病因和严重程度,都无法准确诊断,因此无法满足临床医生的需要。而相较之下,超声在肠梗阻的诊断中则具有明显优势。在肠腔积液无回声的良好透声情况下,超声能够清晰地显示出黏膜的皱襞,可见肠壁的结构,更可发现肠腔内容物以及回盲瓣,同时也可见肿瘤、粪石等诱发梗阻的病灶,再与肠蠕动情况相结合,超声诊断肠梗阻的价值就明显优于腹部X线。

CT对肠梗阻部位的判断亦较腹部平片准确。因为CT片上很容易诊断明显扩张的近侧肠管与塌陷或正常管径的远侧肠管,通过比较扩张肠管与塌陷或正常肠管的分布和多少,可以判断梗阻平面的高低。此外,CT还能显示胰腺炎、腹膜炎等肠外病变,有助于区分机械性肠梗阻和其他原因引起的肠管扩张。

超声诊断肠梗阻在临床上具有较好的应用价值,且其操作简便,价格低廉,具有无创伤性,且无辐射,还具有可重复的优点,尤其是在动态监测肠梗阻方面,要明显优于CT和腹部X线检查。在临床上,若联合超声与螺旋CT,可提高诊断符合率。

护士长:

前面我们了解了肠梗阻的临床表现、分类和辅助检查,

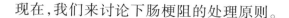

现在,我们来讨论下肠梗阻的处理原则。

主管护师小徐:

肠梗阻的处理原则是纠正肠梗阻引起的全身性生理紊乱和解除梗阻。具体治疗方法应根据肠梗阻的病因、性质、类型、部位、程度、有无并发症以及患者的全身情况而决定。

1. 基础治疗

基础治疗既可作为非手术治疗的措施,又可为手术治疗的术前处理。主要措施包括禁食、胃肠减压、纠正水、电解质及酸碱失衡、防治感染和中毒、酌情应用解痉剂、镇静剂等。

2. 解除梗阻

(1) 非手术治疗:适用于单纯性粘连性肠梗阻、麻痹性或痉挛性肠梗阻、蛔虫或粪块堵塞引起的肠梗阻、肠结核等炎症引起的不完全性肠梗阻等。具体措施除上述基础治疗外,还包括中医中药治疗、口服或胃肠道灌注植物油、针刺疗法、腹部按摩等。

(2) 手术治疗:适用于各种类型的绞窄性肠梗阻,由肿瘤、先天性肠道畸形引起的肠梗阻,以及非手术治疗无效的患者。手术大体可归纳为以下四种:①解除病因:如粘连松解术、小肠折叠排列、肠切开取异物、肠套叠复位、肠扭转复位术等。如肠肿瘤、炎症性狭窄或局部肠袢已坏死,可行肠切除吻合术。当肠梗阻原因既不能简单解除,又不能切除,如晚期肿瘤已浸润固定,或肠粘连成团与周围组织粘连广泛者,则可将梗阻近端与远端肠袢行短路吻合术;一般情况极差或局部病变不能切除的低位梗阻患者,可行肠造口术,暂时解除梗阻。对单纯性结肠梗阻,一般采用梗阻近侧(横结肠)造口,以解除梗阻。如已有肠坏死,则宜切除坏死肠段,并将断端外置,做造口术后行二期手术治疗结肠病变。

护士长:

我想问一下患者入院后第二天的护理人员护师小潘,你给患者做了哪些护理措施?

护师小潘:

针对金奶奶的情况,医嘱予Ⅰ级护理;禁食;完善检查,排除手术禁忌证;对症支持治疗,监测水、电解质、酸碱平衡和血压、血糖波动情况。

通常肠梗阻患者非手术治疗措施或术前护理措施有以下几方面。

1. 缓解疼痛与腹胀

(1)胃肠减压:有效的胃肠减压对单纯性肠梗阻和麻痹性肠梗阻患者都可起到解除梗阻的目的。采用鼻胃管减压,先将胃内容物抽空,再行持续低压吸引。置胃肠减压期间应保持减压管通畅和减压装置有效的负压,注意引流液的色、质、量,并准确记录。如发现血性液体,应考虑肠绞窄的可能。胃肠减压可减少胃肠道积存的气体、液体,减轻肠腔膨胀,有利于肠壁血液循环的恢复,减轻肠壁水肿;胃肠减压还可以降低腹内压,改善因膈肌抬高而导致的呼吸与循环障碍。向减压管内注入生植物油或中药等,可以润滑肠管,或刺激肠蠕动恢复。注入药物后,须夹管1小时。中药应浓煎,每次注入100mL左右,防止量过多引起患者呕吐或误吸。

（2）安置体位:取低半卧位,以减轻患者腹肌紧张,利于患者呼吸。

（3）应用解痉剂:在确定患者无肠绞窄后,可应用阿托品、654-2等抗胆碱类药物,以解除胃肠道平滑肌的痉挛,抑制胃肠道腺体的分泌,使患者腹痛得以缓解。

（4）按摩或针刺疗法:若为不完全性、痉挛性或单纯蛔虫所致的肠梗阻,可适当顺时针轻柔按摩腹部,并遵医嘱配合应用针刺疗法,以缓解疼痛。

2. 维持体液与营养平衡

（1）补液:补充液体的量与种类取决于患者的病情,包括呕吐次数和量、呕吐物的性状等,以及皮肤弹性、尿量、尿比重、血液浓缩程度、血清电解质、血气分析结果等。故医护人员应严密监测上述病情和实验室检查结果的变化。

（2）饮食与营养支持:患者肠梗阻时需禁食,应给予胃肠外营养。若梗阻解除,患者开始排气、排便,腹痛、腹胀消失12小时后，可进流质饮食，忌食易产气的甜食和牛奶等；如无不适，24小时后进半流质饮食；3日后，可进软食。

3. 呕吐时的护理

患者呕吐时，应坐起或头偏向一侧，护理人员应及时清除其口腔内呕吐物，以免误吸引起吸入性肺炎或窒息。患者呕吐后应漱口，以保持口腔清洁。观察和记录呕吐物颜色、性状和量。

4. 病情观察

严密观察患者病情变化，及早发现绞窄性肠梗阻，定时测量体温、脉搏、呼吸、血压，以及腹痛、腹胀和呕吐等变化，及时了解患者各项实验室指标。若出现以下情况应警惕绞窄性肠梗阻发生的可能：①腹痛发作急骤，发病开始即表现为持续性剧痛，或持续性疼痛伴阵发性加重；有时出现腰背痛。②呕吐出现早，剧烈而频繁。③腹胀不对称，腹部有局限性隆起或触痛性肿块。④呕吐物、胃肠减压液或肛门排出物为血性；或腹腔穿刺抽出血性液体。⑤出现腹膜刺激征，肠鸣音不亢进或由亢进转为减弱甚至消失。⑥体温升高、脉率增快、白细胞计数升高。⑦病情进展迅速，早期出现休克，抗休克治疗无效。⑧经积极而非手术治疗，症状体征未见明显改善。⑨腹部X线检查可见孤立、凸出胀大的肠袢，位置固定不变，或有假肿瘤状阴影；或肠间隙增宽，提示腹腔积液。此类患者病情危重，应在抗休克、抗感染的同时，积极做好术前准备。

5. 术前准备

慢性不完全性肠梗阻患者,需做肠切除手术时,除一般术前准备外,还应按要求做肠道准备。急诊手术者,紧急做好备皮、配血、输液等术前准备。

护士长:

患者入院后予完善相关检查,排除手术禁忌证,择期手术。请问手术当日护理人员护师小颜,术后你为患者做了哪些护理措施?

护师小颜:

我们根据金奶奶的病情和手术情况,为她采取了以下护理措施:

1. 体　位

患者全麻术后,暂时予平卧位,头偏向一侧;待血压平稳后,予半卧位。

2. 饮　食

患者术后暂禁食,禁食期间给予静脉补液。待患者肠蠕动恢复、肛门排气后,可开始进少量流质饮食;进食后无不适,逐步过渡至半流质饮食。

3. 术后并发症的观察和护理

（1）肠梗阻：可由广泛性肠粘连未能分离完全；或手术后患者胃肠道处于暂时麻痹状态，加上腹腔炎症，重新引起粘连而导致。鼓励患者术后早期活动，如病情平稳，术后24小时即可开始床上活动，术后3日下床活动，以促进机体和胃肠道功能的恢复，防止肠粘连。一旦出现阵发性腹痛、腹胀、呕吐等，应积极采取非手术治疗措施，一般多可缓解。

（2）腹腔内感染和肠瘘：如患者有引流管，应妥善固定并保持通畅，观察记录引流液的色、质、量。更换引流管时，注意无菌操作。监测患者生命体征变化和切口情况，若术后3～5日患者出现体温升高、切口红肿和剧痛，应怀疑切口感染；若出现局部或弥漫性腹膜炎表现，腹腔引流管周围流出的液体带粪臭味时，应警惕腹腔内感染和肠瘘的可能。根据医嘱进行积极的全身营养支持和抗感染治疗，局部双套管负压引流。引流不畅或感染不能局限者，需再次手术处理。

护士长：

随着医疗技术的发展，我们现在的肠梗阻非手术治疗也有新的方法了，那就是肠梗阻导管的使用。主管护师小虞，请你来讲解下有关肠梗阻导管的使用。

主管护师小虞：

经鼻型肠梗阻导管是缓解肠内压力的一种新型方法，能快速、有效地解除梗阻症状，可避免急诊手术的风险。在此基础上采用经肠梗阻导管造影，可以进一步明确患者梗阻的部位和原因。导管分为头部（前端导向头、气囊、侧孔）、导管部、尾部（气囊、活门、补气口、吸引口等），可用于给肠梗阻患者肠内减压、内容物吸引和肠内注入药液。

1. 肠梗阻导管的插入方法

（1）X线透视下插入法：将肠梗阻导管经患者鼻部插入其胃内，调整导管前端，使其朝向胃窦部，推送导管通过幽门。将导丝向导管内回抽7cm，再将导管向前送入7cm，反复此过程，将导管置入空肠50cm以远。向前囊内注入灭菌蒸馏水8～10mL，导管吸引口接负压吸引。导管前端的重力球和充水球囊模拟食团，带动导管在小肠内前行，边吸引肠内容物，边随蠕动前行，到达梗阻部位或回肠末端。

（2）胃镜下插入法：在胃镜直视下，寻找十二指肠降段或胃肠吻合口。将肠梗阻导管的前端送到十二指肠降段或术后吻合口远侧，前气囊注入20～25mL蒸馏水。置管后送患者至放射科拍立位腹平片，以确定导管进入小肠。之后导管随肠蠕动移行至梗阻部位。

（3）术中插管法：主要适用于肠梗阻手术完成肠粘连松

解后,为预防患者术后小肠再次发生粘连性肠梗阻。

2. 肠梗阻导管的作用

(1)肠梗阻导管造影。导管末端位于病变部位,实现对小肠梗阻病因进行超强选择显影的突破。

(2)有效对全肠道减压。鼻胃管减压是临床常用的方法,但因其长度限制,其前端被置于胃内时,仅能吸引胃和近端空肠内积存的胃肠道内容。对高位梗阻,鼻胃管减压可获得一定的减压效果,但其对低位小肠梗阻减压效果不甚理想。经鼻型肠梗阻导管减压较胃肠减压有更深的置管深度,减压迅速,效果显著,可尽快恢复患者肠道直径和肠腔压力,改善肠壁组织灌注,恢复肠道生理。甚至可在条件允许时给患者进行肠内营养,以有效恢复患者肠黏膜屏障功能,减少肠源性内毒素血症和细菌移位,减少感染并发症的发生。肠梗阻导管对于急性非血运性肠梗阻有重要的治疗价值,可使小肠梗阻急诊手术转为择期手术,甚至免于手术。

3. 肠梗阻导管的应用

(1)单纯性肠梗阻经常规治疗无效,可进行置入肠梗阻导管减压并采取积极治疗。肠梗阻导管能有效地吸出潴留在肠腔内的消化液,对梗阻肠段进行全程吸引,较快地减轻梗阻症状,减轻水肿,有利于肠管血运恢复,从而达到解除梗阻的目的。放置导管后1～2天患者腹胀、腹痛等可得到缓解。

（2）绞窄性或坏死性小肠梗阻患者需急诊手术治疗，但部分患者因身体状况较差，需要做充分的术前准备。快速有效的小肠减压可尽快恢复肠道直径和肠腔压力，改善肠壁组织灌注，恢复肠道生理，减少肠源性内毒素血症和细菌移位。另外，在急诊手术中，可用肠梗阻导管为小肠排列术做准备，以提高肠梗阻治愈率。

（3）粘连性肠梗阻行小肠排列术。既往多次腹部手术继发粘连性肠梗阻时，可利用肠梗阻导管的弹性作用，使肠袢形成大弧度半环形，避免锐角形成和扭曲，使粘连保持在一个不易梗阻的固定位置上，从而达到预防肠梗阻发生的目的。

（4）肠瘘术前辅助治疗。腹部术后吻合口瘘或腹部肠管开放性外伤引起肠瘘，通常瘘口较大，肠内容物外溢进入腹腔，引起腹腔感染或局限性脓肿，甚至引起败血症，加重内、外环境紊乱和全身器官功能异常。肠瘘患者术前可置入肠梗阻导管，完善术前准备。导管置于肠瘘口近侧时，可通过负压吸引减少肠液外漏，减轻腹腔感染，从而降低术后发生肠粘连的概率。导管置于瘘口远端时，还可作为营养管进行肠内营养支持，以增强患者体质，为肠瘘手术做准备。

（5）麻痹性肠梗阻。利用肠梗阻导管进行胃肠连续抽吸减压，并维持到肛门能自动排气，肠蠕动音正常为止。麻痹性肠梗阻患者禁忌手术治疗时，可使用肠梗阻导管。

经鼻型肠梗阻导管有如下优势：①可有效引流肠内容物，较早缓解症状。②有助于计算液体出入量，维持水、电解质平衡。③可为之后的手术提供良好条件。④可提高之后切除吻合术的成功率，特别对左侧结直肠癌性梗阻患者，可以免除造瘘与二次手术，有效减轻患者痛苦。⑤患者禁忌手术治疗时，可使用肠梗阻导管。

护士长：

肠梗阻导管治疗肠梗阻安全、有效、操作简便，能缓解患者疼痛，减轻患者心理压力，有助于患者的康复。小封，那么术后你是如何给患者进行健康教育的？

护士小封：

肠梗阻患者术后健康教育包括如下内容。

（1）饮食指导：嘱患者少食刺激性强的食物，宜进高蛋白质、高维生素、易消化吸收的食物。避免暴饮、暴食，饭后忌剧烈活动。

（2）保持排便通畅：老年人有便秘者，应注意通过调整饮食、腹部按摩等方法保持大便通畅。以上措施无效者，可适当给予缓泻剂，嘱患者避免用力排便。

（3）自我监测指导：指导患者自我监测病情，若出现腹痛、腹胀、呕吐、停止排便等情况，及时就诊。

护士长：

今天大家的表现都非常好,分析得很详细。我总结一下今天的查房,这次查房我们主要了解了肠梗阻的临床表现、分类、辅助检查、处理原则、术前、术后护理措施以及肠梗阻导管的使用等内容。希望今天的查房能给大家日后的护理工作带来帮助。

责任护士小张：

金奶奶,今天打扰您这么久,非常感谢您的配合,那您好好休息,等会儿我再来看您。

（张水树　宓莹燕　戴晓宇　陈蓓蕾）

参考文献

[1]张宗斌,梁社富,李佳.超声、螺旋CT、腹部X线诊断肠梗阻临床对比分析[J].现代中西医结合杂志,2014(24):2714-2717.

[2]名兵,李振勋,高源统,等.CT在机械性肠梗阻诊断中的作用[J].中华放射杂志,2002,36(10):896-900.

[3]林琪,洪捷敏,何粹,等.内镜肠梗阻导管置入术在急

性肠梗阻治疗中的应用[J].中华消化内镜杂志,2008,25(10):540-541.

[4]田春江,李国华.经鼻型肠梗阻导管应用进展[J].中国中西医结合外科杂志,2014,20(5):571-573.

[5]刘柳妹.经鼻肠梗阻导管治疗术后急性粘连性肠梗阻的护理[J].当代护士,2014,(10):57.

[6]王丽.肠梗阻导管治疗肠梗阻的疗效评定与临床护理[J].医药前沿,2016,6(31):226.

[7]周赛,丁晓娟,刘星.62例老年性肠梗阻患者的护理[J].全科护理,2014,12(28):2613-2614.

[8]卢良声,庄永敬.肠梗阻38例手术治疗分析[J].实用医学杂志,2009,25(14):2243.

[9]雷文攀.90例肠梗阻患者的系统护理应用及效果评价[J].临床医药文献杂志,2017,4(23):4427-4428.

[10]尹井贺.肠梗阻保守治疗及手术时机选择[J].中国伤残医学,2015,23(9):80-81.

[11]孙玲玲,肠梗阻患者的护理[J].临床医学,2016,(16):164.

[12]郭俊华.肠梗阻患者的护理研究进展[J].当代护士,2014,(12):19-21.

[13]曹登碧,朱丽红,张燕.剖宫产术后急性假性结肠梗阻患者的护理对策[J].护理实践与研究,2011,8(5):68-69.

［14］连笑菊.浅谈肠梗阻患者的护理体会［J］.中国实用医药,2011,6(31):208-209.

［15］刘桂锋,尹丽杰.198例肠梗阻患者的护理体会［J］.中国实用医药,2010,(18):203-204.

案例十一 急性肝衰竭

【查房内容】急性肝衰竭患者的病情观察与护理要点

【查房形式】三级查房

【查房地点】病房

【参加人员】护士长、责任护士各1人,主管护师4人,护师7人,护士10人,实习护士10人

护士长:

我院每年收治的各类肝病患者较多,肝病患者若病情加重,也可能转入我科,所以急性肝衰竭患者的病情观察和护理要点也是我们必须学习和掌握的。肝脏是人体的重要器官之一,具有合成、代谢、解毒、分泌、生物转化以及免疫防御等功能,故又被称为"加工厂"。当受到多种因素(如病毒、酒精、药物等)的严重损害时,肝细胞可大量坏死,导致肝脏功

能发生严重障碍或失代偿,出现以凝血功能障碍、黄疸、肝性脑病和腹水等为主要表现的一组临床综合征。

目前,在我国引起肝衰竭的主要病因仍然是肝炎病毒(主要为乙型肝炎病毒,占80%～85%),其次是药物或肝毒性物质(如酒精、化学制剂)。而在欧美国家,药物是引起急性、亚急性肝衰竭的主要原因,酒精则常导致慢性肝衰竭。另外,妊娠急性脂肪肝、自身免疫性肝病、寄生虫感染等也可导致肝衰竭。造成肝衰竭的病因可以是单一因素,如感染肝炎病毒、酒精中毒、服用某种药物等;也可以是多种因素共同作用的结果,如在慢性肝炎基础上重叠感染其他病毒、慢性酒精中毒基础上合并病毒感染等。现在我们科正好有一例肝衰竭的患者,下面请责任护士小王介绍一下这位患者的病情。

责任护士小王:

患者单女士,因"腹痛5天,尿黄1天,神志不清13小时"入院。患者5天前进食后出现阵发性中上腹痛,程度较剧,持续时间不详,无恶心、呕吐,无腹胀,无发热,无尿频、尿急、尿痛,无咳嗽、咳痰。经休息后未见好转。3天前,患者至当地医院就诊,具体治疗不详,治疗后症状有所缓解。1天前,患者出现尿黄、恶心、呕吐,呕吐物为少量胃内容物,无发热,无腹泻,无咳嗽、咳痰,未就诊。次日晨,患者无明显诱因下出现神志不清,烦躁,无大、小便失禁,无口吐白沫,无偏瘫失语,休息后症状不能缓解。遂至我院就诊。急诊生化示:总胆红素224.1μmol/L,直接胆红素135.1μmol/L,谷氨酸氨基转移酶6500U/L,天门冬氨酸氨基转移酶3465U/L,碱性磷酸酶204U/L,异柠檬酸脱氢酶4168U/L。血气分析:pH 7.56,$PaCO_2$ 32mmHg,PaO_2 82mmHg,HCO_3^- 29mmol/L,碱剩余7mmol/L。乳酸5mmol/L,血氨115μg/dL。诊断为"急性肝衰竭、肝性脑病",为进一步治疗,收入我科。

入科查体:患者神志不清,烦躁,肝病面容,皮肤、巩膜黄染,未见肝掌、蜘蛛掌。左锁骨上和全身其他淋巴结未触及肿大。两肺呼吸音粗,未闻及干湿性啰音。腹平坦,蠕动波未见,腹壁柔软,无压痛,无反跳痛。体温37.1℃,脉搏92次/分,呼吸频率18次/分。予急诊脑CT、腹部超声、心电图、血气分析、三大常规、血生化、肿瘤标志物、肝炎标志物、乙肝病毒脱氧核糖核酸(HBV-DNA)、凝血功能和甲状腺功能检查。予特级护理、心电监护,右锁骨下静脉穿刺,胃肠减压。并给予异甘草酸镁、苦黄针、乙酰半胱氨酸针、促肝细胞生长素针降酶、退黄、护肝、促进肝细胞生长;门冬氨酸鸟氨酸针降血氨;甘露醇脱水,降颅压;补液、补充电解质和能量等。患者目前主要的护理问题有:①急性意识障碍:与血氨浓度增高、感染脑细胞能量代谢和神经传导有关。②乏力:与肝功能受损有关。③皮肤完整性受损的危险:与长期卧床有关。④感染：与机体抵抗力下降有关。⑤潜在并发症：上消化道出血。⑥营养失调：营养摄入量低于机体需要量，与肝功能减退、消化吸收障碍、限制蛋白摄入有关。⑦有感染的风险：与长期卧床、营养失调、抵抗力下降有关。

护士长：

好的，我们已经了解了患者的病情。现在我们先来简单了解一下肝脏的解剖和组织学知识。肝脏是人体最大的器官，有非常重要的生理功能。它位于上腹部，在横膈下方。肝脏可分为两个主要部分：较大的右叶和较小的左叶。每叶又可分成为肝小叶的几个部分，人体的所有血液每两分钟就流经这些肝小叶一次。那么，什么是急性肝衰竭？

护师小周：

急性肝衰竭（ALF）是由于药物、感染、中毒等各种因素导致的急性肝细胞坏死或肝功能严重障碍的临床综合征。ALF表现为肝功能的迅速恶化，并导致患者出现精神异常和凝血障碍。

责任护士小王：

是的。我来补充一点。ALF多发生于年轻人，具有较高病死率。如果不接受肝移植，ALF患者生存率不超过15%。

无凝血功能异常和脑病的 ALF 患者都送入肝病科治疗。若患者出现意识状态改变,就需立即转入重症病房。本例患者就是因为突发意识不清,送入我科治疗的。对这例患者,我们采取的治疗措施有:保持患者液体出、入量平衡,控制颅内压,纠正凝血紊乱,维持血流动力学稳定和代谢参数正常;监测和防治感染与消化道出血;保证营养合理供给;动态监测血检指标;器官监测和支持治疗等。

护士长:

好,接下来我们来了解一下急性肝衰竭的病因,本例患者急性肝衰竭的病因是什么?

主管护士小陈:

引起急性肝衰竭的病因很多,在不同的地区,病因也有差异。明确病因有助于明确诊断和判断预后。开始查房时,护士长已经简单介绍了急性肝衰竭的病因,下面我来补充一下。

(1)嗜肝病毒感染:在我国,85%～95%的急性肝衰竭为病毒感染所致,所有的嗜肝病毒感染都可以引起急性肝衰竭。常见的肝炎病毒,如乙型肝炎病毒、丙型肝炎病毒和丁型肝炎病毒,引起的急性肝衰竭相对较多。甲型肝炎病毒和戊型肝炎病毒引起的急性肝衰竭则相对较少。非肝炎病毒以巨细胞病毒、Epstein-Barr（EB）病毒和单纯疱疹病毒引起肝炎较常见。急性病毒性肝炎发生急性肝衰竭者少于1%。

（2）肝损伤药物：此类药物种类繁多。近年药源性急性肝衰竭的发生率有增高的趋势，占急性肝衰竭的2.9%。引起急性肝衰竭的药物主要包括抗结核药（对氨基水杨酸、异烟肼、利福平、吡嗪酰胺）、大剂量四环素、对乙酰氨基、非甾体类抗炎药等。

（3）毒物中毒：毒物种类也比较多，如毒蕈、四氯化碳、磷等。每年还有食用野生蘑菇者因毒蕈中毒引起急性肝衰竭而死亡的病例。

（4）代谢异常：如肝豆状核变性、Reye综合征、妊娠期脂肪肝等，均可导致急性肝衰竭。当初次妊娠晚期出现子痫或先兆子痫症状，且血清转氨酶中度或明显升高，应考虑急性肝衰竭。Reye综合征为遗传性代谢疾病，以脂肪代谢紊乱为主。在少数青少年患者中，肝豆状核变性以急性肝衰竭为首发症状，伴有血清铜离子显著增高，并出现血管内溶血。

（5）急性缺血性损害：肝脏血流急剧减少，若未得到及时纠正，可导致急性肝衰竭，常见于低血容量性休克、心肌梗死、心包填塞、肺栓塞、严重心律失常所致的急性心力衰竭等。药物诱导的低血压或低灌注，常见于应用长效烟酸、可卡因及去氧麻黄碱时，转氨酶常显著升高，并同时出现肾功能不全和肌肉坏死等。对心力衰竭和其他导致缺血的原因的及时纠正,有助于改善急性肝衰竭的预后,患者很少需要肝移植。

（6）血管因素:导致急性肝衰竭的血管因素性疾病主要包括门静脉栓塞、Budd-Chiari综合征(肝静脉栓塞),静脉闭塞性疾病以及缺血性肝炎等。

（7）其他:重症感染、转移性肝癌、自身免疫性肝炎、过高温和过低温等因素均可导致急性肝衰竭。肝脏移植后,也常由于移植急性排异或肝动脉血栓形成导致急性肝衰竭。部分肝叶切除超过70%,也可能没发生急性肝衰竭。

该患者没有肝病病史,暂先考虑可能是毒物中毒引起的急性肝衰竭。

护士长:

很好,讲得很详细。那么急性肝衰竭有什么临床特征呢?

护师小黄:

急性肝衰竭患者的临床特征有以下几个方面。

（1）全身症状:体质极度虚弱、全身情况极差、高度乏力、发热等。

（2）消化道症状和体征:恶心、呕吐、腹胀、顽固性呃逆、肠麻痹、黄疸进行性加重、浓茶色尿;肝功能异常、肝脏进行性缩小、转氨酶明显增高、胆酶分离等。

（3）凝血功能异常：几乎见于所有的病例，出血部位多发生在口腔、鼻、消化道和颅内，往往可发展至弥散性血管内凝血（DIC）。

（4）肝性脑病：是指肝病进行性发展，肝功能严重减退，毒性代谢产物在血液循环内堆积，所引起的意识障碍、智能损害、神经肌肉功能障碍等。神经症状是急性肝衰竭最突出的特征之一。

（5）肝臭：在正常情况下，含硫氨基酸在肠道被细菌分解生成硫醇。当肝衰竭时，含硫氨基酸不能经肝脏代谢，而通过呼气呼出，因此患者呼气会产生肝臭味。

（6）肝肾综合征：患者尿量减少，出现低钠尿或高渗尿；急性肾小管坏死可出现高钠尿、等渗尿，尿常规可见蛋白尿、白细胞尿、红细胞尿和管型尿。血中肌酐和尿素氮水平升高。

（7）心脏和循环系统改变：心悸、气短、胸闷、顽固性低血压和休克。

（8）呼吸衰竭：可出现肺水肿，呼吸衰竭以Ⅰ型为主。

（9）电解质紊乱和酸碱失衡：早期低钾血症常见，后期有高钠血症、低钠血症、低氯血症、低镁血症、低磷血症，常见低钾低氯性碱中毒。发生肝性脑病时，可出现呼吸性碱中毒。当发生低血压和肾功能不全时，可出现代谢性酸中毒。

（10）感染：常见感染为原发性腹膜炎，胆道、肠道、呼吸道感染和泌尿感染。

此外,尚有40%的病例可发生低血糖,部分患者表现为不同程度的脑水肿,并可见门静脉高压、腹水、胰腺损害和营养不良等临床表现。

护士长:

我们刚才提到,肝性脑病是急性肝衰竭最突出的症状之一。那么,什么是肝性脑病呢?

护士小钱:

肝性脑病过去称为肝昏迷,指由严重肝病引起的,以代谢紊乱为基础的中枢神经系统功能失调的综合征,其主要临床表现是意识障碍、行为失常和昏迷。这位患者就发生了意识障碍,考虑是因为发生了肝性脑病。

护士长:

是的。这位患者已经发生了肝性脑病。肝性脑病患者的临床表现,因原有肝病的性质、肝细胞损害严重程度和诱因的不同而不同。急性肝衰竭所致的肝性脑病可无明显诱因,患者起病数日内即进入昏迷,直至死亡。慢性肝性脑病多是门体分流性脑病,常见于肝硬化患者和门腔分流术后的患者,以慢性反复发作的木僵和昏迷为突出表现;常有诱因,如大量进食蛋白质类食物、上消化道出血、感染等。肝硬化终末期的肝性脑病,起病缓慢,反复发作,患者逐渐转入昏迷,直至死亡。下面,我们来讨论一下肝性脑病的临床分期。

护士小周:

一般根据患者意识障碍程度、神经系统体征和脑电图表现,将肝性脑病的临床过程分为以下四期。

一期:前驱期。患者有焦虑、欣快感、激动或淡漠、睡眠倒错、健忘等轻度精神异常,可有扑翼样震颤。

二期:昏迷前期。患者出现嗜睡、行为异常、语言不清、书写障碍和定向力障碍。有腱反射亢进、肌张力增高、踝阵挛和巴宾斯基征阳性等神经体征。此期扑翼样震颤存在,脑电图有特异性异常。

三期:昏睡期。患者昏睡,但可以唤醒,醒时尚可应答,但常有神志不清和幻觉。各种神经体征持续存在或加重,肌张力增高,四肢被动运动常有抵抗力,椎体束征阳性。扑翼样震颤仍可引出,脑电图明显异常。

四期:昏迷期。患者昏迷,不能唤醒。浅昏迷时,患者对疼痛等强刺激尚有反应,腱反射和肌张力亢进;深昏迷时,患者各种腱反射消失,肌张力降低。由于患者不能合作,扑翼样震颤无法引出,脑电图明显异常。

护士长：

了解了肝性脑病的临床分期，下面我们来说说急性肝衰竭的并发症以及急性肝衰竭的治疗措施。

主管护士小邢：

急性肝功能损伤往往会并发多器官功能损伤，这给我们的临床治疗和护理带来了很多困难。急性肝衰竭的并发症有以下几种。

（1）心肺功能障碍：循环功能障碍和低血压是急性肝功能衰竭常见的并发症，且往往是多因素损伤的起源。由于肝衰竭患者消化道吸收能力较差、患者频繁呕吐造成的液体损失以及血管舒张，患者的有效血容量可能较低，形成了发生低血容量性休克的条件。急性肝功能衰竭患者心血管支持治疗的方法，与其他严重疾病患者在早期恢复循环血量、全身灌注、输氧等方面并无明显区别。但气管插管时，往往需要控制患者意识水平的降低程度。呼吸功能障碍在急性肝功能衰竭早期较为罕见，在急性肝功能衰竭后期则较为常见。

（2）神经系统疾病：肝性脑病的症状可揭示患者的预后，肝性脑病的进展则反映了肝功能受损的严重程度。肝性脑病的发展速度不同，对于预后具有不同的影响。虽然，目前对于肝性脑病和急性肝衰竭脑水肿的发病机制并未完全阐明,但有证据显示,全身和局部的炎症以及循环神经毒素,尤其是氨,在肝性脑病的发生发展过程中发挥着重要作用。在肝功能衰竭患者中,氨合成尿素的正常排毒过程受损,循环中氨的水平升高。动脉血氨水平升高与肝性脑病的发展之间存在密切关系,颅内高压的发生风险最大时,动脉血氨的水平为255～340μg/dL。神经系统并发症治疗的重点在于预防感染,维持脑灌注的稳定性、血氨水平和脑代谢。已患有脑病的患者,治疗的重点是通过使用镇静药物和预防渗透疗法降低脑氨的吸收和代谢,尽量降低颅内压增高的风险。

（3）肾功能不全:急性肝功能衰竭患者50%以上有持续性肾功能不全。该并发症在老年患者和对乙酰氨基酚引起的急性肝功能衰竭患者中更常见。虽然肾功能不全与死亡率增加相关,但大多数肝衰竭病例经治疗后可恢复到先前的肾功能水平。在需要肾脏替代疗法的患者中,通常采取连续而非间断的形式,以达到更高的代谢水平和血流动力学的稳定性。此外,连续肾脏替代疗法还可用于控制高氨血症以及生化和酸碱紊乱。

主管护师小高:

急性肝衰竭的治疗方法如下。

（1）代谢和营养支持:治疗目标是实现患者整体代谢水平和血流动力学的稳定性,改善肝再生的条件,并降低并发症的发生风险。与其他危重患者一样,对于急性肝功能衰竭患者,代谢和营养支持疗法也有一些注意事项。急性肝衰竭患者发生低血糖的风险升高,可通过静脉内输注葡萄糖来预防低血糖。此外,还要避免大量输注低渗液导致的低钠血症和脑水肿。急性肝衰竭患者处于高分解代谢状态。因此,需予营养支持,以保持患者的肌肉体积和免疫功能。对于肝性脑病患者,可予肠内蛋白1.0～1.5g/(kg·d),同时需多次测定血液中氨的含量。高氨血症恶化或有颅内压增高风险的患者,应在短期内降低蛋白质负荷。

（2）预后评估:早期识别单靠药物治疗无法存活的患者,对于确定肝移植的潜在人群具有十分重要的实践意义。许多患者在等待肝移植过程中,因多器官功能衰竭进展,导致疾病恶化,故应尽快确定移植候选人。出现肝性脑病是需进行肝移植的一个重要指标。此外,还需考虑患者的年龄、肝损伤的严重程度、凝血功能障碍的程度或黄疸程度等。

（3）肝移植:可用于某些原因所致的急性肝衰竭患者,但肝移植疗法尚未得到广泛使用。急性肝衰竭患者中进行肝移植的人数小于10%。在这些进行了肝移植的患者中,存在颅内压增高风险的患者术中和术后的管理极具挑战性。

（4）其他治疗:因肝移植治疗存在局限性,所以对很多晚期肝衰竭患者,需考虑使用其他的治疗方法。肝细胞移植是指经门静脉或腹腔内输注分离出来的人类肝细胞,以促进患者肝细胞再生。在等待肝移植或促进自体肝脏再生时,可通过去除患者血液循环中的毒素来稳定患者的病情。体外肝脏辅助装置是以非生物透析为基础,用于全身排毒的系统。而生物人工肝装置,则以猪或人的肝细胞替代患者体内的肝细胞,完成解毒和合成功能。此外,大容量血浆交换也可能是有希望的治疗方式。

护士长:

很好,两位护士都提到了肝移植和人工肝。对于本例患者,医生建议其转到上一级医院,尽快进行肝移植。在等待肝移植的过程中,人工肝的使用具有重要意义。那么,什么是人工肝支持系统?在患者应用人工肝支持系统时,我们的护理工作应如何开展?

主管护士小范:

人工肝支持是指通过体外机械、理化或生物性装置暂时辅助或替代衰竭肝脏功能的治疗方式,及时有效的功能支持将为肝细胞恢复或肝脏移植争取时机。

护理方面,我们需要做一下工作。

1. 心理护理

医务人员应该用通俗易懂的语言给患者和家属做好解释工作,讲明人工肝治疗的必要性、治疗方法和过程、术中保障和抢救措施,以取得患者及其家属的积极配合,并签署知情同意书。

2. 病情评估

治疗前应充分评估患者的状况,尤其对于循环系统不稳定的患者,要给予对症处理,待患者病情稳定后再给予治疗。评估患者有无出血倾向,询问患者有无过敏史,观察患者有无肝性脑病前期表现等,做到对患者的病情心中有数,以减少并发症的发生。

3. 治疗过程中的护理

(1)保持管路通畅、防止凝血。做好患者的解释工作,以取得患者积极配合。帮助患者保持良好体位,必要时对患者进行肢体束缚。妥善固定血路管道,防止管道扭曲、折叠。

(2)并发症的观察和处理。①血压下降的处理:治疗过程中,患者血压下降与血流过快、过敏、血容量不足、脱水过多、心功能不全和回血温度参数设定过高等有关,应根据患者情况采取妥善处理措施,如快速补液、应用血管活性药物等。②出血的观察和预防:有明显出血倾向的患者,可给予无肝素化治疗。生理盐水500mL加肝素100mg预冲管路和血滤器,并浸泡10~15分钟,再用生理盐水冲洗体外血路。这样既可防止肝素进入患者体内,同时又可防止血滤器凝血。治疗过程中若需要使用肝素,使用之前先予抽血化验凝血四项,根据患者的具体情况个体化使用肝素。术中定时监测凝血功能,以随时调整抗凝剂的使用。另外,也可采用体外肝素化:体外血路管道使用肝素抗凝,血路管的静脉端用注射泵持续泵入鱼精蛋白。③过敏反应的处理:过敏反应多在置换血浆2000mL以后和治疗结束半小时内出现。原因一是由于大量输入异体血浆,故抗过敏药物常在输入血浆前10~20分钟使用,以免第一袋血浆输注过程中引起患者过敏,而药物尚未发挥作用。原因二是抗过敏药物在治疗过程中部分被置换出体外或被分解而作用减弱有关。术前应给患者使用地塞米松或异丙嗪,并严密监测患者生命体征。应用抗过敏药物时,患者会出现困倦、口渴等症状,应用前应告诉患者,出现上述症状是应用抗过敏药物的结果,让患者放松,并告知其少量饮水后可缓解。如患者出现寒战、发热、皮肤瘙痒、皮疹,提示发生过敏反应,应将血流速度暂时调慢,并遵医嘱予地塞米松、葡萄糖酸钙、氯苯那敏等进行对症处理。患者胸闷时给予吸氧;畏寒者给予保暖;④纠正水、电解质和酸碱平衡紊乱。

（3）严格执行消毒、隔离措施。

（4）后续护理。治疗结束后,血路插管封管用普通肝素钠注射液（12500U/2mL）,妥善固定好,以备下次使用。继续做好对患者生命体征和不良反应的观察,有10%的不良反应发生在患者术后24~48小时,如水钠潴留、水肿、发热、呃逆、皮疹、局部出血等。注意患者插管穿刺口有无出血。患者穿刺肢体不宜屈曲、用力,若穿刺肢体出现血肿且面积较大,应在24小时内冷敷。告知患者不要用手挖鼻、不剔牙,刷牙时选用软毛刷。饮食应温凉、无刺激性,宜少量多餐,必要时检测凝血功能和大便隐血试验。

（5）饮食指导。人工肝治疗后,患者的肝脏功能和胃肠道功能尚未完全恢复,突然进食大量食物,尤其是进食过多的蛋白质,可引起血氨升高,诱发肝昏迷或消化道出血。因此,应反复告诫患者及其家属,在治疗后24～72小时控制饮食的重要性,尤其要严格控制蛋白质的摄入,少食多餐,进食营养丰富、清淡、易消化的流食或半流食,必要时可予肠外营养。

护士长:

我们已经详细地了解了人工肝支持的护理,那急性肝衰竭患者在ICU治疗过程中,我们护理的要点有哪些?

护师小高:

患者进入ICU治疗后,立即实施专人特级护理,给予心电监护和吸氧,严密观察患者的心率、血氧饱和度、呼吸频率、血压等生命体征,并及时记录,一旦出现异常,需立即通知医师,并配合医生进行抢救和治疗。急性肝衰竭患者体质差,需绝对卧床,治疗中给予的穿刺、粘贴敷贴、血液过滤等操作,极易造成患者皮肤破损,甚至引发压疮。护理中注意定时为患者翻身,使用气垫床,及时更换床单,护理操作轻柔等。保持患者皮肤清洁,有效预防压疮。对能够进食的患者,指导其家属为患者准备低盐、低脂、富含维生素的流质或半流质食物;对于昏迷的患者,可经鼻胃管喂饲。

并发症的护理,包括上消化道出血、肝性脑病、其他器官衰竭等的护理。对患者可能出现的并发症进行严密观察和预防;对已经出现并发症的患者,给予积极的ICU护理,是改善患者预后的重要保障。严密观察患者的性格、情绪等变化,注意有无意识障碍出现。对于肝性脑病患者,给予口服抗生素如甲硝唑、庆大霉素等,并可给予乳果糖灌肠治疗。使用15%的乳果糖进行灌肠,使患者的肠道pH控制在3.8以下。减少患者对蛋白质的摄入,降低患者体内氨的浓度。监测患者的血常规,观察患者的大便颜色、性状和量,注意有无便血或黑便。对出现消化道出血的患者,及时给予流质或半流质饮食,并给予抑酸、止血等治疗,必要时给予输血。及时复查患者的生化、肾功能等,观察有无急性肾功能衰竭的发生,一旦发现异常,可早期给予扩容、输注胶体液、静脉注射多巴胺。对治疗效果不佳的患者,可以进行血液透析治疗。对急性肝衰竭患者,常需要进行深静脉置管、鼻饲、导尿、机械通气等,在护理中应注意保持引流管道的通畅,避免管道弯折、脱落、移位。对发生肝性脑病、烦躁的患者,应适当使用约束带等进行约束,避免患者自行拔出引流管道造成损伤。

拉起床挡,避免患者出现坠床、摔伤等护理不良事件的发生。

实习护士小乐:

老师,之前提到,对于该患者,医生建议肝移植作为首选治疗方法,那肝移植有哪些适应证和禁忌证呢?

护师小罗:

肝移植的确是治疗肝衰竭的最有效方法,但移植时机的选择很困难。肝移植的适应证,目前采用英国学者 O'Grady 的伦敦标准。

肝移植适应证

非对乙酰氨基酚中毒	对乙酰氨基酚中毒
1. 无论脑病程度,凝血酶原时间>100s	1. 无论脑病程度如何,动脉血 pH>7.3
2. 无论脑病如何,符合下列3项者: (1)年龄<10岁或>40岁; (2)非甲、非乙型肝炎;氟烷及其他药物导致的药物性肝炎; (3)黄疸发生至出现Ⅲ度脑病>7天; (4)凝血酶原时间>50s; (5)总胆红素大于300μmol/L	2. 脑病Ⅲ~Ⅳ度,凝血酶原时间>100s。血清肌酐>300μmol/L

出血、肾衰竭、高胆红素血症和脑水肿是影响肝移植预后的重要因素。败血症是肝移植术后患者死亡的主要原因。

肝移植的绝对禁忌证包括顽固性颅内高压、脓毒血症、永久性脑损伤、低血压和急性呼吸窘迫综合征等。

实习护士：

今天听了老师们的讲解收获很多。请问老师，对肝移植的患者，我们重症医学科护理观察的要点有哪些？

主管护师小虞：

这位同学提的问题非常好。我们常规的观察要点有以下几方面。

（1）血流动力学的监测。

（2）供肝功能的监测。有意义的术后供肝功能良好的指标有：患者神志清楚、各项肝功能指标正常、术前代谢性酸中毒（如果存在）得以纠正、凝血功能稳定和改善、体循环阻力稳定或逐步升高。目前肝移植常规不留置"T"形管。如因特殊原因留置"T"形管，则24～48小时内"T"形管应引流出金黄色胆汁。

（3）凝血功能的监测。

（4）液体出、入量监测。

（5）神经系统功能监测。包括患者的直觉水平、脑神经反射和感觉功能。此外，还应监测患者意识状态、定向力、瞳孔、生理反射和病理反射的变化。

（6）呼吸系统功能监测。血气分析和呼吸机参数的监测。

（7）肾功能监测。

（8）腹部情况的监测。主要是对各类引流管的监测。必要时,可行超声检查观察患者肝动脉和门静脉的血流情况。

护士长：

好,你们说的都不错。不过,我还要强调一点,那就是做好患者及其家属的心理护理,使他们知晓疾病的严重性和治疗的长期性,进而配合医生和护士的治疗与护理。我们应随时给予患者抚慰和精神鼓励,每日与患者微笑交谈,增强患者的信心。今天查房,我们掌握了急性肝衰竭的相关知识和护理要点,接下来请大家把今天学习的内容牢记于心,并落实到实际工作中。

（王　盼　王　婳　汪卫栋　孔红艳）

-------- 参考文献 --------

[1]王艳.急性肝衰竭患者的ICU护理[J].全科护理,2012,10(30):2797-2798.

[2]杨宇清,蔡立华.联合人工肝支持系统治疗急性肝衰竭的护理[J].中国实用护理杂志,2007,23(z2):83-84.

[3]石玉珍,陈星浩,黄桂虹,等.四类肝衰竭患者的预见性护理[J].护理学杂志,2011,26(11):34-35.

[4]尤黎明,吴瑛.内科护理学[M].北京:人民卫生出版社,2012.

[5]刘大伟,邱海波.ICU主治医师手册[M].南京:江苏凤凰科学技术出版社,2012.

案例十二　前列腺增生合并膀胱结石

【查房内容】前列腺增生合并膀胱结石患者的护理

【查房形式】三级查房

【查房地点】病房、示教室

【参加人员】护士长1人,主管护师3人,护师5人,护士4人,
　　　　　　实习护士3人

护士长：

　　随着医学的进步和医疗条件的不断改善,以前难以治疗的疾病,现在通过先进的医疗手段和科学的医学照护都得到了治愈,患者的寿命得以延长,患者的生活质量也得到了很大提高。今天,我们对6床患者孔先生进行查房,孔先生是泌

尿道手术后转入我科的。本次查房主要针对膀胱结石展开讨论,希望通过本次查房,我们能够更好地掌握膀胱结石患者的临床表现、护理措施、健康教育和前列腺增生合并膀胱结石患者的护理等。

护士长:

孔先生,您好。我是本科的护士长,我姓陈,您可以称呼我"小陈"。今天,我组织大家对您的疾病进行学习,这样做是为了让我们护理人员更好地掌握这种疾病,同时也利于我们更好地为您护理。查房过程中可能会向您询问一些情况,如果方便,请您配合我们一下,谢谢!

患者孔先生:

好的!想问什么你们尽管问,希望能够帮到你们。

护士长:

谢谢!那么我们首先请责任护士小徐介绍下患者的病情。

责任护士小徐:

患者目前诊断:①膀胱结石;②前列腺增生;③心房颤动。昨日患者接受全麻下经尿道前列腺电切+膀胱碎石术,手术过程顺利,出血约600mL,输悬浮红细胞2U。术后将患者送入复苏室,拔除喉罩后,患者谵妄、躁动明显,为进一步治疗,转入我科。入科时,患者神志清,精神软,鼻导管吸氧5L/min,体温35℃,心率66次/分,血压90/40mmHg。带入特殊引流管、膀胱造瘘管和高危尿管各一根。患者目前存在的主要护理问题有:①疼痛;②疾病知识缺乏;③潜在并发症:有感染的风险。

护士长:

小徐介绍了患者入科时的情况,我希望能再了解下患者为什么入院及患者入院后的疾病情况。我们来问一下孔先生:孔先生,请问您是因为什么原因入院的?

患者孔先生:

半个月多前,我突然出现排尿等待、排尿中断,小便颜色有点偏红,医生让我做了个B超,说是考虑膀胱里有石头,还说我有前列腺增生。医生让我做个前列腺活检,再考虑怎么做手术。后来活检报告出来是良性的,我就做了手术。

责任护士小徐:

谢谢孔先生! 孔先生的详细病史我再向大家做个介绍。患者于半月余前无明显诱因下出现排尿等待、排尿中断,伴血尿,无明显尿频、尿急,尿色浊,无尿色加深,夜尿1~

2次,无腰痛,无畏寒、发热。患者至我院就诊,B超示:膀胱内不均匀低回声区:凝血块? 建议进一步检查。膀胱内多结石。前列腺增生,双肾集合系统轻度分离。后患者接受前列腺穿刺检查,结果提示良性前列腺增生。现患者一般情况可,为进一步手术治疗,门诊拟"前列腺增生"收住入院。

自病来,患者神志清,精神可,未进食,未睡眠,小便如上述,大便正常,近期体重无明显变化。患者有"前列腺增生"病史2年,平素有尿痛,无尿频、尿急,未服药。患者有房颤病史2年余,平时服用阿司匹林片,每天1片。

体格检查:患者意识清晰,脉搏46次/分,呼吸频率16次/分,血压123/73mmHg,体温36.9℃,体重62kg,身高1.66m,BMI22.4,查体合作。双肾区无红肿,无压痛或叩击痛,双输尿管行经处无压痛。膀胱浊音界未触及,外阴和外生殖器无畸形。肛门指检:前列腺Ⅱ度肿大,中央沟浅,质中,未触及明显结节,无压痛,直肠未触及明显肿块,退出时指套未染血。

护士长:

大家了解了孔先生的病史,那么我想问一下,膀胱结石常见的临床表现有哪些? 我们可通过哪些辅助检查来确诊膀胱结石?

护师小杨：

膀胱是人体的尿液储存器官，具有储存尿液、促进排尿的重要作用。膀胱结石是指膀胱内形成结石，好发于男性老年患者。根据结石形成原因的不同和结石形状、大小的不同，患者可出现尿痛和膀胱刺激征等不同临床症状。典型的膀胱结石症状是，患者在排尿时尿流突然中断和阴茎头部剧痛。这是由于结石突然嵌顿在尿道内口，引起膀胱括约肌痉挛所致。

护师小潘：

对于膀胱结石，临床上可以通过以下辅助检查帮助确诊：①X线平片：多能显示结石阴影。②B超：可探及膀胱内结石声影。③膀胱镜：可以确定有无结石，以及结石的大小、形状、数目，而且还能发现X线透光的阴性结石及其他病变，如膀胱炎、前列腺增生、膀胱憩室等。

主管护师小方：

在专科体格检查时，还为患者做了直肠指检。较大的膀胱结石可通过直肠指检发现。B超检查能显示结石声影，还可同时发现前列腺增生症等，且B超检查为无创性检查。此外，还有尿常规检查，膀胱结石患者尿常规检查往往可见镜下血尿,有时还可见较多的白细胞或结晶。

护士长：

好,通过患者的症状和体征,再结合辅助检查,我们可以确定患者的诊断。那么,下一步的治疗方案如何选择呢?

主管护师小范：

膀胱结石的治疗原则是取净结石,纠正结石成因。膀胱感染严重时,可应用抗生素治疗。小的结石,可经尿道自行排出;较大的结石,不能自行排出者,可行膀胱内碎石术。碎石方法有体外冲击波碎石、液电冲击碎石、超声波碎石和碎石钳取石。结石较大且无碎石设备时,可行耻骨上膀胱切开取石术。对合并有膀胱感染者,应同时积极抗感染治疗。

膀胱结石的治疗方法较多,但大体上分两类,一类为非手术治疗,另一类为手术治疗。

非手术治疗适用于结石直径<0.6cm,表面光滑,无尿路感染、无全身感染,纯尿酸或胱氨酸结石的患者。非手术治疗主要有以下几种方式。

（1）大量饮水。保持每日尿量>2000mL。多饮水是最简便、有效的防石方法。增加50%的尿量,可以使尿路结石的发病率下降86%。对尿石症患者来说,应保持每日尿量在2000~3000mL,而且饮水频率要均匀。餐后3小时是排泄的高峰,因此餐后3小时更应多饮水,以保持足够的尿量。

（2）加强运动。进行跳跃性运动可促使结石排出。

（3）调整饮食。根据结石成分,调节饮食。含钙结石患者,宜食用含纤维素丰富的食物,限制进食含钙和草酸成分多的食物。含钙高的食物包括牛奶、奶制品、豆制品、巧克力、坚果等;含草酸高的食物包括浓茶、菠菜、番茄、土豆、芦笋等。尿酸结石患者,不宜食用含嘌呤高的食物,如动物内脏、啤酒和豆制品。

（4）药物治疗。包括调节尿液pH、调节代谢、抗感染治疗等。根据尿石成分分析的结果,制订相应的预防措施,这样才能做到有的放矢。在结石排出之前,可以根据平片上结石的形态来判断结石的成分。

（5）对小儿膀胱结石来说,主要的问题是增加营养(奶制品)。这里我们特别强调母乳喂养的重要性。

（6）治疗引起结石的疾病,如:尿路梗阻、尿路感染等。

（7）定期复查。

护士长:

我们一起回顾了非手术治疗的方法。下面请责任护士小徐给我们介绍下这位患者的手术经过,并请大家思考下,常见膀胱结石的取石方式有哪些? 为什么对这例患者选择这种手术方式?

责任护士小徐：

这位患者接受的手术名称为经尿道前列腺电切＋膀胱碎石术。麻醉生效后,患者取膀胱截石位,常规消毒铺巾。在电视监视下,手术医生将膀胱镜经患者尿道进入其膀胱,镜下见:前列腺增生,膀胱颈抬高。腔内未见其他明显息肉、赘生物、异物、血块。有膀胱肌小室形成。膀胱腔内黄色结石3枚,呈类球形,表面毛糙。其中大者直径约1.5cm,考虑为膀胱结石。双输尿管口显示清晰,喷尿正常。于耻骨联合上缘2横指处,切开皮肤约1.0cm,穿刺膀胱,留置造瘘管一根,并固定。用钬激光经尿道在膀胱镜下击碎结石,膀胱冲洗结合取石钳取石,将膀胱内结石取净。再换用Olympus电切镜自尿道外口置入,观察到后尿道延长,前列腺两侧叶和中叶均明显增生,黏膜下血管增粗迂曲。取电切功率280W,电凝功率80W,以精阜为界,分别于6点、3点、9点、12点方位顺序依次切除前列腺增生组织。前列腺组织内血管丰富,切之易出血,遂边切边止血。注意保持电切深度和长度,避免损伤尿道括约肌。基本切除增生部前列腺组织后,给予严密止血,冲洗膀胱内切除组织,再次确认无出血后取出电切镜,留置F20导尿管并接膀胱持续冲洗,气囊充水35mL,适当向外牵引固定,接膀胱冲洗液呈淡洗肉水样。术毕。手术过程顺利,术中患者出血约600mL。急查血常规示:血红蛋白70g/L,

予输悬浮红细胞2U。输完后,复查血红蛋白85g/L。输血过程中和输血后患者无不良反应。切除的前列腺组织标本重约100g,送病检。将患者送至术后恢复室。

护士小颜:

手术取石,即传统的耻骨上膀胱切开取石术。非手术碎石又可分为膀胱镜机械碎石(大力钳碎石)、液电效应碎石、超声碎石、弹道气压碎石等。本例患者合并有前列腺增生,结合患者的年龄、病情和各项检查结果,确定选用经尿道前列腺电切+膀胱碎石术。

护士长:

患者手术后转入科,那么请大家讨论一下,此类手术患者的术后护理重点和相应的护理措施。

护士小张:

患者术后护理重点和护理措施包括以下几方面。

(1)术后常规护理:患者术后应去枕平卧,注意保暖,予吸氧、心电监护、严密观察生命体征。术后6小时,患者可进半流质饮食,1~2天后改为普食,鼓励患者多饮水,每日饮水2000mL以上。

(2)泌尿专科护理:观察三腔气囊导尿管是否通畅,给予等渗冲洗液持续膀胱冲洗,保持导尿管通畅。遵医嘱调节冲洗速度,待冲洗液颜色变淡后,调慢冲洗速度。冲洗过程中,若出现引流不畅,应及时查找原因,并积极处理;如遇堵塞,可用注射器或冲洗器给予反复冲洗至通畅,待冲洗液颜色清亮后改为间断膀胱冲洗。拔管后鼓励患者多饮水、勤排尿。

（3）心理护理:手术患者多有恐惧、焦虑情绪,护士应积极主动与患者交谈,取得患者的充分信任和合作。在术前宣教时,医生会详细介绍手术的原理、方法和手术效果,介绍术中和术后注意事项,认真解答患者提出的疑问,给予患者心理安慰和支持,减轻焦虑和担心,增强患者战胜疾病的信心,使其以较佳的心理状态接受治疗,促进其康复。

主管护师小虞:

泌尿外科手术有其专科特点,应注意观察有无并发症发生,并做好相应的护理措施。常见的术后并发症有电切综合征、出血、膀胱痉挛、尿路感染等。

（1）电切综合征:是此类手术术后最严重的并发症,若不及时识别及迅速处理,会危及患者生命。电切综合征发生的原因主要是经尿道前列腺切除时,冲洗液可经手术创面、切开的静脉、膀胱周围或腹膜后间隙被吸收进入血液循环。如液体吸收量大、速度过快,可引起以血容量过多和稀释性低血钠为主要特征的临床综合征。因此,应加强术后巡视,观察患者的生命体征,注意患者有无恶心、呕吐、烦躁等水中毒表现,控制输液滴速,定期检测血清钠和动脉血气分析,以便及时发现电切综合征。

（2）出血:嘱患者卧床休息,向尿管气囊中注水 35mL,将气囊尿管略用力牵引,固定于下肢,使气囊压迫前列腺窝,并遵医嘱使用止血药。术后患者需保持大便通畅,多吃蔬菜、水果,防止因大便干燥,过度用力排便而致术后出血。

（3）膀胱痉挛:主要表现为强烈尿意感,下腹部剧烈疼痛,冲洗液随尿管管壁流出。若血凝块致使冲洗、引流不畅,易导致膀胱痉挛的发生。因此,需及时发现并疏通堵塞的尿管。膀胱冲洗液的温度对膀胱痉挛的发生也有直接影响。有研究表明,31℃～35℃膀胱冲洗液既能保持凝血酶的正常功能,有利于止血,又能有效抑制膀胱痉挛的发生。故冲洗液的温度应保持在31℃～35℃。

（4）尿路感染:保持尿管通畅,避免尿管扭曲、受压。引流袋的位置切忌高于膀胱水平。定期更换引流袋,密闭式引流袋每周更换 2 次,抗反流引流袋每周更换 1 次,严格无菌操作。用生理盐水消毒患者尿道外口和周围,每天 2 次。患者大便后及时清理。

主管护师小范：

该患者有留置膀胱造瘘管，术后还需要做好膀胱造瘘管的护理。

（1）患者长期留置造瘘管，容易产生自卑、情绪低落、易怒等心理问题，往往不配合护理和治疗。术前给患者讲解膀胱造瘘术的必要性和安全性，让患者与已做过膀胱造瘘术，且术后恢复良好、心态良好的患者交流。给患者提供医院的联系电话，承诺患者会得到及时的电话随访指导，从而减轻其心理压力，帮助患者树立长期带管的信心。使患者和家属了解长期留置膀胱造瘘管的护理方法，告知家属要给予患者精神上的支持与鼓励。

（2）针对造瘘管刺激症状的护理。有些患者置管后，即感到持续排尿、排便欲望，尿道和耻骨上区疼痛，多数患者还会发生短暂膀胱痉挛症状。这种情况多为膀胱造瘘管对膀胱三角区和与膀胱后壁毗邻的直肠产生刺激所致，多能自行缓解，也可在调整尿管位置和深度后消失。如不能缓解，可应用非甾体类药物镇痛。

（3）嘱患者在日常生活中注意引流袋的位置，防止尿液反流造成尿路感染。长期膀胱造瘘的患者，造瘘管易出现血尿、絮状物、脓性尿、混浊尿、堵塞，嘱患者多饮水，经常挤捏造瘘管，防止堵管。如发现造瘘管内尿液颜色变深、变红，提示可能为膀胱出血,应立即去医院就诊,给予膀胱冲洗,适当用止血药;若造瘘管出现絮状物、脓性尿、混浊尿,应到医院进行细菌学检查,及时治疗感染,一般采用生理盐水进行膀胱冲洗,鼓励患者下床活动,以利于排尿,并定时更换引流袋。

护士小洪:

我来补充几点。我们还需做到以下几个方面。

（1）皮肤黏膜健康护理:嘱患者及其家属注意观察患者造瘘口周围皮肤情况,保持造瘘口敷料的干燥。开始2周,予切口隔日换药。形成窦道后,每周换药2次。2个月伤口无分泌物后,每周换药1次,每次换药用0.5%碘附消毒棉签清洁造瘘管周围。嘱患者勤换衣裤,注意个人卫生,保持造瘘口周围皮肤清洁,防止感染。侵入性操作易给患者造成感染,再加上患者年老体弱、营养不良、抵抗力低下、反复置管等因素,可引起感染和局部黏膜损伤,因此对于瘘管和皮肤的护理尤为重要。

（2）引流袋和造瘘管的护理:每周更换引流袋1次。更换引流袋时,需严格消毒造瘘管末端。引流袋位置不可高于膀胱水平,以防止尿液逆流,引起逆行感染。膀胱造瘘管应避免扭曲、压迫而导致堵塞。造瘘管一般1个月更换1次,最长不超过3个月,以免引起造瘘管前端结石形成,影响尿液引流和更换膀胱造瘘管困难。换管可在社区医疗站或医院进行。告知患者及其家属,若造瘘管不通或堵塞,应及时与医务人员联系。造瘘管一旦出现脱落,患者必须在 24 小时内到医院重新插管,以防造瘘口堵塞,给造瘘管重插造成困难。

（3）饮食指导:指导患者每日至少饮水 2000mL,少量、多次饮水,使尿量增多,达到自身冲洗目的,防止膀胱感染或结石形成。饮食方面,患者宜进食易消化、营养丰富、多样化的食物,以提高机体免疫力。

（4）训练膀胱功能:持续放尿可致患者膀胱长期处于空虚状态,逼尿肌萎缩,最终形成膀胱挛缩。指导患者训练膀胱功能,夹闭造瘘管,根据饮水量情况,白天一般每 2～3 小时放尿 1 次,或有尿意时放尿,使膀胱保持一定充盈。在夜间,为保障患者睡眠质量,可以持续引流,这样既可预防膀胱逼尿肌失用性萎缩,又利于建立自律或反射性排尿。

（5）活动锻炼:患者应做力所能及的活动。可下床者,应进行适宜的锻炼,如打太极拳等。患者外出活动时,需注意妥善固定、放置造瘘管,避免受到牵拉而脱落。膀胱造瘘尿管和引流袋的位置切忌高于膀胱区。膀胱造瘘管连接引流袋,引流袋应置于膀胱区下方,防止尿流逆行导致感染,一般可用别针或小绳将膀胱造瘘管固定在裤腰上,将引流袋放置在裤袋中,或做一个专用的引流袋罩佩戴。

护士长：

好，我们共同学习了前列腺增生合并膀胱结石患者术后的护理重点。现在请大家回忆一下这位患者的其他诊断。本例患者有房颤病史，平时服用阿司匹林片，每日1片。那么，针对这一情况，我们护理患者时需要注意哪些？请大家从术前护理和术后护理两方面进行分析。

护士小张：

阿司匹林应用于临床已有百年历史。早期应用主要是为了解热镇痛的功能。20世纪70年代，人们发现阿司匹林有抑制血小板聚集的作用，因而将其作为抗栓药物用于心血管疾病的预防和治疗。由于心脑血管疾病需要长期预防和治疗，本例患者有房颤病史，因此阿司匹林需长期服用。但是，长期应用阿司匹林时，既要看到它的益处，也应当关注其不良反应。使用阿司匹林后，因其可抑制血小板，致使患者出血时间延长。大剂量或长期使用阿司匹林，能抑制凝血酶原的形成，延长凝血时间，引起出血。故严重肝病、低凝血酶原血症、维生素K缺乏者以及血液病患者应禁用阿司匹林。阿司匹林可引起血小板减少症，这是因为阿司匹林导致变态反应，引起血小板破坏增加，通常在患者用药后1～2周发病。故刚开始服用阿司匹林时，应每2～4周查血小板一次，以后每半年至1年复查一次。血小板减少的患者不宜服用阿司匹林。对于需要手术的患者,术前一定要追问患者服用阿司匹林的情况,并加强凝血功能监测。择期手术时,患者可先停用阿司匹林7～10天,必要时加服止血药物,如云南白药等;急诊手术时,可根据情况选择替代药物,通常选用低分子量肝素。

护士小洪:

患者术前3天停用阿司匹林片,改用低分子量肝素钙针皮下注射。在手术前这段时间,我们需要关注患者的凝血功能状况,及时发现患者是否有出血倾向以及深静脉血栓形成的迹象。术后2天,该患者未使用低分子量肝素,主要是考虑到患者的手术部位有出血倾向,所以术后我们仍需要关注患者的凝血功能状况,必要时使用止血针。

护士长:

很好。下面我们来讨论一下患者的病因,患者为什么会发生膀胱结石? 常见的泌尿道结石有哪些?

主管护师小李:

膀胱结石是指在膀胱内形成的结石,分为原发性膀胱结石和继发性膀胱结石。前者是指在膀胱内形成的结石,多是由于营养不良引起,多发于儿童。随着人们生活水平的提高,我国儿童膀胱结石发病率现已呈下降趋势。继发性膀胱结石则是指来源于上尿路,或继发于下尿路梗阻、感染、膀胱异物或神经源性膀胱等因素而形成的膀胱结石。在经济发达地区,膀胱结石主要发生于老年男性,且患者多同时患前列腺增生症或尿道狭窄;而在贫困地区,膀胱结石则多见于儿童。女性少见。

原因不明、机制不清的尿路结石称为原发性尿石。代谢性尿石最为多见,是由于患者体内或肾内代谢紊乱而引起,如甲状腺功能亢进、特发性尿钙症引起尿钙增高;痛风时尿酸排泄增加、肾小管酸中毒时磷酸盐大量增加等。其形成的结石多为尿酸盐、碳酸盐、胱氨酸黄嘌呤结石。继发性或感染性结石,主要为泌尿系统的细菌感染,尤其是能分解尿素的细菌和变形杆菌,其可将尿素分解为游离氨,使尿液碱化,促使磷酸盐、碳酸盐以菌团或脓块为核心而形成结石。此外,结石的形成与种族、遗传、性别、年龄、地理环境、饮食习惯、营养状况以及尿路本身的疾患如尿路狭窄、前列腺增生等均有关系。

泌尿系结石是泌尿系的常见病。结石可见于肾、膀胱、输尿管和尿道的任何部位,但以肾与输尿管结石为常见。临床表现可因结石所在部位不同而不同。肾与输尿管结石的典型表现为肾绞痛与血尿。在结石引起肾绞痛发作以前,患者可没有任何感觉。当由于某种诱因，如剧烈运动、劳动、长途乘车等，患者可突然出现血尿。膀胱结石的主要表现是排尿困难和排尿侧腰部剧烈绞痛，并向下腹和会阴部放射，伴有腹胀、恶心、呕吐、疼痛等。

护士长：

结石的成分主要有哪些？

护师小胡：

现已经查明的泌尿系结石的成分有32种，多数结石混合了两种或两种以上成分。因晶体占结石重量常超过60%，因此临床上常以其所含的晶体成分来命名结石。草酸钙结石质硬，粗糙，不规则，常呈桑葚样，棕褐色；磷酸钙、磷酸镁铵结石易碎，表面粗糙，不规则，灰白色、黄色或棕色，在X线片中可见分层现象，常形成鹿角形结石；尿酸结石质硬，光滑或不规则，常为多发，黄色或红棕色，纯尿酸结石在X线片中不显示；胱氨酸结石光滑，淡黄色至黄棕色，蜡样外观。对结石化学成分的分析有助于确定结石的类型，并进而根据结石的类型制订治疗方案。

护士长：

了解了膀胱结石的主要成分和产生的原因，那么我们应该如何给患者做健康教育?

护师小虞:

现在,随着人们生活水平的不断提高,结石的发病率也在不断增高,但是只要我们在生活中多加注意,就能够预防结石的发生。

1. 治疗相关疾病

(1)治疗引起泌尿系结石的原发病:甲状旁腺功能亢进(甲状旁腺腺瘤、腺癌或增生性变化等)会引起体内钙磷代谢紊乱而诱发磷酸钙结石,对此,就需要先治疗甲状旁腺疾病。尿路梗阻性因素,如肿瘤、前列腺增生以及尿道狭窄等会造成尿液蓄积,引起尿液"老化"现象。尿中的有机物沉积"老化"后,就可能增大而变成非晶体的微结石。所以,治疗引起泌尿系结石的原发病,对于预防结石复发也非常重要。

(2)预防和治疗泌尿系感染:泌尿系感染是尿石形成的主要局部因素,并直接关系到尿石症的防治效果。

2. 生活预防

(1)多饮水:患者应该养成多喝水的习惯以增加尿量,以利于盐类、矿物质的排出。当然,也应该注意饮水卫生和饮用水的水质,避免饮用含钙过高的水。

(2)多活动:平时要多活动,如散步、慢跑等。体力好的时候还可以原地跳跃,这样有利于预防泌尿系结石复发。

（3）调整膳食结构：尿石的生成与饮食结构有一定的关系。因此，注意调整膳食结构，能够预防结石复发。根据尿石成分的不同，饮食调理应该采取不同的方案。例如，草酸钙结石患者宜少食草酸钙含量高的食物，如菠菜、西红柿、马铃薯、草莓等；有尿酸结石的患者，应采用低嘌呤饮食；有胱氨酸结石的患者，应采用低蛋氨酸饮食；有磷酸结石的患者，应采用低钙、低磷饮食；有含钙肾结石的患者，宜避免高钙、高盐、高草酸、高动物蛋白质、高动物脂肪和高糖饮食。水果、蔬菜可使尿液呈碱性，防止尿酸和胱氨酸结石的形成；进食肉类食物可使尿液呈酸性，防止感染结石的形成。

护士长：

说得很好。通过本次查房，大家对膀胱结石有了更深入的认识，更好地学习了前列腺增生合并膀胱结石患者术后的护理措施和膀胱造瘘管的护理。同时，对此类患者的健康教育也有了更全面的掌握。希望大家学以致用，将这些知识更好地应用到临床实践中去。

（虞柳丹　胡旭军　邵瑶森　徐金梅）

参考文献

[1]张静,葛成国.微创治疗前列腺增生合并膀胱结石患者的护理[J].护理实践与研究,2012,9(2):47-48.

[2]房玉霞.延续护理在长期膀胱造瘘患者应用的研究[J].医学信息,2015,28(50):364.

[3]胡中柱.临时微创膀胱穿刺造瘘在TURP中的应用效果分析[J].医学信息,2016,29(4):237-238.

[4]黄招美,吴碧昭,许庆均,等.良性前列腺增生长期膀胱造瘘患者心理状态及干预措施的研究[J].临床护理杂志,2014,(1):38-39.

[5]李华伟,董海静,戴梓宁,等.行动导向教学法在永久性膀胱造瘘患者健康教育中的应用[J].中华护理杂志,2015,50(4):408-410.

[6]胡蓉.微创治疗前列腺增生症伴膀胱结石临床护理分析[J].大家健康(中旬版),2014,(8):146.

[7]韩晓培.膀胱造瘘护理中的应用健康教育效果观察[J].世界最新医学信息文摘(连续型电子期刊),2015,(1):181-182.

[8]周俊英,路青央.长期留置膀胱造瘘管患者的健康指导[J].临床医学,2010,30(8):124-125.

[9]罗红.预防结石复发先行成分分析[J].家庭医学,

2016,(7):30-31.

[10]苏磊,吴芳,何文.前列腺切除或活检围术期停用阿司匹林致心脑血管事件分析并文献复习[J].中华老年医学杂志,2012,31(11):941-942.

[11]张勤仓,张隆,朱卫江.抗血栓形成药物的疗效和安全性探讨[J].中国实用医药,2011,6(14):220-221.

[12]周俊英,路青央.长期留置膀胱造瘘管患者的健康指导[J].临床医学,2010,30(8):124-125.

[13]应萍,孙宁玲.正确认识阿司匹林的不良反应及相应对策[J].中华内科杂志,2010,49(11):915-917.

[14]陈书奎,杨登科.泌尿外科疾病常识及康复指导[M].北京:人民军医出版社,2011.

[15]叶章群.泌尿系结石[M].北京:人民卫生出版社,2010.

案例十三　骨盆骨折

【查房内容】不稳定型骨盆骨折患者的治疗与护理

【查房形式】三级查房

【查房地点】病房

【参加人员】护士长、责任护士各1人，主管护士2人，护师4人，护士6人，实习护士2人

护士长：

　　不稳定型骨盆骨折是ICU比较常见的创伤性疾病，常见致伤原因为高能量外伤，如车祸外伤、高处坠落伤、重物砸压等。不稳定型骨盆骨折并发症发生率较高。不稳定性骨盆骨折常伴有严重疼痛、肢体肿胀、功能障碍，易伴发其他部位合并伤，如果治疗不及时或护理方法不当，会给患者造成严重的后果。今天，我们对一例不稳定型骨盆骨折患者进行护理查房，希望通过这次查房，大家都有新的收获。首先，请责任护士小王来汇报一下患者的病史。

责任护士小王：

患者罗先生，71岁，2016年11月2日因"车祸致全身多处疼痛5小时"入院。患者5小时前骑电瓶车与汽车相撞，伤至口鼻、耻骨联合处和左下肢，伴出血，量少，当时感疼痛，遂急送到我院急诊。查腹部CT示：右半骨盆多发骨折，骶骨右侧面骨折，周围软组织肿胀伴积气。急诊予以清创、左下肢皮肤缝合后拟"盆骨骨折"收入我院骨三科。入院时，患者意识清，精神软，体温36.8℃，脉搏78次/分，呼吸频率17次/分，血压107/59mmHg。患者双侧髋部无明显肿胀，右髋活动受限，左下肢胫腓骨创面下敷料包扎中，双侧下肢足背动脉搏动正常，肢端血运好，皮温正常，双侧下肢皮肤感觉对称，肌力 V 级。2016年11月3日01：10患者突然出现血压下降，最低65/38mmHg，心率48次/分，血氧饱和度98%，嗜睡状态，呼之能应。急查血常规示：血红蛋白浓度78g/L，血小板计数69×10⁹/L。考虑骨盆骨折内出血，予快速补液，并转ICU治疗。

转入ICU后，化验示：白蛋白浓度10.6g/L，血红蛋白浓度56g/L，PT 18.9s，APTT 36.3s。予输注白蛋白、红细胞悬液、冰冻血浆，以及积极抗休克治疗。11月4日，患者神志清，体温37℃，心率66次/分，呼吸频率18次/分，血压120/47mmHg，血氧饱和度100%，予转回骨三科继续治疗。11月10日化验示:血红蛋白浓度99g/L,白蛋白浓度33.9g/L,PT 13.1s,APTT 30.9s。患者生命体征平稳,予完善术前检查。11月11日,在全身麻醉下行"骨盆骨折切开复位内固定术"。现在是术后第二天,患者神志清,精神可,胃纳一般,生命体征平稳,诉右髋部切口疼痛,尚能忍受,切口敷料中等量血性渗出。化验示:白细胞计数5.5×10⁹/L,中性粒细胞分类0.675,血红蛋白浓度86g/L,PT 13.6s,白蛋白浓度27.8g/L。予抗感染、活血消肿、补液等治疗,并予适当肢体功能锻炼。目前患者存在的主要护理问题有:①疼痛。②潜在并发症:有感染的风险。③焦虑。

护士长:

从小王的病史汇报可知,患者为老年男性,因车祸致骨盆骨折,住院期间出现失血性休克后转入我科。那我们现在先来学习下何为骨盆骨折。

责任护士小王:

骨盆环是由髂骨、耻骨和坐骨组成的髋骨连同骶、尾骨构成的坚固骨性环,后方有骶髂关节,前方有耻骨联合。骨盆环起支持脊柱和保护盆腔脏器的作用。发生骨盆骨折的原因,大多是车祸、挤压伤和高处坠落等强大暴力。骨盆骨折是ICU常见的骨科急重症。

护士长：

骨盆骨折在创伤骨科中属于相对复杂的骨折。我们先简单回顾一下骨折相关的几个概念，比如骨折的定义和分类。

护士小胡：

骨折是指骨的完整性和连续性中断，可由创伤和骨骼疾病所致。

创伤性骨折的分类如下：①根据骨折处皮肤、黏膜的完整性，分为闭合性骨折和开放性骨折。②根据骨折的程度和形态，分为不完全骨折和完全骨折。③根据骨折端稳定程度，分为稳定性骨折和不稳定性骨折。

护士长：

能否具体说说稳定性骨折与不稳定性骨折的界定？

护士小钱：

稳定性骨折的骨折端不易移位，或复位后不易再发生移位，如裂缝骨折、青枝骨折、横行骨折、压缩性骨折和嵌插骨折等。不稳定性骨折的骨折端易移位，或复位后易再次移位，如楔形骨折、螺旋形骨折和粉碎性骨折等。

护士长：

骨折有稳定性和不稳定性之分。骨盆骨折也一样，那何为不稳定型骨盆骨折？

护师小周：

临床工作中，通常将骨盆环失去稳定性的骨盆骨折称为不稳定型骨盆骨折。骨盆的稳定性和骨盆韧带的完整性有直接的关系。骶髂关节前后韧带、骶棘韧带、骶骨结节韧带以及耻骨联合韧带等，都对骨盆的稳定性起关键作用。

护士长：

不稳定型骨盆骨折的危险因素是什么？

主管护士小高：

在院前或伤员刚到达急诊科时，下列因素应作为发生骨盆骨折的危险因素：①机动车伤、坑道作业矿车伤、高能量外力撞击等砸压骨盆部位。②被覆骨盆部位的皮肤和软组织有受力痕迹或创口。③骨盆周围肿胀，有皮下出血或血肿。④骨盆挤压、分离实验或伸膝屈髋试验阳性。

而下列体征被视为不稳定型骨盆骨折的高危因素：①无下肢损伤者，双下肢不等长，或有旋转畸形。②脐与两侧髂前上棘距离不等长。③两侧耻骨结节间隙增宽、移位或变形。④双骶髂关节后方外形不对称，肉眼可见的骨盆变形。

对于具有上述危险因素的患者，应尽快予影像学检查，明确病情。

护士长：

现在我们了解了不稳定型骨盆骨折的概念和危险因素，那究竟如何来判断骨盆骨折的稳定性？

主管护士小刘：

目前，对于骨盆骨折稳定性的判断通常基于 Tile 分型。该分型系统集中于损伤机制上，由基于垂直面的稳定性、后方结构的完整性以及外力的作用方向，将骨盆骨折分为 A、B、C 三型，每型又分为若干亚型。

（1）A 型：稳定型，骨折轻度移位。

A1 型：骨盆边缘骨折，不累及骨盆环。如髂前上棘和髂前下棘骨折、坐骨结节骨折、髂骨翼骨折等。

A2 型：骨盆环有骨折或有轻度移位，但不影响骨盆环的稳定性。如耻骨支或坐骨支单侧骨折、双侧骨折骑跨骨折等。

A3 型：骶骨和尾骨的横断骨折，不波及骨盆环。如骶骨无移位横断骨折、移位横断骨折和尾骨骨折。

（2）B型：旋转不稳定，但垂直稳定。这类损伤的骨盆后侧张力带和骨盆底仍保持完整。髋骨可发生旋转不稳定，但无垂直不稳定。

B1型：骨盆翻书样损伤，外旋损伤。前后方向挤压暴力或外旋暴力作用在骨盆上，造成耻骨联合分离，使骨盆像翻书样张开。

B2型：骨盆侧方挤压损伤或髋骨内旋损伤。

B3型：双侧B型损伤。

（3）C型：不稳定性骨折，骨盆在旋转和垂直方向均不稳定。

C1型：骨盆的单侧损伤。

C2型：骨盆双侧不稳定，多为侧方挤压性损伤。

C3型：双侧C型损伤。临床上骨盆环破裂合并髋臼骨折，也称为C3型骨折。

分型听上去虽很复杂，但简单来说，Tile B型和C型骨折为不稳定型骨盆骨折。一旦经影像学确认为不稳定型骨盆骨折，通常需要手术治疗。

护士长：

Tile分型法是根据骨盆骨折的稳定程度和在移位方向上的不同，而提出的分类标准，得到了世界学术界的广泛认可。这样的分型标准对于临床上骨盆骨折的治疗有良好的指导作用,在为患者制订个体化治疗方案上有极大的优势。谁来具体说一下?

护师小黄:

A 型骨折(稳定型骨折),可以采用保守治疗。对于 B1 型骨盆骨折,可以使用外固定架固定,或者行前路钢板切开复位内固定手术。对于 B2、B3 型骨盆骨折,应根据患者伤情的具体情况制订治疗方案:如果骨盆结构稳定,可以考虑保守治疗;而对于骨盆失稳的患者,应该根据骨折部位,行前路或后路手术。而对于 C 型骨盆骨折,由于这种类型的骨折破坏了骨盆整体的稳定性,必须通过手术治疗来稳定骨盆结构。具体手术方法,应根据患者的具体情况来进行选择。

护士小郭:

保守治疗,可应用于以下两种情况:①在简单骨盆骨折中,保守治疗可以作为终末治疗,通过骨盆兜固定等方法,治疗简单的、较为稳定的骨盆骨折。保守治疗可减少手术给患者带来的创伤。②在复杂骨盆骨折中,保守治疗主要通过应用抗休克裤等,第一时间对患者进行对症处理,挽救患者生命,给后续治疗提供机会。

实习护士小杨：

老师,我在临床上看到很多骨盆骨折的患者采用外固定架进行固定,这样做有什么优势?

护士长：

外固定架治疗骨盆骨折的优势在于,可以简单、快捷、有效地使骨盆的稳定性在第一时间得到恢复。可以说,外固定架治疗是抢救严重骨盆骨折患者的"金标准"。那么,骨盆外固定的优点主要有哪些?

主管护士小高：

骨盆外固定术主要具有以下几方面优点:①对患者的损伤较小,操作简单,固定牢固、可靠,可以在早期给予骨盆一个相对稳定的环境。②可调节性大,可减少并发症的发生;实施手术所要求的条件较低,在急诊室或手术室均可进行操作。③可以有效控制骨折移位,减小并稳定骨盆容积,控制内部出血,稳定血流动力学,为患者的生命复苏以及合并伤的进一步诊断和治疗提供了时间和条件。④可以作为简单骨盆骨折的最终治疗,也可以作为暂时固定骨盆以及进行下一步内固定手术治疗的辅助治疗。⑤有利于帮助患者翻身,简化护理,减少患者因长期卧床而引发的各种并发症的发生。

护士长：

骨盆骨折的外固定架固定技术，是简单、有效的骨盆骨折早期治疗方法。应用骨盆外固定架的指征是什么？

护师小周：

处于休克状态的不稳定型骨盆骨折患者在急诊抢救的同时，可以给予骨盆外固定技术支持治疗。骨盆骨折较为稳定，但是骨盆有着明显畸形的，特别是未生育的女性患者，有必要给予外固定治疗，以帮助其矫正骨盆畸形。有研究指出，应用骨盆外固定架治疗骨盆环骨折，能够在一定程度上给予骨盆一个稳定的解剖环境，控制不可抑制的大出血，但在给予外固定治疗后，还需加用动脉栓塞治疗作为辅助。

护士长：

以上我们讨论的都是单纯的骨盆骨折，骨盆骨折本身并不会导致很高的死亡率，而骨盆骨折的合并伤，如内脏的损伤、失血过多等会导致较高的死亡率和致残率。

护士小徐：

严重的骨盆骨折患者大多伴有休克状态，多数为失血性休克。因骨盆及其周围组织损伤而出现的腹膜后大血肿，常常可以导致患者出现创伤致死三联征,危及患者的生命。

护士长:

既然提到创伤致死三联征,那谁能解释下这个概念。

护师小许:

创伤致死三联征包括以下三个方面。

（1）体温不升:由于患者严重创伤、失血、大量液体复苏、体腔暴露,使热量丢失增加,加之产热功能受到损害,使患者中心温度明显降低。低体温会导致心律失常、心排血量减少、外周血管阻力增加、血红蛋白氧解离曲线左移、氧释放减少,并且抑制凝血激活途径,导致凝血障碍。低温还可抑制免疫监视系统的功能。

（2）凝血机制紊乱:低体温引起凝血酶、血小板量减少和功能损害,凝血因子Ⅴ、Ⅷ合成减少;低体温还可使纤溶系统激活,纤维蛋白原裂解产物大量增加;大量液体复苏引起的血液稀释又进一步加重了凝血障碍。

（3）代谢性酸中毒:持续低灌注状态下细胞能量代谢,由需氧代谢转换为乏氧代谢,导致患者体内乳酸堆积;升压药物和低温所致心功能不全,则进一步加重了酸中毒,而酸中毒又进而损害凝血功能。

这三者互为因果,形成恶性循环,而长时间的复杂外科手术和麻醉,则进一步引起患者失血、热量丢失、酸中毒、SIRS 和免疫系统损害,使患者自身创伤修复能力严重受损。

护士长:

没错,骨盆骨折最常见、最紧急、最严重的并发症是失血性休克,骨盆骨折患者中失血性休克的发生率可高达30%,占患者死亡原因的69%。骨盆骨折合并多发伤时,失血性休克发生率更高,是患者伤后早期死亡的主要原因之一。我们的查房对象——罗先生,也出现了失血性休克。对于失血性休克,我们的护理要点是什么呢?

护师小黄:

抢救失血性休克,是骨盆骨折损伤患者抢救的中心点。抢救过程中护理必须做到:①快速建立有效的静脉通道,给予抗休克治疗,包括输液、输血等液体复苏。但在活动性出血未得到有效控制前,不必进行充分液体复苏,而仅需将患者的血容量维持在重要器官的缺血阈值之上即可。补液时应遵循"先盐后糖,先晶后胶,见尿补钾"的补液原则。在抢救过程中,尽量减少搬运患者,以免加重损伤和出血。②注意患者的保暖,保持患者呼吸道通畅,予吸氧,以提高患者的血氧浓度。密切观察患者的意识、皮肤色泽、肢体温度、血压、脉搏以及凝血功能,警惕 DIC 的发生。

护士长:

不稳定型骨盆骨折是外伤性腹膜后血肿的常见原因,外伤性腹膜后血肿常与休克同时发生。外伤性腹膜后血肿的护理要点有哪些?

责任护士小王:

在复杂骨盆骨折中,常常合并有血管损伤,可造成不可抑制的大出血,这也是骨盆骨折死亡率居高不下的一个重要原因。骨盆骨折导致的出血大致来自以下几个方面:骨折断端出血、盆腔静脉丛损伤、骨盆血管损伤和膀胱直肠等脏器的损伤等。上述这些损伤常可造成不易控制的腹膜后血肿,从而引起休克和多种并发症。因此,在抢救骨盆骨折合并血管损伤患者时,除建立多条快速输液通道,快速补充血容量、吸氧、应用充气式抗休克裤的同时,还应给予骨盆外固定架,行外固定支持。这也是一个可以重建骨盆的稳定性、稳定骨盆软组织、减小骨盆容积、降低出血量的有效方法。

护士小徐:

在抗休克的同时,也要查出血的原因,进行对症处理。护理人员除密切观察患者生命体征外,还必须严密观察患者腹部情况,看患者有无腹部压痛、腹胀、腹肌紧张、肠鸣音减弱等。如患者在病情稳定时出现腹胀、腹痛、排便困难等症状,就可能是由于腹膜后血肿刺激引起肠麻痹和交感神经紊乱,可通过禁食、肛管排气、胃肠减压来缓解症状。另外,血肿吸收也可使患者体温升高。为预防继发感染,应根据医嘱给予患者足量的抗生素。

护士长:

在骨盆骨折患者的急救中,我们会常规留置导尿管,这样做的目的是什么?

护士小郭:

留置导尿管的目的有两个:一是观察患者的尿量,看其是否有休克的表现;二是观察患者是否有尿道损伤。插导尿管时,动作要轻柔,如果导尿管插入膀胱后表现为无尿,或只有少量尿液流出,多为膀胱损伤;如果导尿管难插,多为后尿道损伤。

护士长:

确实,骨盆骨折合并伤以膀胱和尿道损伤较为常见。如何判断患者出现了膀胱和尿道损伤呢?

主管护士小高:

当患者出现尿痛、尿道出血、排尿障碍、膀胱膨胀和会阴部血肿、尿液外渗时,提示有尿道损伤;若出现腹膜刺激所致的腹痛,并伴有恶心、呕吐、腹肌紧张、膀胱区压痛,甚至移动性浊音时,应考虑为膀胱损伤。发现上述情况,护士要及时通知医生,并按医嘱做好手术前准备工作。给患者行骨盆外固定术的同时,予尿道会师牵引术、膀胱修补术、耻骨上膀胱造瘘术等治疗。术后,应注意妥善固定引流管、导尿管,防止管道扭曲、折叠、脱出,并保持引流通畅,防止逆行感染。留置导尿管期间,要做好导管护理和患者会阴部的护理工作。

护士长:

神经损伤也是不稳定骨折较容易出现的早期并发症,对于神经损伤的情况,应如何进行观察和护理?

护师小许:

骨盆骨折易并发骶神经和坐骨神经的损伤。患者一旦出现下肢肌力减弱,就应该及早鼓励并指导患者做抗阻力的肌肉锻炼,给予定时按摩或做气压泵等治疗,促进其局部血液循环,防止下肢深筋脉血栓形成和肌肉萎缩。同时,给予神经营养药物,以促进神经恢复。

护士长:

给患者翻身是骨科最常见的护理技术,也是骨科护理工作的一大难题。那么,骨盆骨折的患者,究竟需不需要翻身呢?

主管护士小刘:

　　危重患者限制卧床一周内肌肉损失甚至可达40%,死亡率接近100%。因此,在病情允许的情况下,还是建议给患者翻身。不过,骨盆骨折患者卧位的选择和翻身也需以维持其骨盆稳定性为基础。A型骨折不影响骨盆环的稳定性,此类患者可采取低半卧位、平卧位和健侧卧位;B型骨折为旋转不稳定型,在给患者进行卧位转换时,一定要控制好其双下肢,防止骨盆旋转。患者可采取平卧位和健侧卧位。C型骨折为垂直和旋转均不稳定型,在骨牵引持续的情况下,可给患者进行体位转换。双侧B型骨折、C型骨折或合并有腹腔血管、神经、脏器损伤的骨盆骨折患者,可采取平卧位,遵医嘱使用骨盆兜、骨盆外固定架固定,暂时不进行翻身操作。

实习护士小田:

　　老师,那低半卧位和健侧卧位的角度有要求吗?

护士长:

　　这个问题提得非常好,谁来解答一下?

护士小钱：

骨盆骨折患者翻身时,低半卧位一般要求床头抬高不要超过30°,床尾抬高不超过20°。健侧卧位的要求则为:床头抬高30°,以不超过60°为宜,在患者枕部、后背、臀部、大腿下、膝下垫软垫。

护士长：

重症骨盆骨折患者第一主诉往往是疼痛,而疼痛也是患者不能配合翻身的主要原因。疼痛被视为人体第五大生命体征,下面我们就来说说骨盆骨折患者疼痛的评估和护理。

护士小胡：

疼痛强度的评估量表是目前临床使用最多的一类疼痛强度评价方法,包括视觉模拟量表(VAS)、语言评分量表(VRS)和数字评分量表(NRS)等。

（1）VAS:国内临床上通常采用中华医学会疼痛学会监制的VAS卡。在卡中心,刻有数字的10cm长线上有可滑动的游标,两端分别表示"无痛"(0)和"最剧烈的疼痛"(10)。患者面对无刻度的一面,由患者本人将游标放在当时最能代表自己疼痛程度的地方;医生面对有刻度的一面,记录患者的疼痛程度。

（2）VRS是将疼痛用"无痛"、"轻微痛"、"中度痛"、"重度痛"和"极重度度痛"表示。

（3）NRS是将疼痛程度用0～10这11个数字表示。"0"表示无痛，"10"表示最痛。被测者根据个人疼痛感受，选择其中一个数字。

护士长：

我们不仅要熟练掌握疼痛评估方法，而且还要对患者进行疼痛相关知识的宣教，告知患者引起疼痛的原因和缓解疼痛的方案，鼓励患者共同参与制订疼痛护理计划。那么，当患者疼痛时，我们应该如何处理？

护师小张：

疼痛刺激可使患者出现焦虑、烦躁、失眠，甚至无助的状态。我们应注意倾听患者的疼痛主诉，了解患者疼痛的性质、部位、强度和发作时的伴随症状等，同时了解患者对疼痛原因和意义的理解，以及对疼痛的态度，以便有的放矢地为患者提供应对疼痛的方法。对于不同程度的疼痛，处理方法不同：①无痛：密切观察。②轻度疼痛：予以非药物镇痛，如社会支持、心理支持、音乐疗法、转移注意力等，或者根据医嘱使用其他的非药物镇痛手段。③中度疼痛：予以镇痛药＋非药物镇痛，如物理疗法、针灸、神经阻滞等。④重度疼痛：

诊疗医嘱按急诊对待。⑤当患者有任何关于疼痛的额外需求时,护士应及时汇报医生,以便医生重新制订疼痛管理方案。

护士长:

是的,现在患者对于疼痛的治疗越来越关注。当然,当疼痛缓解了,患者自然也会更加积极配合治疗、护理。对于骨盆骨折患者的护理,大家还有什么要补充吗?

护士小胡:

骨盆骨折病情危急,发展迅速,患者及其家属对突如其来的变故缺乏心理准备,对疾病和康复等问题难以有正确的认知,患者最突出的心理反应是焦虑和恐慌,甚至有濒死感。对此,我们要主动关心患者,实施护理措施时操作要规范,动作要轻、稳,给患者安全感。同时,要耐心倾听患者的主诉,并给予解释和鼓励,引导其树立积极的心态。同时,我们还应多与家属沟通,以取得家属的配合和支持。

护士长:

讲得非常好,人文关怀一直都是我们强调的,只有患者信任医护人员,并调整好心态,后续的临床治疗才能事半功倍。最后,我们再来讲一下骨盆骨折患者的功能锻炼。

护士小钱：

患者早期进行患肢舒缩运动,可减轻骨质疏松,减少钙的流失,并预防肾结石的发生;还可促进血液循环,维持肌肉力量,防止腿部肌肉的失用性萎缩;并保证关节软骨新陈代谢的正常进行,防止关节僵硬和疼痛。可通过护理干预,告知并指导患者功能锻炼的方法和注意事项,协助和督促患者每天进行肌肉(股四头肌、臀肌)舒缩锻炼以及踝关节、足趾的背伸跖屈活动。在中后期,患者应进行膝关节、髋关节等多关节的活动,直至肢体的全部活动功能恢复,最终达到康复的目的。

护士长：

今天,我们对不稳定型骨盆骨折患者的护理作了较为全面的回顾。不稳定型骨盆骨折常见的并发症是失血性休克,并常合并有脾脏、尿道、膀胱、直肠等脏器的损伤。因此,准确评估病情、畅通气道、吸氧、及时纠正休克、动态观察病情变化、制动、做好基础护理和心理护理等,是不稳定型骨盆骨折患者并发症的护理关键。骨盆骨折是一种可危及生命的损伤,我们要通过精心、细致的病情观察和正确的护理,帮助患者早日康复。

（高咪咪　徐建飞　陈丽君　杨爱玲）

参考文献

[1]左莉红,周淑英,陈丁峰.针对性护理在不稳定型骨盆骨折治疗中的应用[J].健康研究,2016,36(1):118-119

[2]周志道.重度骨盆骨折的现代救治[J].中华创伤杂志,2000,16(8):453-456.

[3]Bassam D,Cephas G A,Ferguson K A,et al. A protocol for the initial management of unstable pelvic fractures [J]. Am Surg,1998,64:862-867.

[4]Kegami K,Yamada K,Morimoto F,et al. Pathophysiologic changes in trauma patients and indications of damage control surgery [J]. Nippon Gakkai Zasshi,2002,10(7):507-510.

[5]Kido A,Inoue F,Takakura Y,et al. Statistical analysis of fatal bleeding pelvic fracture patients with severe associated injuries [J]. J Orthop Sci,2008,13(1):21.

[6]Davis J W,Moore F A,McIntyre R C,et al. Western trauma association critical decisions in trauma:management of pelvic fracture with hemodynamic instability [J]. J Trauma,2008,65(5):1012.

[7]Rommens P M,Hessmann M H. Staged reconstruction of pelvic ring disruptions:differences in morhidjly,mortality,radiologic results,and functional outcomes between B1,B2/B3,and C-type

lesions［J］. J Orthop Trauma，2002，16：92-98.

［8］何玲英，黄丽华.危重患者活动评估工具的研究进展［J］. 护理与康复 2017，16（4）：329-332.

［9］张亚辉，丁俊琴，闫晓丽，等. 根据 Tile 分型探讨骨盆骨折患者的卧位及翻身方法［J］. 全科护理，2015，13（11）：989-991.

［10］赵英.疼痛的测量和评估方法［J］.中国临床康复，2008，6（16））：2347-2352.

案例十四　颈椎损伤

【查房内容】颈椎脱位伴脊髓损伤、高位截瘫患者的护理

【查房形式】三级查房

【查房地点】病房、示教室

【参加人员】护士长、责任护士各1人，主管护师3人，护师4人，护士4人，实习护士3人

护士长：

随着社会的发展，车辆的使用在增多，交通事故也在增多。此外，农村和城市基础建设也在飞速增长。在此情况

下,因外伤导致的脊柱、脊髓损伤患者数量越来越多。其中,颈脊髓损伤合并高位截瘫,是创伤骨科中致死、致残率较高的一种损伤,可威胁患者的生命。同时,颈脊髓损伤合并高位截瘫患者生理和心理上的并发症多,且较严重。护理工作做得是否到位,对提高患者的存活率和生活质量有着重要作用。有报道指出,急性颈脊髓损伤的早期死亡率为5.92%。即使经过抢救、手术治疗后患者生命得以保存,但在康复过程中,患者也可能因出现各种并发症而失去生命。今天,我们对一例颈脊髓损伤患者进行护理查房,希望通过这次查房大家都有新的收获。下面先请责任护士小颜汇报一下患者的病史。

责任护士小颜:

9床患者王女士,39岁,因"车祸致颈部疼痛伴四肢瘫9小时"于2017年3月24日入我院急诊。急诊以"颈椎脱位伴脊髓损伤、四肢瘫、软组织挫伤"收住入院。患者9小时前发生车祸,当即出现颈部疼痛,四肢感觉消失,不能活动,伴有头颅出血,至当地医院就诊。当地医院予以颅脑清创缝合及其他对症处理。患者为求进一步治疗,遂至我院急诊。

入院查体:体温35.6℃,心率55次/分,呼吸频率18次/分,血压92/57mmHg,血氧饱和度100%。患者神志清,精神软,自诉颈部持续性锐痛,疼痛评分2分,查体合作,颈椎生理曲度变直,颈4棘突处压痛明显,局部有叩击痛,颈椎前屈、侧屈和旋转活动受限。感觉平面:C4平面感觉存在,C5平面针刺觉存在,肌力Ⅱ级。C5平面以下运动感觉消失,反射消失,骶尾部无残存感觉和运动,前额部有约8cm缝合创面。颈椎MRI平扫:C4椎体向前滑移脱位,椎前间隙少许积液,C1~C5颈项部软组织挫伤;C4~C5节段椎管进行性狭窄,局部颈髓损伤后改变;颈椎退行性改变。将患者收住入骨科,予消肿、激素冲击、吸氧、营养神经、镇痛、预防肺部感染等对症治疗。3月26日下午,患者出现嗜睡、呼之不应,后患者突发心搏骤停,紧急予以心肺复苏、气管插管。行颅脑CT检查示:颅内目前未见明显挫伤和出血现象。将患者转入ICU继续治疗。

入科时,患者神志清,气管插管,机械通气,予心电监护、有创血流动力学监测,同时予以解痉化痰、营养神经、护肝护胃、抗感染等对症治疗。入ICU后,患者经口气管插管,呼吸机辅助呼吸,咪达唑仑+芬太尼针镇静、镇痛治疗中,多巴胺针$2004\mu g/(kg \cdot min)$维持。3月27日,予禁食,停胃肠减压,予肠内营养乳剂500mL鼻饲,以补充营养、调节肠道菌群、改善胃动力。继续予甲泼尼龙针激素冲击及序贯治疗。3月28日晨,查血气分析示:pH 7.44,$PaCO_2$ 37mmHg,PaO_2 140mmHg,HCO_3^- 26.0mmol/L,Na^+ 141mmol/L,K^+ 3.8mmol/L,血糖8.3mmol/L。今晨辅助检查:白细胞计数15.5×10^9/L,中性粒细胞分类0.925,血红蛋白118g/L。白蛋白31.9g/L,超敏

C反应蛋白1.93mg/L。现患者经口气管插管,呼吸机辅助呼吸,咪达唑仑＋芬太尼针镇静、镇痛中,头颈部颈托固定,四头枕颌牵引带持续牵引,留置导尿管通畅,禁止翻身。已停多巴胺针,患者心率慢,予异丙肾上腺素针。体温36.9℃,心率47次/分,血压114/64mmHg,血氧饱和度100％。患者现存的主要护理问题有:①气体交换受损。②清理呼吸道无效。③营养失调:营养摄入量低于机体需要量。④疾病知识缺乏。⑤有皮肤完整性受损的风险。⑥活动无耐力。

护士长:

小颜病史汇报得很详细。从上面的病史上我们可以看出,患者是由于车祸导致的颈椎脱位伴脊髓损伤引起的高位截瘫。谁能讲一下高位截瘫的定义是什么?

主管护师小陈:

颈椎是人体骨骼中非常的部分。颈椎因病变或暴力牵拉等原因出现骨折与错位时,一旦严重损伤神经,患者就很可能发生高位截瘫,发生极为严重的致残性创伤。高位截瘫,医学上一般指由第二胸椎以上的脊髓横贯性病变引起的瘫痪,是脊柱骨折的严重并发症。由于高位截瘫患者需要长时间卧床,因此容易发生呼吸困难、肺部感染、体温异常、压疮和泌尿系统感染等并发症,从而导致患者生理、心理都出现问题。因此,护理工作的质量影响着患者的存活率和生存质量。

护士小吴:

高位截瘫患者一般需要建立人工气道,原因是什么?

护师小王:

严重急性创伤导致高位截瘫、高位胸椎骨折或脱位,可导致患者急性呼吸困难、血氧饱和度降低。机械通气是治疗低氧血症的根本方法。对高位截瘫患者,建立人工气道是机械通气的前提。最初建立人工气道的类型,除了会对高位截瘫患者的舒适度和预后产生一定影响外,还会对呼吸机相关性肺炎等并发症、机械通气时间和患者生存率等产生影响。

护士长:

小吴和小王都讲得很好。建立人工气道,有气管插管和气管切开两种方法,我们应该如何选择?

主管护师小杨:

膈肌是成人主动自主呼吸、呛咳和排痰的主要呼吸肌,其主要受 C3～C4 脊神经支配。高位脊髓损伤的早期,不但肋间内、外肌瘫痪,甚至膈肌运动也可能受限。而脊髓挫伤或者水肿受压后,副交感神经功能活跃,致使气管、支气管内壁分泌物增多,支气管平滑肌收缩,使呼吸的通气功能减弱,导致低氧血症。脊髓的缺氧又加重了脊神经水肿,进一步出现脊神经功能障碍。即使是 C5 或 C6 椎体挫伤,因脊神经受压或缺氧,也可导致截瘫平面上升。因此,高位脊髓损伤后患者极易出现呼吸功能障碍,而机械通气就成为抢救高位截瘫患者的重要措施之一。关于高位截瘫患者人工气道类型的选择,有学者认为,对于 C5 及以上平面损伤的高位截瘫患者,宜行气管切开术。机械通气临床应用指南明确提出,对于短期内不能撤除人工气道的患者,应尽早选择或更换为气管切开。最近的研究也表明,与气管插管相比,气管切开可能会增加机械通气患者的生存率。

实习护士小文:

老师,在护理机械通气的患者时,我们要注意些什么?

护师小方:

机械通气患者的护理,要注意以下四个方面。

(1)气囊充气要合适。气囊充气后可使套管与气管壁间密闭,有利于人工正压通气,防止呼吸道分泌物或胃内容物流入气道。

(2)机械通气期间,应严密观察患者生命指征、病情变化和呼吸机的机械功能,及时处理各种呼吸机报警,预防呼吸机引起的人体各种器官功能损害和感染,尤其是呼吸机相关性肺炎的预防与控制。

（3）气管的湿化管理。有效湿化气道是保证患者呼吸通畅、预防肺部感染的一项重要措施。注意患者呼吸道黏膜的湿化,以促进痰液的稀释和排出。如果患者吸入的气体湿化不足,黏稠的痰液就更易积聚在气管内,严重妨碍患者的通气功能,加重缺氧。病房气温宜在 $22\sim20℃$,湿度 $60\%\sim70\%$ 。呼吸机加湿器温度宜控制在 $32\sim36℃$,如果超过 $40℃$,可造成患者气管烫伤。湿化器储水罐内无菌蒸馏水要及时添加,并注意恒温调节。呼吸机管道连接的小储水罐所收集的冷凝集水应及时清除,以防其进入湿化器和患者呼吸道中。

（4）吸痰的护理。吸痰宜使用透明、软硬度和长度适中的一次性吸痰管。吸痰前向患者说明吸痰的重要性和必要性,以取得患者的合作。吸痰时动作要轻柔、迅速,边旋转边吸引,切忌上下多次提插。同一根吸痰管,先吸气道分泌物,再吸口鼻腔内分泌物。吸完口鼻腔内分泌物后,绝不可再重复进入气管。痰液多时,忌长时间吸痰;必要时,间隔3分钟以上再吸引,每次吸痰时间不超过15秒;注意观察痰液的性质、颜色和量,如有特殊情况,及时报告医生。

护士长：

高位截瘫患者不能自行排尿,只能留置导尿管,如果留置导尿管处理不当,不但会造成患者泌尿系感染,延误患者的病情,严重时甚至可危及患者生命。随着现代护理学的不断发展,和人们对留置导尿管的认识的加深,行之有效的护理干预措施也被广泛应用于留置导尿管的患者护理中。小郑,你来讲一下高位截瘫患者留置导尿管的护理干预措施有哪些?

护士小郑：

1. 导尿的护理

导尿操作时,无菌观念不强是导致尿路感染发生的常见原因。护理人员给患者在留置导尿时,要有熟练的操作技能,并严格执行无菌操作。保持导尿管无菌;选择适宜的导尿管;一次导尿成功,切忌反复多次插入,以减少逆行感染。插管过深,导管易打折;插管过浅,尿液引流不出来。导尿管插入过深或过浅,均会影响尿液的排出,甚至引起尿潴留。同时,导尿时动作要轻柔,以免损伤患者尿道黏膜。导尿管应选择硅胶双腔气囊导尿管,其表面光滑,对尿道黏膜刺激小,且易于固定。妥善固定导尿管、尿袋,使其位置始终低于膀胱水平面。膀胱冲洗是既耗时又浪费的措施,冲洗液对膀胱壁会产生机械性损伤,且操作时易增加导尿管管口污染的机会,并使导尿管管腔中尿液逆流入膀胱。集尿系统的反复开放,增加了经冲洗液、冲洗管道和人手等外源性感染机会,因而应避免膀胱冲洗。另外,可通过鼻饲、静脉输液、多饮水等途径保证患者每日进水量在1500～2000mL,以增加患者排尿,达到生理性冲洗膀胱的作用,减少细菌进入尿道的机会。

2. 个人卫生的护理

护理人员一定要保持患者外阴部清洁和尿道口相对无菌。每天用1%新洁尔灭或碘附清洁患者尿道口周围2次,同时每天用消毒液擦拭导尿管与尿道连接处,防止细菌从此处上行感染。如分泌物过多,可先用温开水清洗患者会阴部和尿道口。患者每次大便后,均应清洁会阴部,擦洗尿道口,以免粪便中的细菌侵入泌尿系统。更换导尿管时,应认真消毒各接头,保持尿液引流通畅。患者在伤后半个月内,膀胱肌无张力,处于瘫痪状态,应保证导尿管持续开放,使尿液彻底引流。当患者肌张力逐渐恢复时,将持续引流改为夹管定时开放引流,以锻炼患者膀胱括约肌的收缩功能。间歇时间从2～3小时逐渐延长至4～5小时,从而逐步恢复患者膀胱的自律性和反射性。长期留置导尿的患者,要采用夹管,定时开放,这样既可锻炼膀胱功能,也可防止逆行感染。

3. 缩短留置导尿管的时间

因留置导尿管极易导致感染,护理人员应严格掌握留置导尿管的适应证,尽量避免留置导尿管。已留置导尿管的,要尽量缩短留置导尿管的时间。长期留置导尿管的患者易发生泌尿系结石和感染。从尿细菌培养结果中可以看出,随着留置导尿管时间的延长,尿道感染的发生率逐渐增高。把握拔除导尿管的时机,如果拔管不慎,可能导致拔管后患者自行排尿困难,甚至需要再次进行导尿。这样不仅增加了护理人员的工作量,还增加了患者的痛苦和泌尿系感染的可能。把握拔管时机可提高拔管成功率,膀胱充盈是拔管的最佳时机。了解留置导尿管导致尿路感染发生的原因,对易发生尿路感染的高危人群实施有效的护理干预,同时结合应用抗生素,可防止尿路感染的发生。

实习护士小林:

老师,这个患者四肢感觉消失,不能活动,是不是会引起压疮啊?

护师小徐:

骶尾部压疮,是由于患者长期处于卧床状态,使骶尾部组织过度受压,加上皮肤摩擦、局部皮肤潮湿、营养不良和感染等因素,导致骶尾部皮肤血液循环不畅,而发生局部软组织的缺血、坏死和溃疡面的形成。尤其是高位截瘫的患者,其运动神经的传导功能发生障碍、肌张力减弱、大小便失禁、神经营养功能失调等都导致患者机体的抵抗力下降,加上其长时间卧床,可导致患者皮肤破溃后极易发生细菌感染,更容易引发压疮。

颅骨牵引是临床上常用的复位和非手术治疗方法。颅骨牵引术后,为保持牵引的有效性和防止骨折移位造成或加重脊髓损伤,临床上一般都要求患者头颈部制动,处于被迫卧位。王女士虽然没有用颅骨牵引,但也使用了四头枕颌牵引带持续牵引。因此,患者枕部也是压疮的好发部位。

护士长:

压疮是临床护理工作中一个很棘手的问题,压疮的治疗方法有很多种,都以保持疮面干燥、防止细菌感染为主,但各种治疗方法的效果均不是很理想。出现压疮,不仅增加了患者的痛苦,也增加了患者家庭和社会的经济负担。因此,预防压疮的发生至关重要。预防压疮最好的方法是给患者进行高质量的翻身,而王女士有C4椎体向前滑移脱位,且有脊髓损伤,医嘱予禁止翻身,那我们有什么好的方法预防压疮吗?

护师小徐:

我们可以在王女士的枕部和尾骶部使用泡沫敷料保护皮肤。泡沫敷料的特点是能够快速吸收渗液,减少皮肤浸渍;原位保留渗液,保持伤口湿润;向内膨胀,更服贴伤口表面,因此泡沫敷料一般用于有渗液的皮肤伤口的治疗。我们在王女士的枕部与尾骶部使用泡沫敷料的原因是:泡沫敷料具有一定的厚度,能缓冲枕部和尾骶部皮肤的压力;敷料柔软、舒适,能缓解局部皮肤的压痛;由于患者体位的限制,枕部和尾骶部皮肤会有汗液浸渍,而汗液的刺激会使表皮角质层的保护能力下降,皮肤因而容易发生压疮,而泡沫敷料能起到吸收汗液的作用,并且敷料有黏性,能够很好地贴合患者枕部和尾骶部的皮肤。如敷料出现污渍,应及时更换。

护士长:

小徐回答得很好。近年来,由交通事故、外伤导致颈髓损伤的患者数量呈增长趋势,瞬间的意外给患者及其家属造成巨大的心理压力。颈髓损伤患者治疗时间长、费用高,且目前的医疗水平尚不能满足脊髓损伤患者功能完全性恢复这一需求,很多患者在住院期间出现失眠、神情淡漠、食欲差、烦躁不安等情绪,这会严重影响患者的治疗和康复效果。对于这种情况,我们能做什么?

护师小周:

颈椎脱位伴高位截瘫患者,大多是由一个四肢健全、对生活充满无限憧憬的状态,瞬间成为一个生活不能自理的"废人",这种剧烈反差给患者造成的痛苦是无法形容的。所以，在抢救了患者生命的基础上，我们还要注意患者的心理变化，及时给予患者心理支持，帮助患者度过心理难关。王女士瘫痪之后，心理负担很重，再加上住在ICU这样一个相对封闭的医疗环境，不允许家属陪护，只有医务人员在身边。对于清醒的患者来说，当看到或听到其他患者痛苦或死亡时，害怕、焦虑、恐惧的情绪就会骤然而起，不愿意医护人员离开自己的病床或自己的视线范围，这样才觉得有安全感。一旦医护人员离开患者床边，患者就会表现得非常焦虑，不停地大声呼叫。ICU的治疗费用相对于普通病房来说比较高，这也给患者及其家庭造成了很大的经济负担。在护理上，我们更应该细致一点，多给患者讲一些积极的事情，让其树立信心；同时，不在患者面前谈论病情和治疗费用。在可能的情况下，尽量保持在患者视野范围内活动，说话时靠近患者的病床，态度和蔼，以增加其安全感。对于患者的抱怨，应耐心对待，不能有情绪。为了缓解患者的孤独感，可给患者听音乐和新闻，以分散其注意力。对于此类患者，心理护理要比基础护理更加重要。近年来的研究表明，单纯的外科治疗并不能使患者的社会功能完全恢复，适当的心理干预有利于防止患者创伤后心理障碍的发生。

护士长：

颈椎损伤伴截瘫是临床脊柱外科常见病，约70%的患者合并脊髓损伤。高位截瘫患者脊髓横断平面以下肢体的感觉、运动和反射功能完全丧失。如果护理不当，患者易发生肢体肌肉萎缩、关节僵直等，影响患者肢体功能恢复，降低患者的生活质量，给患者带来极大的痛苦。那我们要怎么做才能提高患者的生活质量呢？

护师小胡：

现在我们有康复师对患者进行康复训练。康复训练包括以下几个方面。

（1）按摩双下肢：使患者保持舒适的卧位姿势，在瘫痪的肢体下面衬以软枕。患者肢体保持功能位，康复师用手的大鱼际肌给患者按摩，按摩顺序为髋关节、大腿肌肉、膝关节、小腿肌肉、踝关节、足跟部。按摩完毕，用手捏拿、轻轻拍打、震动大腿和小腿肌肉。

（2）肢体被动训练：每天给患者最大幅度活动髋部，充分伸直和外展下肢。应注意经常保持髋关节伸直和外展，并施加活动，以防止髋关节屈曲、内收畸形。膝关节易发生屈曲畸形，应每日将膝关节完全伸直数次。踝关节和足趾也易发生屈曲畸形，故应保持踝关节和足趾功能位，进行踝关节和各足趾的主动或被动屈伸活动。

（3）下肢功能康复仪训练：每日使用下肢功能康复仪2次，每次1小时，每侧下肢活动30分钟，活动度为90℃。下肢功能康复仪能提供有效的主动训练,有效、均匀地活动膝关节和髋关节,增加关节软骨的营养和代谢,防止关节僵直和粘连。

（4）用音乐放松:在进行主动和被动功能锻炼时,让患者听轻音乐,彻底放松,产生一种能自主活动的意念,以利于下肢的感觉、运动功能的康复,并使患者保持乐观情绪,克服悲伤的心理,树立起战胜疾病的信心。

护士小孙:

王女士在骨科的时候,医生予激素冲击疗法的原因是什么?

主管护师小范:

急性脊髓损伤分为原发性损伤和继发性损伤。原发性损伤是指初次打击引起的机体损伤,主要与受伤机制和力量等有关,早期手术治疗的主要目的是通过减压、复位等方法稳定脊髓,解除机械压迫,为神经功能恢复提供更大的可能,降低继发性损害。继发性损害是指机体对原发性损伤所发生的一系列免疫和炎症反应,包括血管和炎性损伤、细胞功能失常等引起的脊髓水肿,导致患者全身情况恶化,继发性脊髓损伤是渐进性的,在一定时间内是可逆的,所以早期应用药物来抑制脊髓继发性损伤对神经功能恢复至关重要。

糖皮质激素是目前应用最广泛的治疗脊髓损伤的药物,其中,甲泼尼龙最具有代表性的药物。伤后8小时,大剂量甲泼尼龙冲击疗法已成为脊髓损伤患者的标准处置方法。早期大剂量应用甲泼尼龙有利于脊髓冲动的发生,增加脊髓血流,有效抑制脊髓脂质过氧化,遏制继发性脊髓损伤的发展,促进不完全损伤脊髓的功能恢复。因此,急性脊髓损伤患者早期使用大剂量甲泼尼龙冲击疗法,对阻止或减少脊髓继发损伤,保留脊髓残存功能,最大限度恢复神经功能,提高患者生存质量有着重要意义,是治疗急性脊髓损伤的一项有效措施。

实习护士小应:

老师,糖皮质激素大剂量冲击疗法的副作用有哪些?

主管护师小范:

甲泼尼龙是一种人工合成的糖皮质激素,除具有典型的糖皮质激素的药理作用外,也具有激素类药物的副作用,特别是短期内大剂量使用药物时,副作用明显。因此,在使用激素大剂量冲击疗法时,对其副作用的预防和观察就尤为重要。糖皮质激素大剂量冲击疗法的副作用包括如下几个方面。

（1）消化道并发症：应激性溃疡是冲击疗法中较常见，且较严重的并发症。大剂量甲泼尼龙冲击疗法可使机体的胃酸、胃蛋白酶分泌增加，降低胃黏膜的抵抗力，诱发胃、十二指肠溃疡，甚至造成消化道出血、穿孔。加之意外伤害、巨大的创伤亦可引起急性应激性消化道出血。因此，要充分重视消化道出血的发生，详细询问患者的病史，对既往有消化道病史和年龄偏大的患者，尤其应加强观察。密切观察患者的生命体征、大便颜色，观察其有无腹痛、呕血等现象，警惕应激性溃疡引起的出血。

（2）预防感染：甲泼尼龙有较强的免疫抑制作用，大剂量应用后患者的免疫力急剧下降，可增加感染机会。因此，预防感染是护理的重点。另外，激素能掩盖患者的某些症状，容易造成漏诊，所以必须提高警惕。护士除根据医嘱应用抗生素预防感染外，还必须加强基础护理，在各项护理过程中严格遵守无菌操作原则，防止医源性感染。

（3）心血管并发症：短时间内大剂量静脉注射甲泼尼龙，可引起代谢和水、电解质代谢紊乱，导致心律失常、心搏骤停。因此，对这类患者护理时，需给予心电监护，动态观察患者心电图的变化和生命体征的变化，并备好抢救物品、药品和器械，以便随时开展抢救。

（4）应激性高血糖：甲泼尼龙冲击治疗可能引起患者糖耐量降低，或引发潜在的糖尿病，增加糖尿病患者对胰岛素和口服降糖药物的需求。因而,在冲击治疗期间,患者血糖常会升高,因此治疗期间应严密监测患者血糖的变化。

（5）其他:大剂量甲泼尼龙冲击治疗的患者,还可出现精神症状、失眠、水钠潴留等并发症。

护士长:

好的,今天大家都讲得很好。我总结一下今天的查房,这次查房我们主要学习了颈椎脱位伴脊髓损伤、高位截瘫患者的治疗与护理,并且对颈椎脱位伴脊髓损伤和高位截瘫的定义,患者气道管理、留置导尿管护理、皮肤护理、肢体功能康复训练和大剂量甲泼尼龙冲击治疗的相关知识进行了学习。希望通过今天的查房,大家能学到一些新的知识。

（邢红叶　潘建能　陆　萍　张佩君）

·········· 参考文献 ··········

[1]李强,朱曦,幺改琦,等.急性重度颈脊髓损伤患者早期死亡影响因素的初步分析[J].中国微创外科杂志,2009,9(9):803-805.

[2]Wu Y K,Tsai Y H,Lan C C,et al. Prolonged mechanical ventilation in a respiratory-care setting:a comparison of outcome

between tracheostomized and translaryngeal intubated patients [J]. Critical Care, 2010, 14(2):R26.

[3]冯永文,吴明,曾晶晶.创伤性高位截瘫患者人工气道的建立及选择[J].中国急救医学,2011,31(7):667-668.

[4]刘秀丽,张录,王红宇,等.谈如何防止留置尿管患者泌尿系统感染[J].中国医药指南,2009,7(3):135-136.

[5]Xu Y, Hai H, Liang Z, et al. Pedicled fasciocutaneous flap of multiisl and design for large sacral defects[J]. Clin Orthop Relat Res, 2009, 467(8):2135-2141.

[6]傅金华.预见性护理在高位截瘫骶尾部压疮患者中的应用效果[J].国际护理学杂志,2015,34(11):1492-1493.

[7]蒋凤仙.康慧尔泡沫敷料在预防颅骨牵引患者枕部压疮中的应用[J].中国现代医药杂志,2013,15(12):95-96.

[8]翟海龙.对于压疮认识的几点辨析[J].中华护理杂志,2011,46(4):411-412.

[9]Biering-Sorensen T, Hansen R B, Biering-Sorensen F. Home aids and personal assistance 10-45 years after spinal cord injury [J]. Spinal Cord, 2009, 47(5):405-412.

[10]Song H Y, Nam K A. Coping strategies, physical function, and social adjustment in people with spinal cord injury [J]. Rehabil Nurs, 2010, 35(1):8-15.

[11]贾连顺.颈椎脊髓损伤的早期救治[J].中华外科杂

志,2007,45(4):274-276.

[12] Ackery A, Tator C, Krassioukov A. A global perspective on spinal cord injury epidemiology[J]. J Neurotrauma,2004,21: 1355-1370.

[13]张志强,杨怀洁,张桂青.脊髓损伤药物治疗的研究现状[J].中国医药指南,2012,10(12):401-403.

[14]陈仲,杨华刚,杨洪昌,等.大剂量甲泼尼龙冲击治疗急性脊髓损伤疗效分析[J].中国脊柱脊髓杂志,2006,16(6):33-35.

案例十五　下肢动脉硬化闭塞症

【查房内容】下肢动脉硬化闭塞症患者截肢术后负压封闭引流的护理

【查房形式】三级查房

【查房地点】示教室

【参加人员】护士长、责任护士各1人,主管护师3人,护师6人,护士5人,实习护士1人

护士长：

大家下午好！又到了我们三级查房的时间。今天我们查房的内容是下肢动脉硬化闭塞症患者截肢术后负压封闭引流的护理。随着人口的老龄化，下肢动脉硬化闭塞症的发病率也在逐年增高。本病属于比较常见的疾病，好发于老年男性。首先请责任护士小李汇报一下患者的病史。

责任护士小李：

9床患者李先生，79岁，因"右下肢感染伴局部坏死3月"于2017年2月12日入院。患者去年在我院行"右股动脉–膝下腘动脉人工血管＋自体大隐静脉复合旁路术＋负压封闭引流术"，术后恢复可。3月前，患者无明显诱因下出现右下肢感染伴局部坏死，右小腿呈持续性烧灼样疼痛，足趾疼痛明显，影响活动和睡眠。患者于2月12日至我院就诊，门诊经查体后拟诊"①右小腿坏死伴感染。②下肢动脉硬化闭塞症。③右下肢血管闭塞术后。④高血压"收住入院。患者有高血压病史5年，具体用药史不详。

患者入院后专科体格检查如下：右下肢皮肤发绀，足趾尤甚，右足略肿胀，右足第五足趾和外侧足背溃疡，趾间溃疡创面深达掌趾关节面，有渗出，伴局部坏死。右足部分足趾背屈运动障碍，右下肢皮肤感觉功能正常。右下肢皮温低，膝以下明显,双侧股动脉搏动可触及,双侧腘动脉、胫后动脉及足背动脉未触及搏动。双下肢动脉CT血管造影示:双下肢动脉硬化改变,目前:①两侧股动脉中下段闭塞,周围侧支动脉形成。②右侧髂总动脉近端管腔局限性重度狭窄。③两侧胫后动脉、左侧胫前动脉显影不良,有闭塞可能。患者遂于2017年2月14日在全麻下行"右大腿截肢术＋负压封闭引流术",术后患者被送入我科。入科时,患者气管插管,右下肢予负压封闭引流,敷料干燥,左下肢足背动脉搏动弱。患者入科后即予心电监护,体温35.8℃ 心率88次/分,血压160/62mmHg,血氧饱和度100％,呼吸机辅助呼吸。待患者麻醉清醒后,拔除经口气管插管,改双鼻导管吸氧。现患者神志清,精神稍软,鼻导管吸氧1L/min,生命体征平稳。患者下肢持续负压吸引,引流管通畅,引流出少量淡血性液体,引流管敷料外观清洁、干燥,固定妥当,未见敷料膨隆现象。患者自述手术切口处仍疼痛,NRS疼痛评分3分,疼痛尚能忍受。患者目前主要的护理问题有:①疼痛。②有感染的风险。③生活自理能力下降。④焦虑。

护士长:

好的,感谢小李的详细汇报。通过患者的临床表现和辅助检查,我们已经明确患者的诊断是:下肢动脉硬化闭塞症。下肢动脉硬化闭塞症是由于下肢动脉粥样硬化斑块形成,引起下肢动脉狭窄、闭塞,进而导致肢体慢性缺血。这个疾病早期的治疗方法多,且患者预后较好。但一旦到了晚期,治疗方法就会非常残酷,那就是截肢。这样的结局是很多人都不愿意看到的,截肢会给患者及其家庭带来诸多不便,给患者造成严重的心理伤害,也会大大降低患者的生活质量。所以我们要在早期去预防它、发现它,并早期去治疗它,这样才能防止悲剧的发生。要想早期预防,就要知道下肢动脉硬化闭塞症的早期表现,那么下肢动脉硬化闭塞症患者在早期会有哪些临床表现?

护士小张:

下肢动脉硬化闭塞症患者早期可无明显症状,或仅有轻微不适,如下肢畏寒、发凉等,因此常被忽视。之后患者逐渐出现间歇性跛行症状,这是下肢动脉硬化闭塞症的特征性症状,表现为行走一段距离后,患肢出现疲劳、酸痛,患者被迫休息一段时间。休息后患者的症状可完全缓解,但再次行走后症状复现。每次行走的距离和休息的时长一般较为固定。

护士长:

对的,间歇性跛行是下肢动脉硬化闭塞症的典型症状,那除了间歇性跛行,下肢动脉硬化闭塞症还有别的特征吗?

护师小郭：

患者肢体酸痛的部位与血管病变的位置存在相关性。若病变进一步发展，则出现静息痛，即在患者休息时就存在肢端疼痛，平卧或夜间休息时容易发生。最终，患者肢体可出现溃疡、坏疽，多由轻微的肢端损伤诱发。该患者右下肢感染伴局部坏死已有3月余，说明疾病已进展到晚期了。

护士长：

是的，你们讲得很好。该疾病呈现的是一个慢性的发展过程，最典型的症状就是间歇性跛行。随着病情的进展，会出现静息痛，最后会出现肢体的溃烂、坏疽。但对于缺乏医学知识的人来说，早期的表现往往不能引起他们的重视，他们往往等到疾病发展到晚期才来就诊。该患者的右下肢已经到了感染伴坏死的地步，且体格检查和影像学检查都证实病情已经到非常严峻的地步，所以只能进行截肢术了。那下肢动脉硬化闭塞症的严重程度有没有划分的依据？具体又如何划分？

主管护师小朱：

下肢动脉硬化闭塞症的严重程度，可用 Rutherford 分期进行划分。对其严重程度进行划分，可提高临床评价的客观程度,并使各类临床治疗结果之间具有更强的可比性。目前,常用的是 Rutherford 分期,其将病情由轻至重分为0~6共七个等级。

0级:无临床症状;踏车试验或反应性充血试验正常;无动脉阻塞的血流动力学表现。

1级:轻度间歇性跛行;能完成踏车试验,运动后踝动脉压>50mmHg,但休息时踝动脉压低于20mmHg。

2级:中度间歇性跛行,界于1级和3级之间。

3级:重度间歇性跛行;不能完成踏车试验,运动后踝动脉压<50mmHg。

4级:缺血性静息痛;休息时踝动脉压<40mmHg,足背和胫后动脉搏动几乎不能触及,足趾动脉压<30mmHg。

5级:小块组织缺损、非愈合性溃疡,局灶性坏疽伴足底弥漫性缺血改变;休息时踝动脉压<60mmHg,足背和胫后动脉搏动几乎不能触及,足趾动脉压<40mmHg。

6级:大块组织缺损,超过跖骨平面,足部功能无法保留。其余标准同5级。

护士长:

这个分级是非常专业的,我们护理人员也应该掌握。前面已经说过了,对于这个疾病,我们最好能做到早期预防。那既然要预防,我们就要知道有哪些病因,这样根据病因来预防就很有针对性了。那下肢动脉硬化闭塞症的病因有哪些?

护士小陈:

下肢动脉硬化闭塞症(ASO)的主要病因是动脉粥样硬化。ASO发病率随年龄增长而上升,70岁以上人群的发病率为15%～20%,男性的发病率略高于女性。

护士长:

是的,动脉粥样硬化是其主要病因。那除此以外,还有其他的病因吗?

护师小于:

还有吸烟。吸烟和ASO的发生明显相关。吸烟可以减少患者运动试验时的间歇性跛行距离;增加外周动脉缺血、心肌梗死、缺血性脑卒中和死亡的发生风险;增加严重肢体缺血和截肢的风险。大量临床资料证实,吸烟史是肢体缺血性疾病的主要发病因素。吸烟是ASO的独立危险因素,烟草中的尼古丁可使患者血管强烈收缩,吸烟后可见患者毛细血管痉挛,血流缓慢;在敏感人群中,吸烟可使其血流完全中断。此外,疾病的严重程度和吸烟量呈正相关。所以说,绝对戒烟是遏制病情恶化的重要措施。本例患者也有多年吸烟史。

护士长：

是的,吸烟是一个独立的危险因素。谁还有补充吗?

主管护师小徐：

糖尿病和高血压也是ASO发生的危险因素。糖尿病使ASO发生率增加2~4倍,女性糖尿病患者发生ASO的风险是男性患者的2~3倍。糖尿病患者的糖化血红蛋白每增加1%,ASO发生风险会相应增加26%。糖尿病患者发生严重下肢动脉缺血的风险高于非糖尿病患者,截肢率也较之高7~15倍。高血压也是ASO的危险因素之一。收缩压的升高与ASO发生的相关性更高。本例患者也有高血压病史。

护士长：

除了以上几点,还有其他病因吗?

护师小黄：

高脂血症也可使ASO患病率增高,增加间歇性跛行的风险。此外,还有高同型半胱氨酸血症、慢性肾功能不全和炎症等。同型半胱氨酸是动脉粥样硬化的独立危险因素,约30%的ASO患者存在高同型半胱氨酸血症。有研究表明,慢性肾功能不全与ASO相关。对于绝经后女性,慢性肾功能不全是 ASO 的独立风险预测因子。动脉粥样硬化是涉及多种炎症细胞和炎症因子的慢性炎性反应。与同龄无症状人群相比,炎症指标(如 C 反应蛋白)增高的人群,5 年后发展为 ASO 的概率明显增高。

实习护士小王:

老师,什么是高同型半胱氨酸血症?

主管护师小张:

高同型半胱氨酸血症,是指血浆或血清中游离的以及与蛋白结合的同型半胱氨酸和混硫化物的含量增高,是由甲硫氨酸代谢障碍引起的。同型半胱氨酸是心血管疾病发病的一个重要危险因素。血液中增高的同型半胱氨酸刺激血管壁,引起动脉血管的损伤,导致炎症和血管壁的斑块形成,最终引起血流受阻。因此,高同型半胱氨酸血症是冠心病的一个独立危险因素。近几年同型半胱氨酸血症成为研究热点,大量的临床研究和流行病学研究已证实,高同型半胱氨酸血症是心脑血管病的新的、独立的危险因素。动脉粥样硬化、心肌梗死、脑卒中患者同型半胱氨酸血水平明显高于正常人,其血浆浓度与患者心脑血管疾病的程度和并发症的发病率呈正相关。

护士长：

嗯，是的。这是最新的研究领域，相信会给我们带来新的认识，也会对临床的诊疗提供新的指导思想。综上所述，吸烟、"三高"以及血液的高凝状态等都是 ASO 的危险因素，而这些危险因素在日常生活中都是可以预防的，所以说 ASO 是可以预防的。治未病才是最高境界，因此预防很重要。该患者有长期吸烟史，还有高血压病史，结合辅助检查，患者 ASO 诊断明确。现在，我们来复习一下高血压的定义及其分级。

护士小郑：

高血压是指在未使用降压药的情况下，患者收缩压≥140mmHg 和（或）舒张压≥90mmHg。根据血压升高水平，又将高血压进一步分为 1 级、2 级和 3 级。一般需要非同日测量 3 次血压，来判断血压是否升高及其分级。

护师小邵：

高血压可分为轻、中、重度。1 级高血压（轻度）：收缩压 140～159mmHg 和（或）舒张压 90～99mmHg；2 级高血压（中度）：收缩压 160～179mmHg 和（或）舒张压 100～109mmHg；3 级高血压（重度）：收缩压≥180mmHg 和（或）舒张压≥110mmHg。

护士长：

很好。那我们控制血压的目标是什么？血压要控制到什么样的程度，才算是合理？

护师小应：

高血压的主要治疗目标是最大限度地降低心血管并发症的发生与死亡的总体风险，此外还需要治疗所有可逆性心血管危险因素、亚临床靶器官损害以及各种并存的临床疾病。我们降压目标是在患者能耐受的情况下，逐步降压达标。一般高血压患者，应将血压降至140/90mmHg以下；65岁及以上老年人的收缩压应控制在150mmHg以下，如能耐受，还可以进一步降低；伴有肾脏疾病、糖尿病和稳定性冠心病的高血压患者治疗宜个体化，一般将血压降至130/80mmHg以下；脑卒中后的高血压患者的降压目标一般为血压<140/90mmHg。

护士长：

说得很好，对于不同的患者，降压的目标是不一样的。我们已经知道了ASO的病因和临床表现，现在我们来讨论一下哪些辅助检查可以帮助明确诊断？

护士小马：

ASO 是全身动脉粥样硬化性病变的一个重要部分。冠状动脉、颈部大血管、颅内动脉狭窄和颅内动脉闭塞性病变，往往引起比较典型的临床症状，因此会引起患者的重视而尽早诊疗。由于 ASO 早期症状不典型，因此常被漏诊或误诊。近年来，由于高端医疗设备（如彩色多普勒、高场强磁共振和多排螺旋 CT）的普及和应用，外周血管性病变，尤其是下肢动脉硬化狭窄或闭塞性疾病检出率在逐年提高，介入治疗在外周血管病变中的应用也在逐步成熟，专门针对下肢动脉病变介入治疗的器械也越来越多地被应用于临床，使下肢动脉病变可治疗范围不断扩大，为疾病的早期诊断和治疗争取了时间。

护士长：

我们可通过病因、临床表现和相关的辅助检查来确诊 ASO。那么，接下来该如何治疗 ASO？具体有哪些治疗方法？

主管护师小方：

ASO 的治疗有内科治疗、外科治疗和介入治疗三个方面。

（1）内科治疗：降脂、控制血压、治疗糖尿病、抗血小板、抗凝、活血化瘀、抗炎、止痛、扩张血管及功能锻炼等。对于下肢动脉间歇性跛行的患者,按计划锻炼可有效缓解其跛行症状,提高患者的行走速度,延长行走距离和行走时间,减轻跛行症状。

(2)外科治疗:主要包括截肢、血管内膜剥脱术和血管旁路手术。由于动脉粥样硬化血管病变多较广泛,因此血管内膜剥脱术只适用于髂总动脉至股总动脉的局限性病变。

(3)介入治疗:主要包括经导管血管腔内溶栓术、经导管取栓、经皮血管成形术、血管内支架置入、内膜下血管成形、血管腔内旋切术等。

护士长:

疾病的治疗往往都先选择保守治疗,也就是内科治疗;保守治疗无效时再选择手术治疗,也就是外科治疗。本例患者因为疾病进展,只能进行截肢手术治疗。为什么只能选择截肢呢?难道没有别的办法可以保住肢体吗?

护士小李:

手术方式的是要依据适应证来选择的。本例患者之所以要行截肢术,是因为他下肢动脉缺血,已经造成肢体坏死,不宜进行介入性或外科性血管重建,因为血管疏通后坏死肢体的毒素会进入体循环,造成肾功能衰竭,甚至导致死亡。这是得不偿失的,所以应直接选择截肢手术。

护士长:

是的,权衡利弊后还是施行了截肢术。截肢术后,促进患肢残端的顺利愈合和预防感染是非常重要的,在这些方面,我们该如何护理?

护师小林:

截肢后残端能否很好地愈合,取决于术前、术中和术后的全程评估、治疗和护理。首先是截肢平面的选择,可根据患者肢体坏死平面和皮肤温度、术前 DSA 或 MRA 检查结果、术中肢体切缘肌肉组织血运三方面的情况来决定。术后早期发生残端坏死者,为截肢平面选择过低;术后远期残端坏死者,为截肢平面以上动脉硬化闭塞进展或旁路血管闭塞。术中不宜使用止血带,以便随时观察患者肢体残端血运。如发现切缘血运不佳、肌肉无弹性,应及时升高截肢平面。术后应密切观察肢体残端血运,对有坏死表现者,应尽早进行再次截肢,以减少感染机会。

护士长:

是的,截肢平面的选择很重要。截肢后创面感染是首先要面对的问题,造成感染的可能因素有哪些?

护士小张：

创面感染的原因有：切面血运不佳、残端组织坏死、血肿等。截肢术前后，除常规应用抗生素外，还应彻底引流、加压包扎以及控制血糖，这些都是预防创面感染的重要措施。

护士长：

你们说得非常好。手术方式的选择，是医生的职责范围，但是术后的护理就是我们的职责范围。该患者接受的是"右下肢截肢术＋负压封闭引流（VSD）"。截肢，对一个原本健全的人来说，无疑是晴天霹雳，其身心的创伤在所难免，所以对患者的心理护理是必不可少的一个环节。患者心态的好坏常常会影响到疾病的预后。患者因患肢疼痛、肿胀而担心预后，我们要安慰患者，使其树立信心战胜疾病的信心，保持心情舒畅，从而增强机体抗病能力。

护士长：

接下来，我们来讨论一下VSD。VSD是一种用于处理各种复杂创面和深部引流的新方法，已被广泛应用于治疗软组织缺损或促进移植皮肤的成活。相比传统的引流技术，它是一种革命性的进展。该技术于1992年由德国乌尔姆大学创伤外科首创，首先用于骨科领域治疗软组织缺损和感染性创面。1994年,裘华德教授等在国内率先引进这一新型引流技术。近年来,国内外诸多学者将其应用于各种急、慢性复杂创面的治疗或促进移植皮肤的成活,取得了良好的效果。VSD缩短了创面愈合的时间,为植皮提供了良好的局部条件,目前在临床上也得到了广泛的应用。但VSD也存在一些并发症。谁来讲讲,VSD有哪些优点和常见并发症?

主管护师小朱:

VSD技术的优点有:①它是将高分子泡沫材料作为负压引流管和创面间的中介,引流时不受患者体位的限制,可达到全创面引流,并使引流物经泡沫材料与引流管隔开,因而管腔不易被堵塞,可保证引流通畅。②VSD引流时,创面用生物透性膜封闭,使创面与外界隔开,构成防止细菌入侵的屏障,有效预防了常规换药和引流导致的污染与院内交叉感染,并能持续保持高负压状态。③引流区的渗出物和坏死组织可被及时清除,使引流区内到达"零积聚",使创面很快获得清洁的环境,减少创面细菌的数量,防止感染扩散和毒素的吸收,有效预防了毒素重吸收对人体的"二次打击"。④一次性封闭引流可以保持有效引流5~7天,不需要每天换药,减少了患者的痛苦和医务人员的工作量,也减少了因多次换药造成的材料的消耗。⑤与传统技术相比,VSD引流可以使疗程缩短1/3~1/2,这样就可减少患者的卧床时间,提高患者的生活质量,并减少抗生素的使用,降低患者的医疗费用。⑥VSD操作简单、易行,可在床旁进行。

护士小郑:

VSD最常见的并发症是创面区疼痛,这可能与负压造成的吸引力有关,特别是持续吸引或者负压过大时,创面区疼痛尤为突出。当患者出现疼痛时,可经引流管滴入麻醉剂来缓解疼痛。

护士长:

是的,VSD是一种新的引流技术,而VSD的应用,也对我们的护理提出了新的要求。针对截肢术后VSD引流的患者,我们在护理上需要注意哪些事情?

护士:

与对其他术后患者一样,我们要密切观察患者的生命体征和神志的变化;观察患者的心理、情绪变化,做好心理护理。针对肢体的护理包括以下几个方面:①首先要抬高患肢,使其高出心脏水平20~30cm,以减轻肢体肿胀。②患肢及时进行功能锻炼。术后第二天,指导患者行下肢股四头肌收缩运动,和不影响到病情的远端关节的屈伸、旋转练习,并进行患肢按摩等,以防止肌肉萎缩。鼓励患者在床上进行训练。③其他的方面有：如患者创面疼痛时，评估疼痛的时间、性质，指导患者调整适当体位，必要时遵医嘱给予镇痛剂。待患者胃肠功能恢复了，可予高蛋白质、高维生素、高热量的清淡且易消化的饮食，以利于创面早期愈合。并嘱患者少量多餐，忌烟酒。

护士长：

说得很好。为了能让患者尽早康复，我们需要给予全面护理，包括心理、饮食、功能锻炼等。那针对 VSD 的护理我们需要做哪些工作？

护师小郭：

VSD 的护理包括如下内容：①关于吸引瓶的更换，应选用透明的吸引瓶，并经常更换。在更换吸引瓶时，为防止引流管内的液体回流到 VSD 敷料内，应先钳夹住引流管，关闭负压源，然后更换引流瓶。更换前，应阻断压力，夹闭近端引流管，并严格无菌操作。当发现有大量新鲜血液被吸出时，应马上通知医生，仔细检查创面内是否有活动性出血，并做相应的处理。使用 VSD 时，不需要每天换药，一次封闭可以有效引流5～7天。②创面观察和护理。严密监测患者生命体征变化，及时发现感染征象，给予对症处理。密切观察患者创面情况，包括颜色、有无分泌物、有无异味，观察引流物的颜色、性状和引流量,并做好记录。

护士长:

VSD虽然有很多的优点,但一旦发生了脱落或者阻塞,就会失去引流效果。现在我们来分析一下,哪些原因会造成VSD脱落和阻塞?

护士小于:

脱落的原因可能有:①VSD装置固定方法不当。②VSD敷料外具有生物透性粘贴膜,封闭面过小。③对小儿、神志不清和躁动的患者未采取有效的肢体约束。④患者翻身或活动时不慎导致引流管脱落。⑤医护人员操作不当。

护师小邵:

引流管阻塞的原因有以下几个方面:①创面清创不彻底,残留有异物或坏死组织。②被引流区内坏死组织过多,或有大量黏稠引出物,超出了引流系统的处理能力。③引流区内出血未得到确切控制,VSD材料表面被凝血块堵塞。④负压引流开始前,血液或黏稠的渗出物就已经堵塞了VSD材料表面的微孔。⑤更换引流瓶不及时。⑥VSD引流装置负压调节不当。

护士长：

一旦引流管发生脱落或堵塞，VSD 就失去了引流效果，会造成一定的不良后果。若发现引流管脱落或堵塞，我们该如何处理？

护士小马：

一旦发生引流管脱落，应立即通知医生，查找原因，妥善处理，必要时重新置入引流装置。如因引流物黏稠而堵塞在引流管内，导致聚乙烯醇海绵向上隆起，说明引流管被堵塞，应立即查找堵塞的原因，并消毒堵塞处远端的引流管。用50mL 注射器吸取生理盐水，反复冲洗、抽吸引流管，直至通畅，必要时重新置入引流装置。

护师小李：

若堵塞严重，引流量急剧减少，揭除粘贴薄膜后，中心负压仍不下降，应立即更换引流管。若负压引流开始前引流管已被堵塞，应在放入 VSD 材料后立即接通电动吸引器持续吸引，直到引流系统安置完毕，再接通其他高负压源。

护士长：

对，这就是我们的应急处理方法。这些应急处理方法大家一定要了然于胸,这样一旦发生引流管脱落或堵塞,才不会手忙脚乱。VSD是一种封闭式负压引流,所有的负压都是一样的吗? 负压到底用多少比较合适?

主管护师小徐:

VSD技术的主要目的是吸除创面的渗出液和促进血液灌注,其应用于创面的压力宜设置在-125mmHg。但也有报道认为,更低的负压有利于创面的恢复。临床上应根据实际情况选择相应的压力设置:当创面组织较紧密,如肌肉、筋膜时,应选择较强的负压(-450mmHg~-300mmHg);对于较疏松的创面组织,如皮下脂肪的创面,应选择较弱的负压,一般为-300mmHg~-125mmHg。但临床实际应用时,应注意避免压力值设置过强而抑制创面血流,造成组织坏死。

护士长:

是的。对于不同的组织结构,选择的负压也是不尽相同的。VSD是一种封闭的负压引流技术,为了保证持续的负压引流,我们有哪些预防措施?

护师小陈:

预防措施有以下几个方面。

(1)引流装置要妥善固定,保证引流管接头和三通连接处连接牢固,避免引流管扭曲、打折或脱落。对小儿、神志不清和躁动的患者,予以保护性约束。

（2）向患者及其家属宣教VSD引流装置的护理知识,详细讲解其目的、意义和自行拔管的危害,取得患者配合。

（3）根据创面的大小和形状,设计剪修VSD敷料,将其覆盖在创面上,使敷料与创面完全接触。深的创面需多块敷料重叠覆盖,不留空隙,必要时将敷料边缘与周围敷料缝合、固定。

（4）彻底清除创面的坏死组织、脓液和渗出液;创面止血;使组织内纤维分离,敞开无效腔;擦干净创面周围皮肤;在VSD敷料外覆盖生物透性粘贴膜,覆盖范围应超过创缘3cm以上,以保持创面的封闭性。

（5）连接负压装置,使引流负压维持在-600mmHg～-450mmHg,保持有效的负压引流。如创面分泌物多且引流液呈脓性黏稠,可应用糜蛋白酶间断冲洗,溶化坏死组织,使脓液变稀,易于引流。消除纤维素沉积,促进肉芽组织生长。及时更换引流瓶,一般持续负压引流4～5日更换一次引流瓶。但如果创面分泌物多或创面大时,也可3日甚至2日就更换一次。引流袋每日更换。

（6）护理操作时,动作轻柔,使患者保持合适体位;保证创面处悬空位,防止受压;勿使被服直接压在创面和引流管上,保证引流通畅;更换体位时,注意保护患肢和引流管,避免过度活动牵拉而使引流管脱落。

护士长：

说得很好。在使用VSD过程中，为了达到预期效果，我们需要做到：妥善固定引流装置，各接头和连接处连接牢固，引流管无扭曲、打折或脱落。清创、止血彻底，不残留异物或坏死组织。保持有效的负压引流，负压维持在-600mmHg～-450mmHg；剪修的VSD敷料与创面完全接触，覆盖的生物透性粘贴膜，覆盖范围超过创缘3cm以上，以保持创面的封闭性。患者保持合适体位，创面处于悬空位，避免受压。更换引流瓶要及时。给患者和家属做好VSD引流装置的护理知识宣教。对小儿、神志不清和躁动患者的保护性措施要做到位，避免非计划性拔管等。

护士长：

除了以上所说的，还有其他需要注意的吗？

主管护师小徐：

还应保持创面密封；妥善固定引流管并保证引流管通畅；如引流液为血性液体，易造成管路堵塞，可用生理盐水冲洗或者经常更换引流管；保持恒定的负压，负压值在-450mmHg～-125mmHg，负压值过大、过小均不利于创面的愈合；注意观察负压状态，若创面敷料隆起，管道脱落或透明膜松脱,应立即处理;连续负压封闭5～15天应更换一次引流管,避免管道扭曲、打折;观察、记录引流量和引流液性质的变化;必要时可对引流液进行细菌培养,选择适当的抗生素治疗;创面周围皮肤若出现红肿、水泡,提示患者对生物半透膜过敏,应及时停用;使用VSD 3周后,如果患者创面没有得到任何改变,就必须寻找原因,或选用其他方法治疗。倘若创面出现病情恶化,应当立即停止VSD,并积极寻找原因,改用其他治疗方法。

护士长:

大家今天发言都很踊跃,讲得也非常好。我们每一次的教学查房,都是一次再学习的机会,这对我们临床工作者来说是非常有好处的。"温故而知新"、"理论联系实际",就这样一步一步总结出新的经验,来夯实我们的基础知识。今天我们查房的主题是下肢动脉硬化闭塞症。我们详细分析了本病的发病原因、临床表现和治疗手段。并对新型的封闭式负压引流装置——VSD,进行了详尽的分析。相信通过今天的学习,大家对下肢动脉硬化闭塞症和VSD又有了进一步的认识。这将为我们以后的工作奠定一定的理论基础和操作经验。感谢大家的精心准备和积极参加,本次教学查房到此结束。

（杨剑春　　郎德海　　王淑媛　　胡松杰）

参考文献

[1]裘华德,宋九宏.负压封闭引流技[M].北京:人民卫生出版社,2008.

[2]汪忠镐,张福先.血管外科手术并发症的预防与处理[M].北京:科学技术文献出版社,2005.

[3]杨帆,白祥军.负压封闭引流(VSD)技术在各类创面的应用研究进展[J].创伤外科杂志,2011,13(1):82-85.

[4]曹旭亚.VSD负压引流的和观察及体会[J].医药前沿,2014,14:343-344.

[5]于剑,白文斌.下肢动脉硬化闭塞症截肢术后并发症的预防和治疗分析[J].中国煤炭医学杂志,2006,9(6):586-597.

[6]王梅香.梅毒合并下肢动脉硬化闭塞症行截肢手术5例围术期护理[J].齐鲁护理杂志,2010,16(2):57-58.

[7]梅起化,陈大荣.糖尿病下肢动脉硬化闭塞症临床分析[J].临床内科杂志,2007,24(12):848.

[8]魏成志,粟力.下肢动脉硬化闭塞症的外科治疗进展[J].中国老年学杂志,2009,29(24):3317-3319.

[9]王铁英,孙大新.下肢动脉硬化闭塞症介入治疗的护理[J].健康研究,2016,36(2):227-228.

[10]陈锋华,刘威.70例下肢动脉硬化闭塞症的护理体

会［J］.中国医药指南,2012,10(15):302-303.

［11］罗小云,吴庆华.周围动脉闭塞性疾病诊治进展［J］.心血管病杂志,2005,24(2):122-124.

［12］孙彤.老年人下肢动脉硬化闭塞症59例治疗和护理［J］.中国现代药物应用,2012,6(9):114-115.

［13］是明启.老年人要警惕下肢动脉硬化闭塞症［J］.医药与保健,2009,17(2):9.

［14］龚凯.下肢动脉硬化性闭塞症的外科治疗［J］.铁道医学,1998,6:388.

［15］王玉琦.下肢动脉硬化闭塞症的外科治疗问题［J］.中华普通外科杂志,2003,18(4):197-198.

［16］陶树贵.下肢动脉硬化性闭塞症临床经验总结［J］.首都医药,2010,17(12):66-67.

［17］刘三凤,刘志豪,戴志波.负压封闭引流技术(VSD)对各种复杂创面修复的临床研究［J］.当代医学,2009,15(6):66-68.

［18］徐琰,姚元章,黄显凯.负压封闭引流(VSD)治疗损伤感染创面额的临床观察［J］.创伤外科杂志,2001,3(4):311-312.

［19］刘小明.常见护理安全隐患及干预对策手册［M］.长沙:湖南科学技术出版社,2013.

案例十六　胸腺瘤合并重症肌无力

【查房内容】胸腺瘤合并重症肌无力患者的病情观察和护理
　　　　　　要点

【查房形式】三级查房

【查房地点】病房、示教室

【参加人员】护士长、责任护士各1人,主管护师3人,护师5人,
　　　　　　护士5人,实习护士3人

护士长:

　　胸腺瘤较为少见,其发病率为0.15/10万,但却是前纵隔
最常见的肿瘤之一,占前纵隔肿瘤的20%(成人可达50%)。
胸腺瘤常伴发自身免疫性疾病,以重症肌无力(MG)最为常
见。有文献报道,50%的胸腺瘤患者伴有MG,而15%的MG
患者伴有胸腺瘤,这两者密切相关。重症肌无力是乙酰胆碱
受体抗体介导的累及神经-肌肉接头的神经系统自身免疫性
疾病。大部分MG患者从眼肌起病,为眼肌型,超过60%的
眼肌型重症肌无力(OMG)患者在两年内进展为全身型重症
肌无力(GMG)。有研究显示,胸腺瘤切除术是治疗重症肌无

力最根本的方法。虽然,胸腺瘤合并重症肌无力的患者在我科较少见,但不容忽视的是,胸腺瘤切除术后患者会有一个严重的并发症——重症肌无力危象。有文献报道,重症肌无力危象(MGC)是重症肌无力患者行胸腺瘤切除术后的严重并发症和最主要的死亡原因,病死率为17%～45%。正确、有效的治疗,是防止胸腺瘤切除术后患者发生重症肌无力危象的关键,而及时的护理观察也是重要的环节。今天我们对一例胸腺瘤合并重症肌无力患者进行教学查房,希望通过这次查房,大家都有新的收获和认识。

护士长:

严先生,您好,我们今天就您的病情进行护理查房,目的是为了让大家学习关于您病情的相关知识,从中您还可以获得有关自己疾病的一些注意事项。现在要打扰您一下,有可能还需要您的配合,您看可以吗?

患者严先生:

没有关系,我可以配合。

护士长:

真是太感谢您了。那么首先请责任护士小熊来汇报一下病史。

责任护士小熊：

20床患者严先生，35岁，因"双侧眼睑下垂伴言语含糊2月余"入院。患者2月余前无明确诱因出现双侧眼睑下垂，伴视物成双和言语含糊。当时就诊于余姚市人民医院，考虑重症肌无力，查纵隔CT平扫＋增强示：前上纵隔占位性病灶，考虑良性病变，胸腺瘤？建议随访。附见：右侧甲状腺小结节，请结合临床和超声检查。当时予溴吡斯的明、泼尼松片等对症支持治疗，随后患者症状好转出院。出院后患者规律服用药物治疗，双侧眼睑下垂伴言语含糊症状明显改善。3天前，患者因溴吡斯的明片断货而停药，言语含糊症状复发，为进一步治疗来我院就诊，门诊以"纵隔肿物，重症肌无力"收入院。

2017年7月24日，患者接受"胸腔镜下胸腺瘤扩大切除术"。术中病理检查示：胸腺瘤，B2＋B3混合型，瘤体大小为5cm×3cm×2cm，局部累及包膜。术后患者转ICU进一步监护治疗。

患者入科时，麻醉未醒，生命体征：心率52次/分，血压137/71mmHg，血氧饱和度100％。剑突下胸腔闭式引流管引流出少量淡血性液体，经口气管插管。予禁食，心电监护，呼吸机辅助呼吸，有创血压持续监测。全麻未醒期间，患者体温低，予使用复温毯，现患者体温正常。入科6小时后，予拔除经口气管插管,双鼻塞吸氧 3L/min。现患者生命体征平稳,呼吸频率15~26次/分,血氧饱和度100%,能自行咳嗽、咳痰。动脉血气分析正常,NRS疼痛评分1分。目前治疗措施有抗感染、化痰、护胃等。患者现存的主要护理问题有:①焦虑;②清理呼吸道低效;③气体交换受损;④疾病知识缺乏;⑤潜在并发症:呼吸衰竭、重症肌无力危象。

护士长:

小熊病史汇报得很详细。通过病史汇报,我们知道了该患者目前的主要诊断是:①胸腺瘤;②重症肌无力。那么,此类患者会出现哪些临床症状呢?

护师小杜:

重症肌无力患者主要症状有上睑下垂、复视、四肢肌无力、吞咽困难、呼吸困难等。

护士长:

说得很好。50%胸腺瘤患者无症状;在有症状的患者中,约40%合并有重症肌无力(复视、上睑下垂、吞咽困难、疲乏等)。其他常见症状有胸闷、胸痛、气短、咳嗽;上腔静脉综合征、膈肌瘫痪、声音嘶哑;Horner综合征、肢体偏瘫或麻木、胸腔积液、心包积液等。该患者出现双侧眼睑下垂,伴视物成双、言语含糊,是比较典型的胸腺瘤合并重症肌无力的症状。

护士长：

胸腺瘤合并重症肌无力诊断的主要依据是什么?

护士小颜：

主要依据患者的症状、体征、CT 检查结果和术后病理报告。

护士长：

小颜说得对。胸腺瘤伴重症肌无力的诊断标准如下：①典型的肌无力症状;病肌疲劳试验阳性;血清抗乙酰胆碱受体抗体滴度增高;抗胆碱酯酶药物试验阳性。②X 线胸片、胸部 CT 或 MRI 提示前纵隔肿块。本例患者术中病理报告示：胸腺瘤,B2＋B3 混合型,瘤体大小为 5cm×3cm×2cm,局部累及包膜。有谁能说一下胸腺瘤的分型?

主管护师小虞：

根据世界卫生组织(WHO)的组织学诊断标准,胸腺肿瘤的组织分型如下：A 型(髓质型);B1 型(器官样型)、B2 型(皮质型)、B3 型(鳞状上皮样胸瘤);AB 型(混合型)。

护士长：

嗯，很好，小虞说的是 WHO 胸腺肿瘤的组织分型（2004版）。下面这个是改良 Masaoka 临床分期。

胸腺瘤改良 Masaoka 临床分期

Ⅰ期	大体和镜下均无包膜受侵
Ⅱ期	大体见肿瘤累及周围脂肪或纵隔胸膜，镜下见侵及包膜
Ⅲ期	大体见侵入邻近器官（心包、大血管或肺）
Ⅳ期	胸膜或心包种植；淋巴或血行转移

A 型、Ⅰ期胸腺瘤，可采用手术治疗，无需辅助治疗；AB型、B1 型和（或）Ⅱ、Ⅲ期胸腺瘤，术后附加纵隔放疗；Ⅳ期胸腺瘤，术后 1 个月开始放疗、化疗。

实习护士小俞：

老师，严先生出现了很典型的重症肌无力症状。那重症肌无力的患者都会出现像严先生这样的症状吗？重症肌无力的患者还有没有其他的临床症状？

护士长：

小俞同学问得很好，重症肌无力有无临床分型？

护师小胡：

有。按 Osserman 临床分型,可分为:Ⅰ型(单纯眼肌型)、ⅡA型(轻度全身型)、ⅡB型(中度全身型)、Ⅲ型(急性重症型)和Ⅳ型(迟发重症型)。

护士长：

嗯,谁有补充吗?

主管护师小高：

我来补充一下。重症肌无力的 Osserman 分型如下。Ⅰ型(眼肌型):病变局限于眼外肌。ⅡA型(轻度全身型):从眼外肌开始,逐渐波及四肢和延髓支配的肌肉,患者呼吸不常受累,生活能自理,无危象。ⅡB型(中度全身型):患者四肢肌群中度受累,常伴眼外肌受累,并有咀嚼、吞咽困难和构音障碍,生活自理有一定困难,无危象。Ⅲ型(重度激进型):患者发病急,多于6个月内达高峰,常出现延髓支配的肌肉瘫痪和肌无力危象,死亡率高。Ⅳ型(迟发重症型):潜隐性起病,缓慢进展,多在起病半年至2年内由Ⅱ型发展而来,伴延髓支配肌肉麻痹和呼吸肌麻痹。常合并胸腺瘤,预后差。

护士长：

小高说得非常详细，由此可知，本例患者是ⅡB型（中度全身型）。前面说到，胸腺瘤切除术是治疗重症肌无力最根本的方法，也是治疗胸腺瘤常用的方法，临床疗效较好。但是研究资料表明，胸腺瘤合并重症肌无力患者在手术后会出现多种严重的并发症，如动脉氧分压低、呼吸困难、重症肌无力危象等。术后24～72小时是重症肌无力危象的高发期，所以，为防止患者术后发生严重并发症，应对患者进行严密的术后监护，那么术后护理我们具体要做哪些？

护士小方：

术后护理我们应做以下两方面的工作：①严密监测生命体征，备齐抢救物品。根据病情调节呼吸机参数。脱机前逐渐降低氧浓度、呼吸频率，在患者呼吸改善后，间断脱离呼吸机，以锻炼患者自主呼吸，同时监测患者的呼吸和循环功能，一旦符合脱机指征，即遵医嘱撤机。②观察患者的呼吸型态、频率、节律、深度，保持血氧饱和度≥90％。协助患者坐起，给患者叩背，指导并鼓励患者有效咳嗽、排痰，评估患者呼吸道痰液的性质、量和黏稠度，必要时予吸痰，及时清除其呼吸道分泌物。

护士长：

谁还有补充？

护师小黄：

患者剑突下有一根胸腔闭式引流管,我们还要注意对胸腔闭式引流管的护理。①保持管道的密闭:在使用前,需要对引流装置的密闭性进行仔细确认,确认引流管没有脱落现象;水封瓶长管没入水中的长度尽量控制在3～4cm,且一直保持直立;搬动患者或更换引流瓶时,需要将引流管及时关闭;引流管连接处脱落或引流瓶损坏时,先关闭,再及时对引流装置进行更换。②严格无菌操作,防止逆行感染。③保持引流通畅。④观察和记录:对水封瓶长管中的水柱的波动情况进行仔细观察。水柱波动的幅度可以反映空腔的大小和胸膜腔内负压的大小。通常情况下,水柱上下波动在4～10cm。⑤观察有无漏气。

护师小徐：

还有疼痛护理。及时评估患者的疼痛程度,采用适宜的镇痛方法,将患者的疼痛感受控制在可以耐受的范围内,使疼痛不影响患者的睡眠和休息。

护士长：

经过大家的补充,现在已经比较全面了。对于严先生这类重症肌无力患者,呼吸道管理很重要,因为呼吸道感染是发生重症肌无力危象的最主要诱因。患者呼吸道分泌物多、咳嗽无力,均易导致术后呼吸道感染。因此,要加强患者的呼吸道护理。一般患者,当全麻清醒、生命体征正常后,可取半卧位,床头抬高30°～45°。半卧位有利于患者肺的扩张和通气,也有利于引流。密切观察患者肌无力症状的变化,同时注意有无呼吸肌受累的征象。根据患者的具体情况,可予胸部叩击。护士以手腕部的力量,从患者肺底部自下而上、由外向内,迅速且有节律地叩击患者的胸壁,以震动其气道,使肺叶、肺段处的分泌物松动,并流至支气管,以利于患者咳出。护士边叩边鼓励患者咳嗽,以促进痰液排出。拍背不应在接近伤口处或胸腔引流管处。患者咳嗽时,固定患者的左侧胸部,以减轻其疼痛。固定患者胸部时,应手掌张开,手指并拢,指导患者先慢慢轻咳,再将痰液咳出。密切观察胸腔引流液的颜色、性质和引流量,并观察水柱波动情况,保持引流管通畅,每30～60分钟挤压胸腔引流管一次,防止其受压、扭曲、阻塞。注意观察患者有无胸闷、气促、发绀;置管周围有无皮下气肿和两肺呼吸音变化;切口敷料有无渗血、渗液等。

护士长：

还容易被我们忽视的一点是患者的心理护理。呼吸机辅助呼吸的患者,由于插管不适、切口疼痛、各种引流管和导联线的牵拉,尤其是在清醒状态下的吸痰刺激,患者往往感到紧张、恐惧,而这些不良情绪有可能诱发肌无力危象的发生,所以护理人员应加强与患者的沟通,给予患者心理支持,用亲切的眼神、温和的言语和轻柔、娴熟的操作让患者顺利度过危险期。希望大家在以后的工作中能加强对患者的心理护理。

实习护士小陈：

老师,这些都是我们在术后护理需要注意的,那么在术前或整个围手术期护理中,我们需要注意什么呢?

护士长：

谁可以说一下术前护理的重点?

护师小杜：

术前,应指导患者进行有效的深呼吸和咳嗽,通过练习吹气球增加患者肺活量。有吸烟史的患者,应提前2周开始戒烟,以保持呼吸道通畅。必要时遵医嘱给予雾化吸入,以达到预防术后肺部感染的目的。耐心倾听患者的主诉,对患者进行全面评估。对眼肌型患者,指导其避免做使双眼疲劳的工作。

护士长:

术前护理的重点有:①呼吸道准备。指导患者进行有效咳嗽、排痰和腹式呼吸。呼吸功能的锻炼,可改善患者肺通气、换气功能,提高肺的顺应性,减少术后肺部并发症的发生。②术前遵医嘱用药,指导患者正确服药,告知患者在服用胆碱酯酶抑制剂前必须进食,以防腹泻。若患者服药过程中出现大便次数增多或其他异常,应及时告知医生。由于抗胆碱酯酶药的治疗量与中毒量较接近,所以医护人员应掌握药量不足和药物过量时患者的不同表现,并在患者用药过程中密切观察。在大剂量激素冲击治疗时,需注意患者可能出现Cushing综合征、重症肌无力危象等。

护士长:

研究发现,胸腺切除是合并胸腺瘤的MG患者发生肌无力危象的主要诱因之一,但是通过充分的围手术期准备,可使患者术后肌无力危象的发生率明显降低。那什么是重症肌无力危象呢?

护士小王：

重症肌无力危象指患者肌无力症状恶化,因呼吸肌和(或)吞咽肌严重无力,出现呼吸衰竭,需依赖机械通气维持呼吸功能。

护士长：

小王说得对,那如何观察?

护士小王：

患者术后一旦出现:①咳嗽无力、呼吸道分泌物排出困难、呼吸困难、口唇发绀或昏迷;②血氧饱和度<90%;③动脉血气分析 $PaCO_2>60mmHg$、$PaO_2>50mmHg$。

护士小苏：

肌无力危象的表现有瞳孔散大、心率增快、口干和尿潴留等。

护士长：

嗯,大家都说得很对。重症肌无力危象主要分为胆碱能危象、反拗性危象和肌无力危象三种。这三种危象之间无明确分界线,但具有共同的病理基础:呼吸麻痹引起缺氧,导致低氧血症和高碳酸血症。胸腺瘤合并重症肌无力患者术后常见的并发症有肌无力危象和胆碱能危象两种。①肌无力危象：患者肌无力症状突然加重，不能吞咽和咳痰、烦躁不安、心率加快、大汗淋漓、呼吸困难、瞳孔略大、腹胀等。②胆碱能危象：患者气管分泌物增多、多汗、流泪、恶心、呕吐、抽搐、心率减慢、瞳孔变小等。如何鉴别这两种危象？

主管护师小范：

可给患者注射新斯的明1mg，20分钟后观察患者呼吸困难的程度，若继续加重，可判断为胆碱能危象，应立即给予阿托品1mg，肌注或静滴。

护士长：

小范说得很对，但要注意在抢救用药过程中禁用可引起肌无力危象和胆碱能危象的药物，如肌松剂；慎用对呼吸有抑制的药物，如链霉素、庆大霉素、哌替啶、地西泮、吗啡等，因为此类药物可引起肌无力危象的发生，使患者病情加重。一旦患者发生重症肌无力危象，急救措施有哪些？

护士小潘：

重症肌无力危象急救措施：①保持患者呼吸道通畅，及时清理呼吸道分泌物，持续吸氧，必要时配合医生尽早行气管插管或气管切开,接呼吸机辅助呼吸。②立即建立有效的静脉通道,以利于抢救药物的输入,维持患者机体水、电解质、酸碱的平衡。③心电监护,严密监测患者呼吸频率、血压、脉搏和血氧饱和度,同时密切观察患者的意识、体温等。

护士长:

小潘说得很好,同时还要控制感染,特别是肺部感染。根据危象的类型,调整抗胆碱酯酶药物和激素用量,必要时可应用大剂量丙种球蛋白、血浆交换和免疫吸附等方法协助抢救。

护士长:

小熊病史汇报过程中,提到患者因溴吡斯的明片断货而停药,因此言语含糊的症状复发。那么大家对重症肌无力患者的用药有所了解吗?

护师小杨:

溴吡斯的明也是临床上使用较多的一线药物,与新斯的明药物作用类似,具有抗胆碱酯酶作用,因其还能直接作用于骨骼肌细胞的胆碱能受体,故对骨骼肌作用较强,而缩瞳作用较弱,因此在重症肌无力、术后功能性肠胀气和尿潴留等的治疗中使用较多,能够提高这些疾病的临床治愈率。

护士长：

小杨说得很全面。但是，用药时应该根据患者病情选择合适的剂量，并嘱患者按时、按量用药。

实习护士小胡：

老师，我听病史汇报中提到，该患者体温不升，使用了复温毯，这个有什么要注意吗？

护士小潘：

一般认为，复温速度不可太快，比较合理的是控制在1℃/h的体温提升速率，并注意监测患者体温变化。

实习护士小俞：

如果患者体温不升，那让他自己慢慢恢复体温，不干预可以吗？

主管护师小高：

患者若长时间体温不升，则不可不干预。虽然低体温可以降低机体代谢率，减少耗氧量，增加组织器官对缺血、缺氧的耐受力，但也可导致多种并发症，如导致切口感染率升高，引起术后寒战、心血管并发症、凝血功能异常、麻醉苏醒延迟等,给患者的手术安全带来不利影响。

患者严先生:

听你们这么一说,我对我的病也有了了解,那么我以后要注意些什么?

护师小王:

严先生,您以后要注意以下几个方面:①要劳逸结合,起居有常。首先要安排好一天的生活,按时睡眠、按时起床,不要熬夜、不要过度用眼,更不要日夜操劳。②注意防止各种感染,避风寒、防感冒。③注意适量运动,锻炼身体,增强体质。但不能运动过量,运动过量会加重症状,所以要根据自己的情况选择一些有助于恢复的运动。④保持良好的心态和康复的信心。减少心理负担,避免精神刺激。⑤生活保持有规律,饮食方面应有节制。多食富含高蛋白质的食物,如鸡、鸭、鱼、瘦肉、蛋类、豆制品以及新鲜蔬菜、水果,同时应该注意进食易消化的食物,忌食生、冷、辛辣食物,忌烟酒,服药期间禁食绿豆。

患者严先生:

嗯,我知道了,谢谢!

护士长：

　　我来总结一下今天的查房。这次查房，我们学习了胸腺瘤合并重症肌无力的内容，对胸腺瘤、重症肌无力患者的护理注意事项和重症肌无力危象进行了学习。研究证实，胸腺瘤切除可明显减轻患者肌无力症状，使患者获得较好的远期疗效，有报道其有效率可达到80%。因此MG患者伴发胸腺瘤，是胸腺切除的绝对指征。但是，胸腺切除术仅单纯去除了乙酰胆碱受体抗体的发源地，而外周的T淋巴细胞短期内仍可产生乙酰胆碱受体抗体，所以患者术后6个月内病情波动较大，2～4年后病情才会逐渐稳定。希望通过今天的查房，大家能掌握胸腺瘤合并重症肌无力的相关知识，和患者术后监护的护理观察重点。

责任护士小熊：

　　严先生，今天打扰您这么久，非常感谢您的配合。希望我们这次的查房对您也有所帮助。您先好好休息，我等会儿再来看您。

（郁婷婷　陈碧新　赵晓芬　陈才敬）

···················· **参考文献** ····················

[1]王莉莉,谢琰臣,贺茂林.预测眼肌型重症肌无力预后的临床评分方法[J].中国神经精神疾病杂志,2014,(2):83-86.

[2]宋明学.胸腺瘤术后并发重症肌无力危象的原因和护理[J].河南外科学杂志,2013,19(2):145-146.

[3]潘铁成,殷桂林.胸心外科急症和并发症[M].北京:人民卫生出版社,2006:455.

[4]张捷,王东信.影响重症肌无力伴胸腺瘤患者手术预后的因素分析[J].实用医学杂志,2013,29(9):1442-1444.

[5]王文雅,王晓娟,杜轩,等.全胸腺切除术治疗胸腺瘤合并重症肌无力19例围术期护理[J].齐鲁护理杂志,2009,15(8):120-121.

[6]孙盼盼.1例胸腺瘤术后复发伴重症肌无力患者的围术期护理[J].全科护理,2014,(13):1245-1247.

[7]都盼盼,栾颖.1例重症肌无力眼肌型老年患者行胸腺瘤切除术后的护理体会[J].吉林医学,2014,(17):3898-3899.

[8]陈兰玉,刘腊根,赵云.胸腺瘤合并重症肌无力患者围术期护理[J].护士进修杂志,2015,30(1):53-55.

[9]刘长红.1例胸腺瘤伴重症肌无力围术期的护理体会

[J].实用临床医药杂志,2009,5(8):76-77.

[10]沈洁.危象预见性评分护理对于减少重症肌无力合并胸腺瘤患者术后并发症及护理缺陷的效果分析[J].中国实用护理杂志,2014,30(30):47-49.

[11]缪彩红.胸腺瘤合并重症肌无力的围手术期护理[J].中国医学创新,2010,07(35):122-123.

[12]陈玉萍,王卫,王中魁,等.重症肌无力伴发胸腺瘤患者的临床特点分析[J].中华内科杂志,2012,51(8):623-625.

[13]杜俊,杨丽,刘东戈,等.胸腺瘤WHO新分类与重症肌无力的关系[J].中国神经免疫学和神经病学杂志,2008,15(5):384-386,391.

[14]袁长红,刘永海.重症肌无力危象75例临床分析[J].中国现代医药杂志,2011,13(4):82.

[15]梁辉珍.全身麻醉术后低温患者保温措施的研究[J].全科护理,2011,9(3):216-217.

[16]黄玲,尹世敏,王磊.重症肌无力的治疗现状[J].疑难病杂志,2014,13(11):1200-1203.

[17]Sing G,Rumende C M,Amin Z. Thymonla: Diagnosis and treatment[J]. Acta Med Indones,2011,43(1):74-78.

[18]Margaritora S,Cesario A,Cusumano G,et al. Thirty-five-year follow-up analysis of clinical and pathologic outcomes of thymoma surgery[J]. Ann Thorac Surg,2010,89(1):245-252.

［19］Vachlas K，Zisis C，Rontogianni D，et a1. Thymoma and myasthenia gravis: clinical aspects and prognosis［J］. Asian Cardiovasc Thorac Ann，2012，20(1):48-52.

［20］Okumura M，Ohta M，Tateyama H，et al. The World Health Organization histologic classification system reflects the oncologic behavior of thymoma: a clinical study of 273 patients ［J］. Cancer，2002，94:624-632.

［21］Putzu M，casati A，Berti M，et al. Clinical complications，monitoring and management of perioperative mild hypothermia: anesthesiological features［J］. Acta Biomed，2007，78(3):163-169.

［22］Kondo K. Optimal therapy for thymoma［J］. J Med Invest，2008，55(1-2):17-28.

案例十七　烟雾病

【查房内容】烟雾病患者的治疗与护理

【查房形式】三级查房

【查房地点】示教室

【参与人员】护士长、责任护士各1名，主管护师3名，护师5人，护士4名，实习护士2名

护士长：

烟雾病，又称 Moyamoya 病（MMD）。目前被广泛接受的烟雾病的定义为：双侧颈内动脉末段、大脑中动脉起始段、大脑前动脉起始段进行性狭窄或闭塞，同时伴随颅底增生的异常血管网，并排除动脉粥样硬化、自身免疫性疾病、脑膜炎、脑肿瘤、唐氏综合征、神经纤维瘤病、颅外伤等疾病，并强调病变为双侧，单侧病变者可归为可疑烟雾病。

该病主要发生在亚洲国家，以日本最为多见，欧美国家及其他民族也均有病例报道。在日本，烟雾病年发病率约为 0.35/10 万，男女比例为 1 : 1.7。本病有两个发病高峰：第一个发病高峰为 5～9 岁，症状以脑缺血、痴呆和智力低下为主；第二个发病高峰为 45～49 岁，症状以脑出血为主。一般的烟雾病患者，在神经外科就能够得到妥善处理，但如果患者病情加重，就可能转入重症监护室，但往往这样的患者病情已经是非常危急了。我们 ICU 最近也收治了一例重症烟雾病患者，因此我们组织了此次以烟雾病治疗与护理为主题的教学查房。下面请责任护士小李介绍一下患者的病情。

责任护士小李：

患者俞阿姨，51 岁，因"突发神志不清 3 小时余"入院。入院诊断：脑疝，烟雾病，脑出血。入院查体：患者神志昏迷，左瞳孔直径2.5mm,右瞳孔直径4.0mm,对光反射均消失。脉搏75次/分,律齐,呼吸频率18次/分,血压130/70mmHg,腋温36℃。鼻腔、外耳道无血迹,肌张力正常,四肢肌力不合作。急诊CT检查示:右侧颞枕部硬膜下血肿。患者既往有高血压病史10余年;2010年曾行"胸腺瘤切除术",治疗经过不详。急诊完善术前准备后,患者在全麻下行"右侧颞枕部开颅血肿清除＋去骨瓣减压术",术后为进一步治疗转入我科。

入科时,患者全麻未醒,GCS评分4分,耳温35.7℃,心率70次/分,律齐,血压152/79mmHg,吸入氧浓度100%。左瞳孔直径2mm,右瞳孔直径2mm,对光反应均消失。硬膜下有引流管一根,头部敷料有渗血,鼻腔、外耳道无血迹。肌张力正常,四肢肌力不合作。入科后,继续予呼吸机辅助呼吸,模式为BiPAP,吸入氧浓度45%。予抗炎、平喘、化痰、护肝、护胃、降颅内压、营养神经、止血、补液、营养支持等对症治疗。术后第二天,患者持续镇静中,RASS镇静评分4分,左瞳孔直径2mm,右瞳孔直径2mm,对光反射灵敏。患者肢体可活动,右侧肌力存在,左侧肌力未见。目前是术后第三天,患者神志不清,呼吸机辅助呼吸中,GCS评分7分,耳温38.2℃,其他生命体征基本平稳。患者目前存在的护理问题主要有:①意识障碍:与血肿压迫脑组织有关。②体温过高:与病变累及体温调节中枢或继发感染有关。③清理呼吸道无效:与患者不能自行咳痰有关。⑤躯体移动障碍:与病变累及有关。⑥有感染的风险：与手术创伤和放置各类导管有关。⑦潜在并发症：与颅内再出血等有关。⑧有皮肤完整性受损的风险。

护士长：

好，现在我们已经简单了解了患者的病情，发现患者是因"突发神志不清3小时余"被送入院的，诊断为烟雾病，那么谁能说说该病的临床表现有哪些？

护师小张：

烟雾病的临床表现有以下几方面。

（1）颈内动脉闭塞引起的脑缺血：发病年龄相对较轻，多见于儿童和少年，多呈急性发病，也有亚急性发病者。临床上可表现为脑血栓，也可出现短暂性脑缺血发作（TIA）。起病时患者常有头晕、头痛、肢体麻木、瘫痪、精神不振、言语不清等症状，常在一侧肢体瘫痪好转后，又出现另一侧肢体瘫痪。肢体瘫痪多为不全瘫，也有全瘫者。可出现失语、精神障碍、智力减退或痴呆，约40％的患者伴有癫痫发作。在CT或MRI检查时，80％的患者可见脑内多发梗死灶。

（2）代偿扩张的烟雾状血管破裂诱发的脑出血：发病年龄多较缺血组晚，平均发病年龄33.1岁，以青壮年为多。发病突然，常见蛛网膜下出血、原发性脑室出血和脑叶出血，以上三种出血占本病颅内出血的78％～90％；壳核出血、丘脑

357

出血和尾核头出血少见。故烟雾病引起的颅内出血多为部位体征不明显的出血。患者常以头痛、恶心、呕吐起病,血压多正常,部分患者可有不同程度的意识障碍,其临床症状、体征与其他原因引起的颅内出血相同。

护士长:

由此可见,本例患者是第一种情况,即颈内动脉闭塞引起的脑缺血。那么引起烟雾病的病因有哪些?

主管护士小陈:

烟雾病的病因至今尚未明确,主要与以下因素有关。

（1）遗传:烟雾病患者同胞的发病率比普通人高出42倍,患者子女的发病率比正常人高出37倍。最近又发现烟雾病的发生与基因异常有关。故有些学者认为,烟雾病的发生可能与遗传有一定的关系。

（2）血管的改变:可能与变态反应、炎症等原因造成长期慢性的血管内膜增生和血管修复迟缓有关。有研究认为,烟雾病是一组后天获得性闭塞性脑血管病。有学者成功制成烟雾病的动物模型,认为本病的病理改变为免疫反应性血管炎。

在烟雾病的辅助检查方面,数字减影血管造影(DSA)是最准确、可靠的诊断方法;磁共振成像/磁共振血管成像

（MRI/MRA）也有助于明确诊断大部分烟雾病。

实习护士小陈：

老师，我想问一下，患者有高血压史10年，患者发病会不会是这个原因引起的？

护师小李：

高血压是指以体循环动脉血压［收缩压和（或）舒张压］增高为主要特征（收缩压≥140mmHg，舒张压≥90mmHg），可伴有心、脑、肾等器官的功能或器质性损害的临床综合征。高血压的症状因人而异。早期患者可能无症状或症状不明显，常见的症状有头晕、头痛、颈项板紧、疲劳、心悸等，仅仅在患者劳累、精神紧张、情绪波动后出现血压升高，休息后可恢复正常。

随着病程延长，患者血压会持续升高，逐渐出现各种症状，此时被称为缓进型高血压病。缓进型高血压病常见的临床症状有头痛、头晕、注意力不集中、记忆力减退、肢体麻木、夜尿增多、心悸、胸闷、乏力等。患者的症状与血压水平有一定关联，多数症状在紧张或劳累后加重；清晨活动后血压可迅速升高，出现清晨高血压，因此心脑血管事件多发生在清晨。当血压突然升高到一定程度时，患者甚至会出现剧烈头痛、呕吐、心悸、眩晕等症状，严重时发生神志不清、抽搐，这就属于急进型高血压和高血压危重症,患者多会在短期内发生严重的心、脑、肾等器官的损害和病变,如心肌梗死、脑卒中、肾功能衰竭等。本例患者有长达10年的高血压史,且病发时神志不清,你的推论很有道理,但烟雾病的发病机制复杂,也不能排除其他原因。

实习护士小陈:

谢谢老师。我还有个问题,高血压患者要服用降压药,我们重症监护室常用的降压药有哪些?

主管护师小刑:

我们常用的降压药一般有以下三种。

(1)硝酸甘油:药理作用主要有如以下几个方面。①松弛血管平滑肌,引起血管扩张。②扩张动静脉血管床,以扩张静脉为主。③扩张外周静脉,使血液潴留在外周,减少回心血量,降低左室舒张末压(前负荷),扩张动脉,降低外周阻力(后负荷)。④扩张动、静脉,减少心肌耗氧量,缓解心绞痛。

硝酸甘油的不良反应有头痛、低血压反应(恶心、呕吐、虚弱、出汗、苍白和虚脱)、晕厥、面红、药疹和剥脱性皮炎等。因此,心肌梗死早期(有严重低血压和心动过速时)、严重贫血、青光眼、颅内压增高等患者禁用硝酸甘油。

使用硝酸甘油时的注意事项有:①应使用能有效缓解急

性心绞痛的最小剂量,过量可能导致耐受现象。②小剂量也可能发生严重低血压。③发生低血压时,可合并心动过缓,而加重心绞痛。④剂量过大可引起剧烈头痛。⑤若出现视力模糊或口干,应停药。⑥血容量不足或收缩压低的患者应慎用。

(2)硝普钠:可均衡扩张动、静脉,直接松弛血管平滑肌,降低前后负荷,可使增高的心室充盈压和肺毛细血管压迅速降低,消除肺水肿,缓解呼吸困难,改善心脏做功,增加心排出量。硝普钠的优点是均衡扩张动、静脉,改善心功能,但不加快心率;对于老年患者,其改善血流动力学的效果远比年轻患者好;患者对其他血管扩张剂产生耐药性后,硝普钠仍然有效。因此,硝普钠主要应用于:①高血压急症,如高血压危象、高血压脑病、恶性高血压、嗜铬细胞瘤手术前后阵发性高血压等的紧急降压;也可用于外科麻醉期间进行控制性降压。②急性心力衰竭,包括急性肺水肿。宜用于急性心肌梗死或瓣膜(二尖瓣或主动脉瓣)关闭不全的急性心力衰竭患者。

使用硝普钠的注意事项有:使用时应从小剂量开始;剂量因人而异,有的患者非常敏感,注意剂量调整的幅度。使用时应加入5%葡萄糖溶液中,现配现用,单独使用,且避光。使用时要观察患者血压;停药时逐渐减量,防止血压反跳。硝普钠连续使用不可超过5天。硝普钠容易产生毒性反应,因此连续使用5天后需测患者血液中氰化物浓度。

（3）乌拉地尔：具有外周和中枢双重降压作用。①在外周,可阻断突触后α_1受体,使血管扩张,显著降低外周阻力;抑制儿茶酚胺的缩血管作用,降低外周血管阻力和心脏负荷。②在中枢,可通过降低延髓心血管中枢的交感反馈调节而降压,调整循环中枢（延髓心血管中枢）的活性,防止因交感反射引起的血压升高和心率加快。

使用乌拉地尔时的注意事项有:①如果联合其他降压药,使用本品前,应间隔一定的时间,必要时调整本药的剂量。②血压骤然下降可能引起心动过缓,甚至心搏骤停。③治疗期限一般不超过7天。④对本品过敏者,如出现皮肤瘙痒、潮红、皮疹,应停药。⑤逾量可致低血压,可通过抬高患者下肢和增加血容量来升高血压,必要时加升压药。⑥老年人和肝功能受损者使用本品时,本品作用可增强,应予注意。⑦乌拉地尔针剂不能与碱性液体混合,因其酸性性质,可能引起溶液混浊或形成絮状物。

护士长:

小陈提的问题很好。那么我们使用血管活性药物的时候,有哪些注意事项? 小张你来说说看。

护师小张:

好的。第一点是,要严格交接班。其次,使用血管活性药物时,应选择大血管,最好是中心静脉导管内给药,以防外周静脉局部渗出,导致肢体缺血,末梢坏疽;尽量使用独立的深静脉通道,尤其是不要与CVP等同一通道。第三,用药时要严密观察患者的耐受情况以及心率、血压的变化情况。从小剂量开始,根据患者的反应和监测指标逐渐调大剂量,根据医嘱或患者的不同病情来控制血压。最后,保证使用的剂量准确:①使用微量泵,安装正确注射器,注明药名、剂量和时间。②严密观察药液有无外渗、管道有无脱落、微量泵的工作状态是否正常。③提早化药,做好准备。④更换药液时,应将注射器与患者断开,必要时使用双通道中继法。⑤更换不同剂量、不同血管活性药物时,必须对延长管内药物做处理。⑥有些药物,如硝普钠、去甲肾上腺素慎用快进键。

护士长:

回答得很好。我们再回到这位患者,这位患者另一个明显的临床表现就是四肢肌力不协调,右侧肌力存在,而左侧未见,那么肌力是如何分级的?

护师小陈:

根据肌力的情况,一般将肌力分为以下6级。0级:肌肉完全麻痹,触诊肌肉完全无收缩力。Ⅰ级:肌肉有主动收缩力,但不能带动关节活动(可见肌肉轻微收缩)。Ⅱ级:可以带动关节水平活动,但不能对抗地心引力(肢体能在床上平行移动)。Ⅲ级:能对抗地心引力做主动关节活动,但不能对抗阻力,肢体可以克服地心吸收力,能抬离床面。Ⅳ级:能对抗较大的阻力,但比正常者弱(肢体能做对抗外界阻力的运动)。Ⅴ级:正常肌力(肌力正常,运动自如)。

实习护士小宋:

老师,肌力和肌张力有什么区别? 肌张力是不是也有分级?

护师小陈:

肌力指肌肉主动运动时的力量、幅度和速度,检查时令患者作肢体伸缩动作,检查者从相反方向给予阻力,测试患者对阻力的克服力量,并注意两侧比较。而肌肉静止松弛状态下的紧张度称为肌张力。肌张力是维持身体各种姿势以及正常运动的基础,并表现为多种形式。说得通俗点,肌张力高的时候,肢体发僵,很紧,甚至肢体像一根棍。肌张力低的时候,肢体很松,你觉得检查的时候没有任何抵抗。

肌张力增加也有它的发展过程和等级区分,被动活动度(PROM)肌张力分级标准如下。Ⅰ(轻度):在 PROM 的后 1/4 的时候,即肌肉处于最长位置时,出现阻力。Ⅱ(中度):在 PROM 的 1/2 时出现阻力。Ⅲ(重度):在 PROM 的前 1/4,即肌肉处于最短位置时,出现阻力。

　　还有一种改良 Ashworth 分级标准。0 级:正常肌张力。1级:肌张力略微增加。受累部分被动屈伸时,在关节活动范围之末时呈现最小的阻力,或出现突然卡住和突然释放。1＋级:肌张力轻度增加。在关节活动后50％范围内出现突然卡住,然后在关节活动范围后50％均呈现最小阻力。2级:肌张力较明显地增加。通过关节活动范围的大部分时,肌张力均较明显地增加,但受累部分仍能较容易地被移动。3级:肌张力严重增加。被动活动困难。4级:僵直。受累部分被动屈伸时呈现僵直状态,不能活动。

护士长:

　　很好。现在我们来谈谈该患者的护理,小李你先说。

责任护士小李:

　　患者现仍处于神志不清状态,应严密观察患者的生命体征、瞳孔、肢体活动和血氧饱和度的变化,每小时一次,并详细记录。如有异常,应及时与医生联系。及时发现和处理并发症。避免颅内压增高引起脑疝。观察有无术后出血征象。预防切口感染和肺部感染。对于中枢性高热,及时采用冬眠低温治疗和护理。术后出血主要原因是手术中止血不完全,或颅内自发性侧支血管过度扩张导致微动脉瘤形成并破裂,引起颅内出血。若患者出现渐进性意识障碍、肢体活动障碍、瞳孔不等大、血压持续升高,应及时通知医生,及早行头颅CT检查。给患者创造一个安静、舒适、安全的环境,减少探视,去除不良的刺激。予抬高床头30°,以利于颅内静脉血的回流,降低颅内压力,同时还可预防呼吸性相关性肺炎的发生。硬膜下引流管在位,应保持引流管通畅,防止引流管受压、扭曲、折叠,护理操作避免提拉引流管。当患者需要搬动时,应将引流管暂时夹闭,固定好,待患者安置好后再开放引流。对于烦躁不安的患者,应加强护理或给予镇静剂,避免引流管脱出或患者自行拔除等意外。严密观察引流液的颜色和量,正常人每日脑脊液分泌量是400~500mL,记录每日引流量,每日引流量以不超过500mL为宜。引流液初为暗红色并混有血凝块,逐渐转为淡红色,如引流液突然出现全血性或颜色较前加深,说明有再出血,应及时报告医生处理。引流过程中,严防发生逆行感染,引流系统必须保持密闭,每日更换引流袋,更换时要严格无菌操作,并留取脑脊液送常规检查,了解脑脊液的变化和有无颅内感染,以指导临床治疗。保持引流管插管部位清洁、干燥,纱布污染时及时更换。

护士长:

回答得很好,其他人还有补充吗?

主管护师小陈：

本例患者由于不能自己主动活动，长时间卧床，可引起肢体肌肉萎缩，大小关节僵直，造成肢体失用性瘫痪。对于昏迷患者，帮助其进行肢体的功能锻炼至关重要。锻炼的最佳时期，是在不影响患者病情的情况下越早越好。锻炼要循序渐进，根据患者的具体情况逐步进行，不能操之过急，这样才能让患者达到更好的康复，缩短病程，提高患者的生活质量。昏迷患者的肢体应保持良好的功能位置，包括卧位的选择和肢体的摆放，防止局部肢体受压，预防压疮。

（1）卧位：采用侧卧位和仰卧位交替的方法，每1～2小时翻身一次。如有受损的皮肤，应尽量避免皮损处受压，同时做好相应的护理。为昏迷患者进行鼻饲时，应给患者采取侧卧位，以防止食物反流呛咳入患者气管内。鼻饲时不宜翻身、拍背，翻身应在鼻饲前或鼻饲后半小时进行。

（2）肢体的摆放：①仰卧位时，应将床头抬高10°～20°。下肢臀至小腿部位，置一低平长软枕；腘窝处再放一小软枕，或将床中间摇高20°～30°，使患者双腿微曲。在患者足底与床尾之间，置一硬枕，防止足下垂。保持屈髋、屈膝、踝背屈90°。双足之间夹一硬枕，防止小腿内收。②侧卧位时，患者手可放在胸前或身上，肢体屈曲，两下肢之间垫软枕，以预防局部受压而影响血液循环。

（3）进行肢体的被动活动：①按摩：手法有推法、按法、拿法、揉法、捻法、抹法、拍打法、踩跷法、捋法等。顺序应由远心端至近心端。力度先轻后重，由浅及深。速度由慢而快，每天2次，每次15～20分钟。②早期活动四肢：患者病情稳定后要及早活动四肢，预防关节强直，由护士或康复医生来帮助完成。做大、小关节的屈伸活动，臂关节和髋关节的内旋和外展等被动活动。被动活动幅度要大，动作要轻柔，避免过度牵拉松弛的关节。每天锻炼时间不少于1小时。活动时要观察患者的心率和呼吸频率，如果有呼吸急促、心率增快，要注意用力适度，防止引起患者疼痛或其他不适。③用温水浸泡四肢：用温水浸泡患者的四肢可清洁局部皮肤、促进血液循环、增强皮肤排泄功能、预防皮肤感染和压疮等并发症的产生。由于昏迷患者的感觉功能较差，因此水温不能超过50℃，以防局部皮肤烫伤。每天温水浸泡四肢2次，每次15～20分钟。

主管护师小刑：

本例患者由于意识障碍，不能正常进食，这极不利于患者的恢复。要解决营养问题，可采用肠外营养和肠内营养的方法。做好鼻饲管护理，保持鼻饲管通畅，并妥善固定，防止患者烦躁时自行拔出或翻身时不慎脱出。

实习护士小宋：

老师，请问什么是肠内营养，什么是肠外营养？它们有什么区别？

主管护师小邢：

1. 肠内营养

肠内营养（EN）指经胃肠道提供患者代谢所需要的营养物质及其他各种营养素的营养支持方式。

（1）EN的优点：随着近年来对人体胃肠道结构和功能研究的深入，人们逐步认识到胃肠道不单纯是消化吸收器官，同时还是重要的免疫器官。正因如此，较之肠外营养（PN）支持，EN的优越性除体现在营养素可直接经肠吸收、利用，更符人体的生理，并且给药方便、费用低廉外，更体现在有助于维持肠黏膜结构和屏障功能完整性方面。故在决定采用何种营养支持方式时，首选EN已成为众多临床医师的共识。

（2）EN的途径：肠内营养的途径有口服和经导管输入两种，这两种途径的选择，取决于营养支持时间的长短、患者的精神状态和胃肠道功能状况。经导管输入，包括通过鼻胃管、鼻十二指肠管、鼻空肠管和胃空肠造瘘管输入。

（3）EN的适应证：当以下患者胃肠道功能正常且安全

时,可使用肠内营养:①咀嚼和吞咽困难;②意识障碍或昏迷;③消化道瘘;④短肠综合征;⑤肠道炎性疾病;⑥急性胰腺炎;⑦高代谢状态;⑧慢性消耗性疾病;⑨纠正和预防手术前后营养不良;⑩特殊疾病。

（4）EN的禁忌证:麻痹性和机械性肠梗阻、消化道活动性出血和休克,均系EN的禁忌证。严重腹泻或极度吸收不良时也应慎用。

（5）管饲并发症和防治:①机械并发症:机械并发症的发生往往与饲管本身有关,如管径的大小、材料等。吸入性肺炎是一种潜在致命性并发症,可能是由于大管径饲管损伤了食管下括约肌,或饲管移位、饲管放置不当所致。机械并发症的处理方法如下:鼻饲时,应将患者头部抬高30°,灌注完成后1小时才可放平;鼻饲时回抽胃残留液,如大于100mL,应暂停鼻饲或放慢鼻饲灌注的速度。②饲管堵塞:往往是由于鼻饲液浓度过高或匀浆没有完全打碎所致。饲管堵塞的处理:鼻饲后,应以水清洗管子,确保管内无食物残留。③胃肠道并发症:腹泻最常见。腹泻原因:患者长期未进食、初次鼻饲、灌注速度过快、吸收不良、营养液浓度太高、患者有乳糖不耐受等。胃肠道并发症的处理:管饲应从低浓度开始,逐渐增加浓度,降低灌注速度;对于乳糖不耐受的患者,应给予无乳糖配方营养液。④代谢方面的异常:如脱水、水肿、高钾及高镁等,应注意观察,并及时调整营养液配方的组成。

2. 肠外营养

肠外营养(PN)是指经静脉途径给患者提供所需的营养要素,包括热量(碳水化合物、脂肪乳剂)、必需和非必需氨基酸、维生素、电解质和微量元素等。PN分为完全肠外营养和部分补充肠外营养。PN目的是使患者在无法正常进食的状况下,仍可以维持正常的营养状况、维持体重和促进创伤愈合。对于幼儿患者,PN有助于维持其继续生长和发育。PN的途径有周围静脉和中心静脉两种。静脉输注途径和输注技术是肠外营养的必要保证。

(1)PN的适应证:肠外营养的基本适应证是胃肠道功能障碍或衰竭者,也包括需家庭肠外营养支持者。

PN疗效显著的强适应证:①胃肠道梗阻。②胃肠道吸收功能障碍。包括短肠综合征(小肠切除>70%);小肠疾病(如免疫系统疾病、肠缺血、多发肠瘘等);放射性肠炎;严重腹泻、顽固性呕吐超过7天者。③重症胰腺炎:先输液抢救休克或多器官功能不全综合征(MODS),待患者生命体征平稳后,若肠麻痹仍未消除,且无法耐受肠内营养,可选择PN。④高分解代谢状态:大面积烧伤、严重复合伤、感染等。⑤严重营养不良:蛋白质-热量缺乏型营养不良的患者常伴胃肠功能障碍,无法耐受肠内营养,因此可予PN。

PN支持有效的适应证:①大手术、创伤的围手术期:营养支持对营养状态良好的患者无显著作用,相反可增加感染并发症,但对于严重营养不良的患者,可减少其术后并发症。对于严重营养不良者,需在术前给予营养支持7～10天;预计大手术后5～7天胃肠功能不能恢复的患者,应于术后48小时内开始给予PN支持,直至患者能有充足的肠内营养或进食量。②肠外瘘:经控制感染和充分、恰当引流,营养支持已能使过半数的肠外瘘患者自愈。PN支持可减少胃肠液的分泌和瘘的流量,有利于控制感染、改善患者营养状况、提高治愈率、降低手术并发症和死亡率。③炎性肠道疾病:当克罗恩病、溃疡性结肠炎、肠结核等患者处于疾病活动期,或并发腹腔脓肿、肠瘘、肠道梗阻和出血时,PN是重要的治疗手段,可缓解患者的症状、改善营养状况,使患者肠道休息,有利于其肠黏膜的修复。④严重营养不良的肿瘤患者:对于体重丢失≥10%(平时体重)的患者,应于术前7～10天给予PN支持,直至术后改用EN或恢复进食为止。⑤重要脏器功能不全:如肝功能不全、肾功能不全、心肺功能不全和炎性粘连性肠梗阻。

(2) PN的禁忌证:①患者胃肠功能正常、可适应肠内营养或5天内可恢复胃肠功能者。②不可治愈、无存活希望、临终或不可逆昏迷的患者。③需急诊手术,术前不可能实施营养支持者。④心血管功能异常或严重代谢紊乱需要控制者。

3. 营养支持方式的选择

选择EN还是PN,或两者联合应用,在很大程度上取决于患者胃肠道功能和对营养供给方式的耐受程度,通常是根据疾病的性质、患者的状态和主管医生的判断而定的。如果患者心肺功能不稳定，胃肠道吸收功能大部分丧失，或处于营养代谢失衡而急需补偿时，应选择PN；如果患者胃肠道有功能或有部分功能，则应选用安全、有效的EN。

　　长期PN，可导致患者胃肠道功能衰退。所以，从PN过渡到EN，必须逐渐进行，不能骤然更换，否则会加重患者肠道的负担而不利于恢复。从PN到EN的过渡大致可分为4个阶段：①PN与管饲结合；②单纯管饲；③管饲与经口摄食结合；④正常EN。即应逐渐过渡到EN，以使肠管细胞得到适应。当患者能开始耐受EN时，先采用低浓度、缓速输注要素肠内营养制剂或非要素肠内营养制剂，同时监测患者水、电解质平衡和营养素摄入量（包括肠外营养和肠内营养），以后逐渐增加肠内量而降低肠外量，直至EN能满足患者代谢需要，才可完全撤除肠外营养，进而将管饲与经口摄食结合，最后至正常饮食。

护士长：

　　好，今天我们从烟雾病的病因到护理措施都讲得非常详细，大家参与度也很高。因为该病的发病机制比较复杂，患者病情的个体差异也很大，因此临床上对于患者的病情观察十分重要，我们要在临床实践中获得宝贵的经验。谢谢大家！

（李钱波　李　媚　洪文轲　郎　萍）

参考文献

[1]高山,倪俊,黄家星,等.烟雾病临床特点分析[J].中华神经科杂志,2006,39(3):176-179.

[2]陈诤,毛颖,周良辅,等.烟雾病的研究进展[J].国外医学(脑血管疾病分册),2004,12(10):761-764.

[3]张忱,李蜀渝,肖波,等.37例烟雾病的临床特点及影像学分析[J].国际神经病学神经外科学杂志,2010,37(2):103-106.

[4]杨明琪,倪明,王硕,等.出血型Moyamoya病临床分析[J].首都医科大学学报,2007,28(4):528-531.

[5]王海涛,王锦波.重症脑损伤患者的早期营养支持[J].中华神经创伤外科电子杂志,2015,1(5):33-36.

[6]程伟鹤,鲁梅珊,郭海凌,等.危重症患者早期肠内营养喂养不耐受的研究进展[J].中华护理杂志,2017,52(1):98-102.

[7]Yu G,Kim S,Coe C. Moyamoya disease in Korea[J]. Yonsei Med J,1991,32:263-299.

案例十八 热射病

【**查房内容**】热射病患者的病情观察、监测和护理要点

【**查房形式**】三级查房

【**查房地点**】病房

【**参加人员**】护士长、责任护士各1人,主管护士4人,护师6人, 护士5人,实习护士1人

护士长：

　　在高温、高湿的夏季,热射病是一种常见的急症。热射病是重症中暑的一种,由于体温调节机制紊乱和急性期反应,患者体温会升高至40℃以上,从而导致多器官功能衰竭。因其高死亡率和持续的神经功能损害,热射病一旦发生,就需要急诊或ICU处理。早期诊断、快速降温和其他支持治疗可以降低热射病患者的死亡率。我们科每年夏天都会收治热射病的患者,今天我们查房的患者就是一位热射病患者。下面,先请责任护士小徐来汇报一下患者的病情。

责任护士小徐：

好的,护士长。患者冯女士,85岁。1天前患者在烈日暴晒后出现意识障碍,家属诉说患者言语不清,呼之可简单应答,伴乏力、纳差,当时体温未测,无恶心、呕吐,无畏寒、寒战,无四肢抽搐,无大、小便失禁,无胸闷、气促,无心悸、心慌。至当地医院就诊,测体温40℃,当地医院建议转上级医院治疗。患者家属为求进一步诊治,至我院急诊。急诊入院查血常规示:白细胞计数 19.8×10^9/L,中性粒细胞分类0.926。生化全套示:血浆有效渗透压329.3mmol/L,门冬氨酸转移酶267U/L,谷丙转氨酶60U/L,肌酐153.9μmol/L,尿素氮19.93mmol/L,尿酸909.3μmol/L,葡萄糖16.19mmol/L,肌酸激酶12700U/L,肌酸激酶同工酶92U/L,乳酸脱氢酶784U/L,同型半胱氨酸28.9μmol/L,钾2.97mmol/L,钠153.6mmol/L,超敏C反应蛋白14.23mg/L,肌钙蛋白I 9.22ng/mL。颅脑和胸部CT平扫示:①两肺慢性支气管改变伴散在慢性炎症灶;②两侧半卵圆区、基底节区和额顶叶白质内多发小缺血梗死灶。老年脑改变。全腹部CT平扫示:①肝右叶低密度灶,囊肿首先考虑。②左肾稍高密度影,复杂囊肿考虑。③胆囊体积略增大,胆总管扩张。考虑热射病、多器官功能衰竭,予退热、抗感染等对症治疗,症状未见明显好转,转ICU监护治疗。

入科时,患者神志不清,昏睡,脉搏73次/分,呼吸频率27

次/分,血压127/91mmHg,体温37.4℃。被动体位,急性面容。入科当日15:52危急值报告提示心肌肌钙蛋白I 2.55ng/mL,较前下降。心电图检查未见心梗样改变,考虑心肌损伤,予动态观察。次日晨,查心肌肌钙蛋白I 2.08ng/mL。患者两肺呼吸音粗,未闻及干湿性啰音。心律齐,未闻及病理性杂音。腹平软,压痛和反跳痛检查不合作。四肢肌张力不增高,肌力检查不合作。双侧膝腱反射正常,巴宾斯基征阴性。入科后予完善检查,告病危,重症监护,有创血流动力学监测,鼻导管吸氧,禁食,留置胃管,胃肠减压,留置导尿,留取血培养后予哌拉西林–他唑巴坦针抗感染,辅以护胃、护肝、解痉等对症支持治疗。目前患者神志欠清,精神软,两肺呼吸音粗,未闻及干湿性啰音。心律齐,未闻及病理性杂音。腹平软,压痛和反跳痛检查不合作。生命体征尚平稳,体温目前37.2℃。患者现存的主要护理问题有:①意识障碍;②体液不足;③营养失调:营养摄入量低于机体需要量;④有皮肤完整性受损的风险。

护士长:

小徐病史汇报得很详细,刚刚汇报时提到,冯女士入院诊断是热射病、多器官功能衰竭。热射病属于重症中暑,老百姓通常都说中暑,那么到底什么是中暑呢?

护士小苏：

中暑是指人体在高温和热辐射的长时间作用下,机体体温调节出现障碍,进而出现水、电解质代谢紊乱和神经系统功能损害的症状的总称。

护士长：

中暑的病因有哪些?

护士小王：

孕妇和肥胖者在露天作业时,受阳光直接照射,机体调节能力下降,对热的适应能力下降,导致代谢紊乱而发生中暑。糖尿病患者、心血管病患者、老年人、久病卧床者也易发生中暑。

护士长：

我们今天要讨论的热射病,是重症中暑的一种。那么重症中暑根据其发病机制和临床表现,可以分为哪几型?

护士小高：

重症中暑分为三型:热射病、热痉挛和热衰竭。

护士长：

那么我们如何区分热射病、热痉挛和热衰竭呢?

护师小叶：

热射病是一种致命性急症,又称中暑高热,以高热、无汗、意识障碍"三联征"为典型表现。患者体温可达40℃以上,皮肤干燥、灼热而无汗。患者可有严重的神经系统症状,如不同程度的意识障碍、嗜睡、木僵,甚至昏迷。热射病可发生于任何年龄阶段的人,但以老年人或心血管疾病患者较多见,冯阿姨就属于这一型。

热痉挛多见于健康青壮年。患者在高温环境下进行剧烈运动,大量出汗后出现肌肉痉挛性、对称性和阵发性疼痛,持续约3分钟后缓解。常在活动停止后发生,多发生在四肢肌肉、咀嚼肌、腹直肌,最常见于腓肠肌,也可发生于肠道平滑肌。患者可无明显体温升高,其他症状的出现可能与严重血钠缺失和过度通气有关。

热衰竭多见于老年人、儿童和慢性疾病患者。在严重热应激时,患者由于体液和血钠丢失过多、补充不足而发生热衰竭。患者表现为疲乏、无力、眩晕、恶心、呕吐、头痛等,可出现呼吸增快、肌痉挛、多汗。体温可轻度升高,可无明显中枢神经系统损害的表现。检查可见血细胞比容增高、高钠血症、轻度胆汁血症和肝功能异常。

护士长：

很好。热射病为致命性中暑，是由于环境温度过高、相对湿度过大而引起体温调节中枢功能障碍，出现高热、严重生理和生物化学异常，并伴有广泛组织损伤的临床综合征。其主要临床表现为人体核心体温超过40℃，伴有中枢神经功能损伤，如谵妄、惊厥、共济失调，甚至昏迷。今天我们查房的主题是热射病患者的监测与护理，希望大家能够掌握更多相关的知识，更好地为患者服务。那大家知道热射病的分型及其分型依据吗？

护师小张：

依据诱因，可将热射病分为劳力型热射病和非劳力型热射病。

（1）劳力型热射病：多在高温、高湿和无风天气进行重体力劳动或剧烈体育运动时发病。患者多为平素健康的年轻人，在从事重体力劳动或剧烈运动数小时后发病，约50%的患者大量出汗，心率可达160～180次/分，脉压增大，可发生横纹肌溶解、急性肾衰竭、肝衰竭、弥散性血管内凝血或多器官功能衰竭，病死率较高。

（2）非劳力型热射病：多见于高温环境下居住在拥挤和

通风不良环境中的老年体衰人群。其他高危人群包括精神分裂症、帕金森病、慢性酒精中毒和偏瘫、截瘫患者。患者表现为皮肤干热和发红,有84%～100%的患者无汗,体温常在40℃以上。病初,患者表现为行为异常或癫痫发作,继而出现谵妄、昏迷和瞳孔对称性缩小,严重者可出现低血压、休克、心律失常、心力衰竭、肺水肿和脑水肿,约5%的患者发生急性肾衰竭,可有轻、中度弥散性血管内凝血,常在发病后24小时左右死亡。

护士长:

请大家说说热射病的病理生理机制是什么?

护士小郑:

热射病的病理生理机制十分复杂,涉及多脏器、多系统的相互作用。主要的发病机制是由于人体受外界环境中热原的作用以及体内热量不能通过正常的生理性散热达到热平衡,致使体内热蓄积,从而引起体温升高。初起,可通过下丘脑体温调节中枢以加快心排血量和呼吸频率、扩张皮肤血管、出汗等方式提高散热效应。继而,体内进一步热蓄积,体温调节中枢失去控制,心功能减退,心排血量减少,中心静脉压升高,汗腺功能衰竭,使体内热更进一步蓄积,体温骤增。当体温达42℃以上,可使蛋白质变性;超过50℃,细胞数分钟即死亡。过往尸解发现热射病死亡患者脑实质有充血、水肿和散在出血点,神经细胞有变性;心肌有混浊肿胀,间质有出血;肺有瘀血和水肿;胸膜、腹膜、小肠有散在出血点;肝脏小叶有中央坏死;肾脏缺血,肾小管上皮细胞退行性改变。

护士长:

热射病的临床表现有哪些?

护士小王:

热射病的临床表现主要以高热、无汗和意识障碍为特征。患者可出现神志不清或惊厥,严重时出现休克、心力衰竭、消化道出血、肝功能和肾功能衰竭、弥散性血管内凝血和急性呼吸窘迫综合征。在热射病的发展过程中,细胞因子起了关键作用:热射病的病理生理过程类似重症脓毒症,细胞因子介导了全身炎症反应。一旦全身炎症反应失控,可导致多器官功能障碍。患者病死率随受损系统、器官数目的增多而上升,至6个系统衰竭时,病死率可达100%。所以说,该病死亡率、致残率极高。

护士长:

小郑和小王都说得很全面。正因为死亡率、致残率极高,国内专家认为热射病的治疗应主张"八早一禁"原则,即早期积极降温；早期充分扩容；早期适当镇静；早期实行血液净化；根据病情需要，及早气管插管，辅助通气；早期补充凝血因子的基础上，尽早抗凝，防治弥散性血管内凝血；早期给予抗炎、免疫调理和肠内营养支持；禁止手术。另外，患者的体温和在高温环境下的暴露时间是影响预后的直接因素，而迅速、有效的降温治疗和正确的循环支持则是热射病治疗的关键。那么，在降温的过程中，我们要注意些什么？

护师小胡：

降温是热射病治疗的根本，必须争取时间，尽快有效降温。急救的原则是：尽快脱离高温环境，迅速降温，保护重要脏器功能。急救分为现场救护和院内救护。

现场救护：①脱离高温环境：迅速将患者搬离高温环境，将其安置到通风良好的阴凉处或20℃～25℃房间内，患者取平卧位，解开其外衣。②迅速降温：对于轻症患者，用冷水反复擦拭患者全身，至体温降到38℃，饮用盐冰水或饮料。对体温持续在38.5℃以上的患者使用解热药物，如阿司匹林、吲哚美辛等。

院内救护：①降温：通常应在1小时内使患者直肠温度降至38℃左右。冯阿姨在入我院之前，已通过降温将体温降至38℃以下。通常我们采用物理降温或药物降温。当然，必要时物理降温和药物降温可以同时采用。②对症、支持治疗：

纠正水、电解质紊乱；早期有循环衰竭者，可酌情静脉滴注5%葡萄糖盐水，速度不宜过快，加强观察，以防止发生心力衰竭；及时发现和防治器官功能不全；适当应用抗生素，防止感染。

护士长：

说到物理降温，我们可以采取哪几种方法？

主管护士小方：

目前，临床应用的物理降温方法有很多，可分为体表降温和体内降温两大类。前者包括冰水浴、冰袋、冰帽、控温毯等，后者包括静滴冰盐水、冰盐水胃灌洗、灌肠、腹腔灌洗等。这些方法都有其相应的优缺点，在工作中，应根据实际条件和临床经验选择最合适的降温方法。如现场条件允许，应立即将患者肢体置于4℃冷水中，每分钟可使患者体温下降0.2℃。该方法可有效降低患者的病死率，因而被很多学者认为是热射病的治疗"金标准"。但该方法的缺点是冷水浴易引起患者反射性寒战和血管收缩，导致体温反常升高，且使用该方法时无法监测患者直肠温度和生命体征。

有文献报道，用冷水将患者浸湿或向患者皮肤喷洒冷水后，将患者置于通风处，加快其皮肤表面水分的蒸发而促进其降温。也有学者提倡，将水温升高至10℃～12℃，并在患者主要肌群表面贴敷冰袋,这样可达到冰水浴70%的降温效果,且患者几乎不发生寒战。还可将用冰水浸湿的毛巾或冰袋放置于患者的颈部、腋窝、腹股沟等浅表大血管走形区域,以达到降温目的。冰帽和医用控温仪也是目前院内降温常用的工具。

　　热射病的实质是高热对细胞的直接毒性作用,致使细胞酶变性、线粒体功能障碍、细胞膜稳定性丧失和有氧代谢中断。因此,迅速降低患者的体温是抢救成功的关键。但是,过快降温常易并发寒战,而寒战的发生不利于体温的控制,所以宜配合使用氯丙嗪和异丙嗪。此外,低血压、心力衰竭和心律失常也容易在患者体温下降过快时发生,这可能与低温对心肌的抑制有关,所以不建议使用4℃冰盐水直接静滴。高龄患者中伴糖尿病、高血压、冠心病等疾病的患者较多,其体温调节中枢处于衰退期,若体温下降过快,易引起心血管功能紊乱,严重时可出现心律失常,甚至室颤。因此,我们除了掌握高热的常规护理措施外,还要了解高龄患者是否患有基础疾病,以正确选择降温液的种类、输入量和速度。降温过程中,每15分钟给患者测体温一次。体温下降至38.5℃时,应停止输入低温液体,以防患者体温降得过低。如果患者体温下降不明显,可在予药物降温的同时加用医用控温仪。我们科室目前主要使用医用控温仪来降低热射病患者的体温。

实习护士小严：

老师,您能跟我们讲讲怎么利用医用控温仪来降温吗?

主管护师小方：

好的。医用控温仪是新一代的控温仪器,其利用半导体制冷原理,使主机与控温仪内的水进行循环交换,通过冷却的控温毯面接触皮肤,使皮肤进行散热,达到降温的目的。控温仪降温优于传统降温法,但单纯使用医用控温仪与使用冰袋一样,不能立即显效。其所致的体核温度下降速度仅为0.3℃/h。使用医用控温仪联合急速降温法,即使用医用控温仪的同时,联合冰袋、冰帽、4℃生理盐水灌肠、灌胃等方法,使热射病患者体温在1小时内由(41.2±0.76)℃降至(37.4±0.48)℃,迅速降低了患者的体温,为抢救赢得了时间。

护士长：

除了医用控温仪,我们还会使用静脉输注低温液体的方法。该操作简单、方便,在临床常用于中枢性高热和超高热患者的快速降温,也适合院外急救中的低温神经保护。虽然静脉输注低温液体在临床已有应用,也证实降温效果确切,但对于此种降温方式的适应证、输入液体温度以及该方法对患者生命体征、免疫系统、血流动力学、凝血功能等方面的影响还需大量试验验证,并且用于维持输液管道温度的便携式恒温装置也有待进一步改进。虽然该方法在亚低温治疗中已有开展应用,但是仍需做好各项监测。当然,在物理降温的同时,我们也可以适当进行药物降温。如何进行药物降温,谁来说说看?

护士小马:

物理降温的同时使用药物降温,可防止患者肌肉震颤,减少机体分解代谢和产热,扩张周围血管,利于散热。地塞米松 10～20mg 静脉注射,可改善患者机体的反应性,又有助于降温,还可预防脑水肿。对于抽搐的患者可静脉推注地西泮 10mg 或氯丙嗪 50mg,将其稀释在 4℃ 500mL 葡萄糖盐水中,快速静脉滴注,可起到调节体温中枢、扩张血管、松弛肌肉、降低氧耗的作用,但低血压患者禁用。

护士长:

是的,使用这些方法时都少不了监测。对于热射病患者,我们的观察和护理的重点是什么?

主管护师小陈:

首先是神经系统的观察。意识障碍是热射病患者病情变化最突出的表现,所以我们必须严密观察患者的意识和生命体征变化。在急性期,每15~30分钟评估一次,同时观察患者瞳孔的变化以及有无头痛、呕吐、抽搐情况的发生,按医嘱使用镇静剂、脱水剂,以减轻患者脑水肿程度,降低其机体分解代谢,从而减少机体产热。同时,我们还要注意观察患者的血压变化。对于休克的患者,要慎用或禁用脱水剂。如果患者意识障碍加重,双侧瞳孔不等大,要立即报告医生,行急诊头颅CT检查,并根据病情给予20%甘露醇。

其次,我们还要加强对患者呼吸系统的观察。热射病可以直接或间接造成肺损伤,患者易出现呼吸困难、低氧血症。根据病情,给患者鼻导管或面罩给氧,及时清除其呼吸道分泌物,做好患者呼吸道的管理。严密观察患者的呼吸频率、节律,观察其是否有面色、口唇、指甲发绀等缺氧的表现。如果患者出现急性呼吸窘迫综合征,可以考虑无创机械通气,或行气管插管、呼吸机辅助通气。做好机械通气护理,同时监测血气分析,及时调整呼吸机模式和参数。

主管护士小虞:

护士长,我觉得还有很重要的一点,就是对患者循环系统的观察与护理。大量出汗和水分摄入不足,会使患者心脏前负荷下降,心排血量降低,造成休克或低血压。迅速补液和补充电解质,纠正患者内环境紊乱;早期、足量应用糖皮质激素,改善机体应激状态;同时积极配合抗炎、保肝、静脉营养等对症支持治疗。注意观察患者心律的变化,特别是对高龄患者、原有心功能不全和发生过心律失常的患者,减慢其输液速度,或改为外周静脉输入,以免患者发生心力衰竭。如液体复苏后仍难以维持血压的话,可以遵医嘱使用升压药物。行床旁持续心电监护,严密观察患者的心率、心律、血压、静脉血氧饱和度和中心静脉压变化。根据患者的血流动力学变化、尿量情况,调节输液种类和速度,防止心力衰竭等并发症的发生。

另外,对患者血液系统的观察和护理也不容忽视。高温、缺氧对血管内皮的损害会启动内源性和外源性凝血机制,引起凝血因子广泛消耗。同时由于患者体内液体丢失,血液浓缩,更易形成血栓。根据病情需要,按医嘱输注低温血浆、补充凝血因子和血小板,可纠正凝血功能。护士进行各项操作时,动作要轻柔,避免反复穿刺血管,穿刺点按压时间不少于3分钟,同时观察皮肤瘀点、瘀斑的情况以及反应凝血功能的各项指标。

护士长:

除了以上小陈和小虞讲的,其他人还有补充吗?

主管护师小范:

热射病有很多并发症,也是我们监测和护理的重点。常见并发症刚才也有提到,有急性呼吸窘迫综合征、多器官功能衰竭、弥散性血管内凝血、休克、横纹肌溶解、肾功能衰竭、脑水肿、抽搐和肝功能不全。

我们应观察患者消化道症状和腹部体征变化;留置导尿;留取尿标本,及时送检;观察记录患者每小时尿量,准确记录24小时液体出入量。同时严密监测各项肝、肾功能指标,防治应激性溃疡。对急性肾功能衰竭、严重全身炎症反应、多器官功能障碍者,尽早应用连续性肾脏替代治疗(CRRT),可在降低体温的同时,清除炎症介质和肌红蛋白,改善肾功能,纠正水、电解质和酸碱失衡。行连续性肾脏替代治疗时,需加强导管维护和参数监护,重视患者体温和并发症的观察,注意观察患者有无出血倾向。一旦发现异常,应立即报告医生,并积极配合处理。对于昏迷的患者,给予留置胃管或鼻肠管,鼻饲流质。意识清醒者,宜少量多餐,进食高热量、高蛋白质、易消化饮食。注意患者口腔、会阴部和皮肤的护理。对于神志清醒的患者,需关注其心理感受,鼓励、安慰患者,加强健康知识宣教。

护士长:

大家都讲得很好。准确无误的病情监测对医生判断患者的病情非常重要。那么我们再看下这位患者,她很明显的一个临床表现是神志不清,谁能分析下热射病对于患者神经

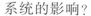

系统的影响？

护师小杜：

神经系统损伤，并出现精神症状，是热射病的关键指征。而且，神经系统损伤是普遍的，热射病患者首先表现的就是精神症状。中枢神经系统损伤的直接原因是高热。热射病时，患者下丘脑、纹状体等处的多巴胺、5-羟色胺、去甲肾上腺素均升高，它们对脑缺血和脑损伤起着重要的作用。脑水肿、脑缺血、脑缺氧是热射病重要的病理生理基础。当患者体温达到42℃时，患者心排血量突然减少，耗氧量也很快下降，热对心肌的损害也是引起心力衰竭和心排血量不足的主要原因。

护士长：

目前大部分学者认为，热射病的预防胜于治疗，那么热射病要如何预防？大家说说看。

护师小潘：

热射病的预防有以下几个方面：①高温酷暑时，应避免在烈日下劳动。在高温环境中，要多通风，补充足够水和盐，多沐浴，注意休息。②"三早"，即早发现、早呼救、早治疗。发现病情时，应及时到医院或呼叫"120"救护车到现场，及早降温治疗是降低患者死亡率的关键。③坚持耐热锻炼,在逐渐升温的环境下进行体育锻炼,以提高耐热应激能力。④重点人群,如老年人、体弱者和有慢性疾患者,夏季应减少外出活动。⑤多开展防暑降温知识宣教,健全应急抢救系统。

护师小李:

疾病预防可分为三级。

一级预防,又称病因预防,是防止热射病发生的最有效措施。不同病因导致的热射病,预防措施略有不同。对非劳力型热射病,最有效的预防措施是避免或者减少中暑发生的风险因素,减少内、外源性热负荷的产生,保证充足的休息时间,避免脱水,避免或尽量减少使用利尿剂、乙醇或抗组胺药物来增加散热,从而减少热射病的发生率和患者的病死率。对于容易发生劳力型热射病的高温作业人员、运动员和军人等,应进行健康科普教育,运动前筛查其潜在疾病。对于BMI>25的超重者,应密切监测其有无发生热射病的迹象。运动后及时补水,控制体液丢失量少于机体质量的2%,避免出现低钠血症。根据当地热指数,组织适当强度的工作或训练,合理休息,尽早进行热适应。

二级预防,即早发现、早诊断、早治疗。早识别、早降温,能改善患者预后,降低劳力型热射病的发生率和患者病死率。劳力型热射病患者的预后与高热持续时间直接相关,早期识别并快速降温能明显降低热射病的发生率和患者病死率。故第一时间进行有效降温是避免患者病情加重的最有效措施。当患者发展至重度中暑(即热痉挛、热衰竭、热射病期),现场有效的降温、补液仍能为安全转运和临床救治提供时机。

三级预防,又称临床预防,是积极救治,减少热射病的并发症和后遗症。三级预防最有效的措施仍然是尽早处理。高热、急性肾损伤、弥散性血管内凝血等并发症影响患者预后,快速降温是最有效的措施,而连续性肾脏替代治疗可以尽快降低患者基础体温、改善肾功能、纠正内环境紊乱、修复肝损伤、清除炎症介质。

护士长:

小潘和小李分析得很详细。小陈从三级预防的角度非常完整地讲了热射病的预防也提到了热射病的对症治疗。一般来说,遇到热射病的患者急救时需迅速降温。热危象严重影响患者心、肝、肺、肾的功能,易导致患者出现意识障碍、肌肉痉挛、低血压、心功能不全、肾功能障碍、弥散性血管内凝血等。迅速降温是热射病患者抢救成功的关键,要求在1小时内将患者核心体温降至38℃以下,之后尽快将体温降至正常。如何有效预防和治疗热射病,降低患者的病死率,目前仍然是临床医生面临的难题。综合分析热射病的发病机制,探讨易感因素,探索有效的联合治疗方案,将是热射病研究的重点方向。作为护理工作者,我们要做好患者的护理和病情监测,这是我们工作的重中之重。今天我们的查房到此结束,谢谢大家!

（方　芳　张袖宇　洪　月　严洁琼）

······················· 参考文献 ·······················

[1]王洪萍,莎宁,秦秀菊,等.热射病的发病学特点及流行病学进展[J].中华危重病急救医学,2015,(8):702-704.

[2]陈文芳.热射病患者物理降温方法的研究进展[J].中华现代护理杂志,2011,17(24):2971-2973.

[3]田伟珍,夏淑娇.高龄患者热射病的急救与护理[J].护士进修杂志,2013,28(12):1101-1102.

[4]李俊杰,刘善收,赵威,等.热射病的发病与治疗研究新进展[J].中国急救医学,2014,34(6):561-565.

[5]王美红,鞠小宁,周庆博,等.热射病致神经系统损害9例临床分析[J].中国神经精神疾病杂志,2015,(8):460-465.